Gelenk *schule*

Sanfte Bewegung schützt

Ernst Klett Verlag
Stuttgart Düsseldorf Leipzig

Gelenkschule
»Sanfte Bewegung schützt«
Kursbuch

Martina Kuhnert

Bildnachweis:

Fotografie: Ulrike Klumpp (Freudenstadt)
Grafik: Thomas Flemming (Leipzig)

Titel: STONE, Thatcher Poulides (Hamburg)

CORBIS, Rogers, S. 37, Krist, S. 67, Underwood, S. 69, Amos, S. 101, Jodice, S. 105 kleines Bild, Hulton-Deutsch Collection, S. 113 links, Assignments Photographers, S. 113 rechts, HPA, S. 117, Turnley, S. 118, Bettmann, S. 121;
CORBIS STOCK MARKET, Tardif (Düsseldorf), S. 7 kleines Bild, ROB&SAS, S. 19 kleines Bild;
dpa, Haid (Berlin), S. 39 unten, Brix, S. 43, Altwein, S. 83, Bildarchiv, S. 103 links oben, Bimmer, S. 103, links unten, Bouys, S. 103 rechts oben, Tschauner, S. 103 rechts unten, Polfoto Mydtskow Rigmor, S. 112, Pressens Bild, S. 114; Schnepf (Oberelsbach), S. 91;
Kassler (Leipzig), S. 12, S. 21, S, 30;
MAURITIUS, Coll (Stuttgart), S. 39 oben, Poltl, S. 106, Global Pictures, S. 124;
STONE, O'Hara (Hamburg), S. 29 kleines Bild, Peek, S. 42, DeVore, S. 75 kleines Bild, Beatty, S. 119 kleines Bild;
SUPERBILD, Weidner (Berlin), S. 81;
SuperStock (München), S. 85 kleines Bild;
ZEFA, Tenneson (Düsseldorf), S. 59, kleines Bild, Tomalty, S. 95, kleines Bild.

Das vorliegende Buch ist sorgfältig erarbeitet worden. Es ersetzt aber keinesfalls die Behandlung von gesundheitlichen Störungen durch den Arzt. Alle Angaben erfolgen ohne Gewähr. Weder Autoren noch Herausgeber oder Verlag können für eventuelle Nachteile oder Schäden, die – bei unsachgemäßer Ausführung – aus den im Buch gemachten praktischen Hinweisen resultieren, eine Haftung übernehmen.

Gedruckt auf Papier, das
aus chlorfrei gebleichtem
Zellstoff hergestellt wurde.

1. Auflage A 1 5 4 3 2 1 | 2004 2003 2002 2001

Internetadresse: http://www.klett-verlag.de

Redaktion: Manfred Ott, Friedhelm Lampe
Mitarbeit: Redaktionsbüro Dr. Becker, Beckum
Layout, Umschlaggestaltung: Steffi & Katja Kassler
Druck: Messedruck Leipzig GmbH
Printed in Germany

ISBN 3-12-939869-4

ISBN 3-12-939869-4
9 783129 398692

Aktivurlaub für Ihre Gelenke 5

Standfest: Die Füße erden 7

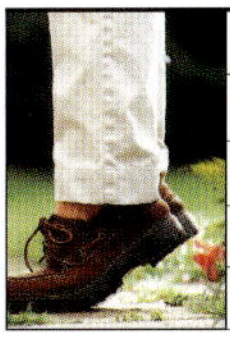

Sich den Füßen nähern 8
Brücke auf drei Pfeilern 10
Den Fuß formen 14
Schuhe mit Absatzproblemen 15
Fußfreundlicher Sport 16
Wissenswertes zum Thema Füße 17

Pendelnd die Knie bewegen 19

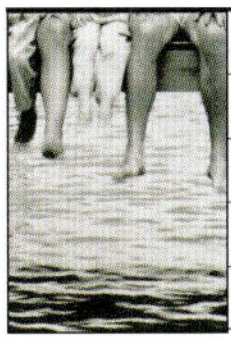

Zusammenhänge entdecken 20
Scharnier mit Extras 22
Straff gespannt 23
Dynamisch stehen 24
Die Knie dehnend schonen 25
Entlastungsmaterial 26
Kniefreundlicher Sport 27
Wissenswertes zum Thema Knie 28

Bewegungen des Hüftgelenkes nutzen 29

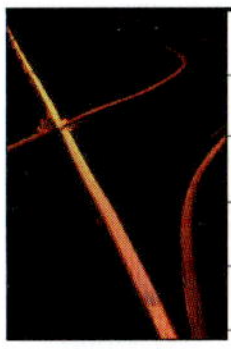

Schwung im Hüftgelenk 30
Kraftzentrale zwischen oben und unten 32
Dem Übergewicht des Alltags begegnen 34
Die Form wahren 36
Training ganz nebenbei 39
Hüftfreundlicher Sport 42

Mit dem Becken kreisen 43

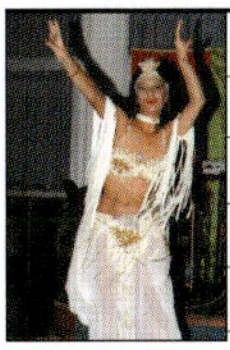

Mit dem Becken achten 44
Beckenringe 46
Die drei Lehren: der Sitz 48
Die drei Lehren: der Stand 50
Die drei Lehren: die Theorie 52
Wäschekörbe und Wasserkästen 54
Der Beckenboden 56
»Der Fahrstuhl« 57

Die Wirbelsäule halten und bewegen 59

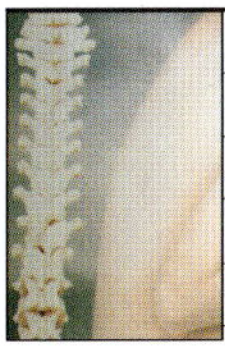

Katzbuckeln will gelernt sein 60
Der Zauberstab und das Drumherum 62
Die Waage zwischen Geschmeidigkeit und Halt 67
Auf Achse sein mit den drei Lehren 69
Die ultimativen Rückenübungen 70
Rückenfreundlich: Sport und Schlaf 74

75 Umfassend: Die Schultern bewegen

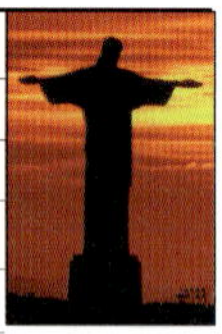

76 Möglichkeiten des Schultergelenkes
78 Um sich greifen
79 Lockeren Halt unterstützen
80 Aktionsradius mit Trick
83 Schultergelenkfreundliches in Sport und Alltag

85 Die Ellenbogen sinnvoll gebrauchen

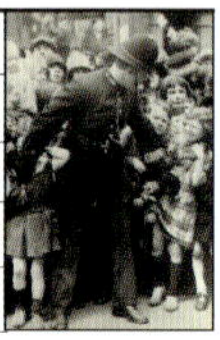

86 Was ist möglich?
88 Das musikalische Gelenk
92 Wissenswertes zum Thema Ellenbogen
93 Ellenbogengerechter Alltag
94 Ellenbogenfreundlicher Sport

95 Handlich: Mit Fingern spielen

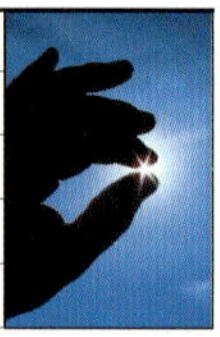

96 Finger spielen lassen
97 Kahn im Mondschein
98 Verschiedene Arten zu winken
99 »Handhabungen«
101 Im Dutzend billiger
103 Im Handumdrehen
104 Handfreundlicher Sport

105 Auf den Schultern tragen

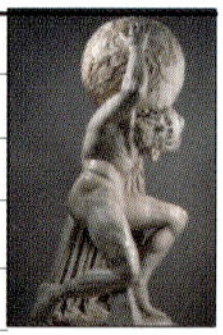

106 Zusammenhänge entdecken
108 Atlas hat schwer zu tragen
110 Noch mehr Dehnung
112 Manchmal ist Ihr Körper klüger als Sie
115 Entlastungsmaterial
118 Nackenfreundlicher Sport

119 Den Unterkiefer lockern und festigen

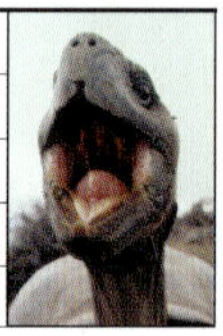

120 Lockern oder festigen?
122 Klappern gehört zum Mundwerk
123 Werden Sie zum tapferen Schneiderlein!
124 Wissenswertes
125 Hilfen für den Alltag
126 Entspannender Sport

127 Register der Sportarten
128 Literaturtipps

Aktivurlaub für Ihre Gelenke

Wann haben Sie das letzte Mal Ihre Gelenke verwöhnt?

Wenn Sie noch nie Gelenkschmerzen hatten, gehören Sie vermutlich zu den Menschen, die bisher noch nicht auf die Idee gekommen sind, Gelenke bewusst zu pflegen. Die kompliziert gebauten Verbindungen zwischen den Knochen, die Bewegung ermöglichen, sind meist wenig beachtet und doch unersetzlich. Schon häufiger denken Sie daran, Ihre Muskeln zu trainieren. Dies könnten Sie nicht, wenn Ihre Gelenke dies nicht zulassen würden. Eine gute Gelegenheit einmal auszuprobieren, ob sich nicht beides miteinander verbinden lässt.

Wenn Sie gelegentlich schon einmal Schmerzen an den Knien, der Hüfte oder den Handgelenken spüren, ist es wahrscheinlicher, dass Sie manchmal daran denken, Ihre Gelenke zu schonen. Den Gelenken Erholung zu verschaffen, bedeutet aber nicht, sie einfach still ruhen zu lassen. An der passenden Stelle Entlastung, oder hin und wieder mal sanfte, nicht belastende Bewegung, um die Versorgung der Gelenke sicherzustellen – das ist das Grundrezept in diesem Buch. Eine gute Gelegenheit auszuprobieren, ob ein wenig mehr Wissen vorsorglich wirken und Schmerzen vermeiden kann.

Gehören Sie zu den eifrigen Sportlerinnen oder pflegt sich bei Ihnen ein schlechtes Gewissen einzustellen, wenn Ihnen auf einem gemütlichen Spaziergang Joggerinnen begegnen? Nicht immer ist garantiert, dass auch für die Gelenke das Beste getan wird. Eine gute Gelegenheit auszuprobieren, ob Ihnen die vielen Hinweise zum Thema Sport in diesem Buch helfen, die Lust an Bewegung zu leben oder zu entdecken – aber auf eine gelenkschonende Weise.

Gehören Sie zu den Menschen, die alles ganz genau wissen wollen, bevor sie etwas tun, oder eher zu den Menschen, die sich einlassen und spüren wollen? Wenn es um Ihren Körper geht, ist es sinnvoll, »mit Köpfchen« an die Sache heranzugehen und sich gleichzeitig von der Wirkung einfacher Bewegungen überraschen zu lassen. Eingeschliffene Gewohnheiten, lieb gewordene Haltungen oder die übliche Art, sich zu bewegen, zu verändern, erfordert mehr als nur Kopf oder nur Körper. Das Buch kann dazu beitragen, körperliche Mechanismen ein wenig durchschaubarer zu machen und Ihnen eine grundlegende Kompetenz in den Kenntnissen der Besonderheiten des Bewegungsapparates zu vermitteln.

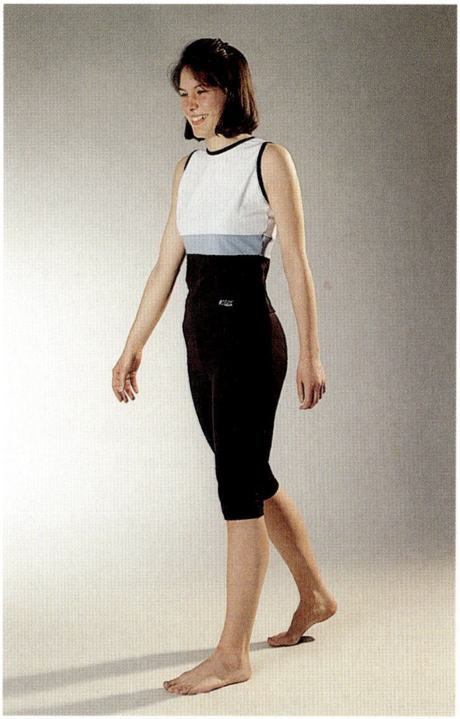

Das Augenmerk auf das Einzelne darf den Blick auf das Ganze nicht verstellen

Ein Ziel könnte sein, sich Alltägliches neu vertraut zu machen, Wissen in Bewegung umzusetzen und das so Veränderte getrost wieder zu vergessen, indem Sie es Ihrem Körper überlassen, das neu Erlernte alltäglich aufzugreifen. Eine gute Gelegenheit auszuprobieren, wie Wahrnehmung von Bewegung bewusst werden kann und Wissen sich mit Tun verbinden lässt.

Ein Grund, etwas zu tun, findet sich nur, wenn man ihn sucht

Ist es Ihnen auch schon einmal so ergangen, dass Sie eine gründliche Aufräumaktion Ihrer Wohnung lange vor sich her geschoben haben und nach telefonischer Ankündigung eines Besuches das Ganze in einer relativ kurzen Zeit erledigt war? Wenn die Zielrichtung klar ist, keine Wahl mehr besteht, sorgt die entsprechende Motivation auf einmal für den nötigen ökonomischen Einsatz und alles fällt leichter, geht schneller, wird effektiver. Vielleicht würde bei Ihnen die Wohnung nicht in o. g. Zustand geraten, weil Sie sehr diszipliniert und konsequent sind. Dann werden Sie vielleicht sowieso schon täglich ein gewisses Übungsprogramm absolvieren.

Sind Sie das nicht oder fehlen Ihnen die Zeit oder die Lust zu regelmäßiger körperlicher Ertüchtigung, dann muss der Kopf bei einer klugen Aufteilung der Energien im Alltag helfen. Das geht am leichtesten, wenn die Dinge, die sowieso zu tun sind, derart gestaltet werden, dass Sie in der Lage sind, das diskret einzubauen, was zusätzlich getan werden soll. Für beide Fälle bietet das Buch Anregungen.

Woher kann die Motivation kommen, Unbequemlichkeiten ohne ersichtliche Notwendigkeit in Kauf zu nehmen, wenn es wie hier nicht um die Behandlung kranker Gelenke geht? Moshé Feldenkrais formuliert das so: »Das Ich-Bild besteht aus vier Teilen, die an jedem Tun beteiligt sind: Bewegung, Sinnesempfindung, Gefühl und Denken. Sie sind Bestandteil auch jeder Handlung«. Es ist unbestritten, dass sich Befindlichkeiten in der Haltung und im Bewegungsverhalten ausdrücken. Denken Sie nur daran, wie unterschiedlich Sie sitzen werden, je nachdem, ob Sie sich in einem Vorstellungsgespräch oder in einem Austausch mit Ihrer besten Freundin befinden. Wenn also Ihr Fühlen und Denken Ihre Haltung und Ihre Bewegungen beeinflusst, wird auch der umgekehrte Weg denkbar.

Wäre das eine Motivation? Die Art der Bewegung zu verändern und damit das Denken, Fühlen und die Sinneswahrnehmung zu beeinflussen und gleichzeitig die Gelenke zu schonen. Wenn Sie es nicht versuchen, werden Sie nicht herausfinden, ob das funktioniert.

Sie sind die Expertin für Ihren Körper!

Ökonomischer Einsatz der Muskeln schont die Gelenke, ökonomischer Umgang mit Ihrer Freizeit Ihr Wohlbefinden. Wenn Sie Angst vor Übungsstunden in der knappen Freizeit haben, können Sie kleine Veränderungen in den Alltag einbauen. Vielleicht fällt es Ihnen leichter, auf aufwendigere Übungen zurückzugreifen. Entscheiden Sie selbst, ob vielleicht der eine Weg heute, der andere morgen der geeignetere ist.

Blättern Sie wahllos im Buch oder suchen Sie gezielt nach den Gelenken, die Ihre besondere Aufmerksamkeit fordern, und finden Sie Ihre Anregungen. Möglicherweise sind das die Übungen, die einen gewissen Raum einnehmen, da sie sich von der »Legen-Sie-sich-auf-den-Bauch-und-heben-Sie-das-Bein-10-mal-ab-das-strafft-den-Po-Manier« vieler Frauenzeitschriften abheben. Der Preis mag eine gewisse Kompliziertheit sein, dafür haben Sie aber meist mehrere Fliegen mit einer Klappe erwischt.

Eines sollte dem Buch nicht gelingen: Es soll Ihnen nicht vorgaukeln, zur guten Gesundheit sei es unumgänglich, alles Vorgeschlagene stets zu bedenken und durchzuführen – manchmal kann es gesünder sein, bei Musik Ihrer Wahl und Kerzenschein in der Badewanne zu liegen ... Aktivität und Ruhe, beides ist sinnvoll, um Ihnen Wohlbefinden zu verschaffen, jedes zu seiner Zeit.

Standfest: Die Füße erden

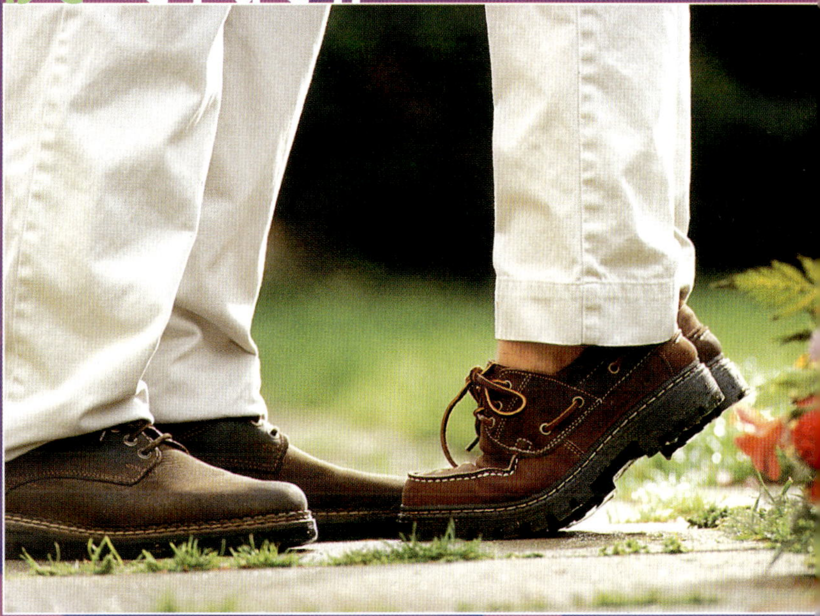

Laufen, gehen, trampeln, schleichen, schreiten, rennen, schlendern, stöckeln, tänzeln, schlurfen, stampfen, stelzen, traben, trippeln, gleiten, staksen, stapfen, wandeln, latschen ...

Ü Sich den Füßen nähern

1 Sich der Füße vergewissern

❯ Wenn Sie gerade bequem sitzen oder liegen, lenken Sie Ihre Aufmerksamkeit auf die Füße, belassen sie aber in der Haltung, in der sie sich befinden, ohne sie zu bewegen. Versuchen Sie Antworten auf folgende Fragen zu finden:

Sind beide Füße gleichermaßen deutlich zu spüren? Sind sie warm oder kalt? Gibt es in der Temperatur einen Unterschied zwischen rechts und links? Sind der Spann, die Zehen, die Sohlen zu fühlen oder spüren Sie die Füße »im Stück«? Sind die Umrisse vorstellbar?

Seien Sie nicht beunruhigt, wenn der eine oder andere Fußabschnitt in Ihrer Wahrnehmung nicht vorhanden ist. Es macht aber Sinn, sich die Seite zu merken, bei der dies deutlicher der Fall ist.

Jetzt können Sie sich noch einmal eine klare Vorstellung von der Temperatur beider Füße verschaffen und sich durch Anfassen vergewissern, ob die reale Temperatur mit der Empfindung übereinstimmt. Dazu ist es besser, beide Seiten mit der gleichen Hand zu prüfen – am besten mit dem Handrücken. Legen Sie die Rückseite der Finger jeweils rechts und links im Wechsel auf verschiedene Fußregionen. Dabei können Sie nicht nur die Unterschiede zwischen rechts und links erfassen, sondern verschiedene Temperaturzonen des Fußes aufspüren. Sollte es einen eindeutigen Unterschied zwischen beiden Seiten geben, merken Sie sich wieder die Seiten, um später kontrollieren zu können, ob der Unterschied dauerhaft besteht.

2 Die Fußgröße spüren

Wenn Sie sich mit bloßen Füßen hinstellen und sich gleich im Stand Ihren Füßen widmen wollen, stellen Sie die Füße hüftbreit auf und lassen Sie sie ein klein wenig nach außen zeigen. Die Knie werden ein bisschen gebeugt, so dass sie gerade nicht durchgedrückt sind und drehen sich so weit, dass die Kniescheiben in die gleiche Richtung schauen können wie die Fußspitzen. Den übrigen Körper richten Sie auf. Der Kopf ist in Verlängerung der Wirbelsäule. Das Gewicht ruht zwischen den Füßen, weder weiter auf den Ballen noch auf den Fersen, es ist also gleichmäßig zwischen vorne und hinten verteilt. Alle Zehen haben Kontakt zum Boden. Wie lang sind die Füße?

Wie können die Füße größer werden und wozu soll das gut sein?

Wenn Sie, *wie auf Seite 71 beschrieben,* auf dem Rücken liegen und einige kleine Bewegungen langsam und bewusst durchgeführt haben, scheint es hinterher manchmal, als ob der Rücken tiefer in den Boden gesunken oder länger geworden sei, obwohl nicht im herkömmlichen Sinne »gedehnt« oder »gekräftigt« wurde. Das bewusste Befassen mit den jeweiligen Körperregionen ermöglichen eine verbesserte Durchblutung der Muskulatur und daraus resultierend ein Loslassen – oder umgekehrt –, das spürbar, manchmal auch sichtbar ist. Wenn Sie sicherer stehen, wird Ihr Gang sich ändern, die Muskeln des Körpers müssen weniger arbeiten, um Sie gegen die Schwerkraft zu halten, Ihre Bewegungen können sich durch den ökonomischeren Einsatz der Muskeln verändern.

Registrieren Sie folgende Empfindungen: Wie lang sind die Füße und wie breit? Ist ein Fuß breiter als der andere? Haben beide Füße die gleiche Temperatur? Mit wie viel Fläche berührt der rechte den Boden, mit wie viel der linke? Steht ein Fuß fester auf dem Boden? Stehen die Füße auf dem Boden oder sinken sie in ihn ein?

Jetzt heben Sie einen Fuß ein wenig ab und registrieren, wie wackelig oder fest Ihr Stand ist. Machen Sie das Gleiche auf der anderen Seite und vergleichen Sie die Standsicherheit. Gibt es einen Unterschied?

3 Die Füße vergrößern

Wählen Sie für diese Übung den Fuß, der vorhin im Einbeinstand unsicherer stand. Setzen Sie sich bequem hin, und legen Sie sich diesen Fuß so auf den Schoß oder auf einen Hocker, dass Sie ihn mit Ihren Händen gut erreichen können. Nun bearbeiten Sie ihn, indem Sie an ihm entlang streichen und reiben.

Ziehen Sie ganz sanft die Zehen lang, ohne sie zu biegen.

Nun greifen Sie mit beiden Händen von den Seiten her so an den Ballen, dass jeweils der Daumen auf dem Fußrücken und die Finger auf der Sohle liegen. Arbeiten Sie den Ballen durch, indem Sie ihn seitlich ausziehen und dabei ein wenig hochwölben, so dass die Mitte des Ballens im Stand nicht auf den Boden käme, wenn er so bliebe. Ist die Stellung unbequem, strecken Sie das Bein zwischendurch aus.

Anschließend zirkeln Sie mit einer Fingerkuppe oder dem Daumen in kleinen Kreisen auf der Fußsohle. Verringern Sie den Druck, wenn es an manchen Stellen schmerzt, verstärken Sie ihn, wenn Sie es vertragen.

Danach können Sie im Stehen noch einmal alle Fragen vom Übungsteil «Die Füßgröße spüren« durchgehen und auch die Standfestigkeit zwischen rechts und links vergleichen. Hat sich etwas verändert?

4 Für zwischendurch

Fehlt einmal die Zeit, sich ausgedehnt mit den Füßen zu befassen, dann tut es auch ein Igelball. Sie können ihn auf den Boden legen und mit dem bloßen Fuß rollen. ❮

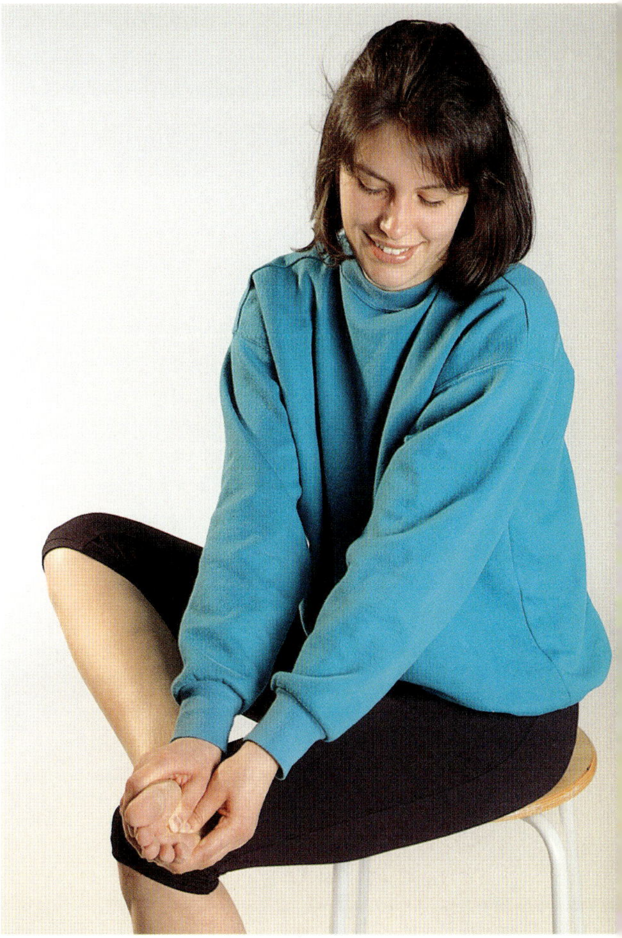

Das Quergewölbe unterstützen

Parallel oder leicht nach außen?
Es gibt zwei verschiedene Sehweisen, die Füße in einem bewussten Stand zu platzieren. Die einen sagen, die Füße sollten parallel stehen und gerade nach vorne zeigen, die anderen empfehlen, sie leicht nach außen zeigen zu lassen. Da die leichte Drehung der Beine nach außen einen entspannteren Zustand an den Hüftgelenken herstellt, weil deren Bänder dabei »aufgedreht« werden, wird diese Stellung hier bevorzugt. So würden z. B. bei einem narkotisierten Menschen, dessen Beine frei hingen, diese leicht nach außen gedreht sein und die Füße dementsprechend auch leicht nach außen weisen.

Brücke auf drei Pfeilern

Wunderwerk der Technik

Man kann es auch so formulieren: »Der gesunde Fuß des Menschen ist eine Kunstform der Natur.«
26 Knochen sind über 33 Gelenke miteinander verbunden, über 100 Bänder halten diese zusammen, 20 Muskeln mit starken Sehnen unterstützen die ganze Konstruktion aktiv und sorgen sowohl für Bewegung als auch für festen Stand. Viele Nerven versorgen Haut, Muskeln und Sehnen, wodurch Druck, Dehnungszustand der Muskulatur und Sehnen sowie Temperatur gefühlt werden können. Der Fuß erkennt Unebenheiten, kann harten von weichem Untergrund unterscheiden und sorgt so dafür, dass sich die Muskeln des gesamten Körpers angemessen in ihrer Anspannung auf alles einstellen. Wenn Sie z.B. bergauf gehen, brauchen Sie nicht zu überlegen: »Aha, es geht bergauf, ich muss mich nach vorne neigen.« Die Meldungen der Füße an das Gehirn bewerkstelligen das von ganz alleine. Manchmal können Füße sogar lesen ...

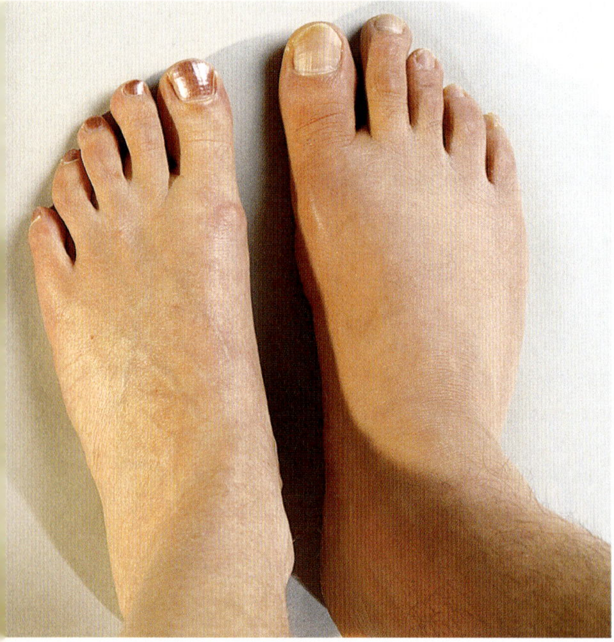

Beim »ägyptischen Fuß« ist der zweite Zeh länger, beim »griechischen Fuß« ist der Großzeh der längste

Drei Funktionen

Diese beiden kleinen Standflächen gewährleisten

- Ihren Halt auf dem Boden
- das Tragen aller Lasten, zuzüglich Ihres Körpergewichtes
- Bewegung, Fortbewegung.

Beim Gehen wechseln sich alle drei Funktionen in rascher Folge ab. Täglich haben sie in der Summe 1000 Tonnen Belastung auszuhalten, im Laufe eines Menschenlebens legen sie durchschnittlich 120 000 km zurück – eine Strecke, die fast drei Mal um den Erdball geht.

Anrüchig

Zum Dank für Ihre Leistungen werden die Füße in enge Schuhe gesperrt und hin und wieder mit gerümpften Nasen bedacht. Füße riechen trotz der vielen Schweißdrüsen eigentlich genauso wenig wie Unterarme. Wer einmal einen Gips hatte, weiß, wie schnell ansonsten neutral riechende Körperregionen diese gute Eigenschaft ändern können. Bei den Füßen bewirken die Schuhe diese Wandlung. Wer immer barfuß geht, hat keine riechenden Füße.

Mit den Füßen lesen

- Haben Sie das als Kind auch gemacht – mit den Füßen gelesen?
Wenn Sie auf einem mit größeren Platten gepflasterten Untergrund gehen, versuchen Sie mit der Mitte des Fußes auf eine quer liegende Fuge zu treffen. Von der Plattengröße hängt es ab, ob es mit jedem oder jedem 2., 3. Schritt erreicht werden kann. Ihr Schritttempo bleibt gleich, die Schrittlänge kann geringfügig angepasst werden. Mit der Zeit werden die Füße spüren, ob der eine oder der andere Fuß mehr solcher Fugen getroffen hat, die Füße »sammeln« die Treffer, ohne dass Sie mitzählen müssen. Natürlich geht es auch mit »Ein Fuß soll mit seiner Mitte auf eine Längsfuge treffen«, mit der Mitte der Ferse auf eine Querfuge usw.
- Erfinden Sie eigene »Schriften« und testen Sie Ihre Füße auf Lesefähigkeit. Versuchen Sie es.

Der Bauplan

Wie die Hand kann auch der Fuß in Fußwurzel, Mittelfuß und Zehen eingeteilt werden. Die Knochen, von denen die Zehen gebildet werden, beginnen schon am Fußballen, sind also zum Teil nicht sichtbar. Der Mittelfuß und die Zehen werden von den fünf Strahlen gebildet. Die Fußwurzel ist ein wenig anders gegliedert als die Hand, um den andersartigen Anforderungen gewachsen zu sein. Diese Unterschiede zwischen Hand und Fuß haben sich nach und nach mit dem Erwerb des aufrechten Ganges ausgebildet.

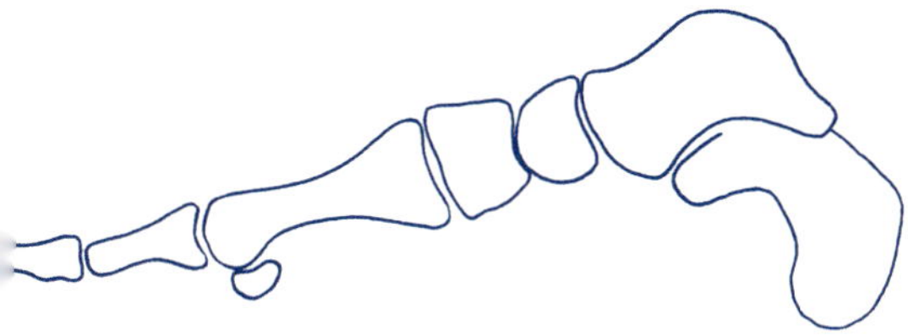

Der knöcherne Fuß vom Innenknöchel aus gesehen

Über dem Fuß bilden der Schienbein- und Wadenbeinknochen eine Gabel, in die der oberste Knochen des Fußes eingelassen ist. Die Ausläufer der Gabel sind gut am kräftigeren Innenknöchel – Schienbein – und am Außenknöchel – Wadenbein – zu tasten. Der erste Knochen des Fußes stellt das »obere Stockwerk« dar und steht mit einer Gelenkrolle in Verbindung zum unteren Ende des Schienbeines. Dieser Fußknochen heißt Sprungbein. Das Gelenk nennt sich oberes Sprunggelenk, es ist ein Scharniergelenk. Der Fuß kann in ihm hoch gezogen und nach unten lang gemacht werden. Im unteren Sprunggelenk hat das Sprungbein zu zwei Knochen eine Verbindung, zum großen kräftigen Fersenbein und einem weiteren Fußwurzelknochen. Dort kann der Fuß seitliche Bewegungen durchführen, die ein Anheben des Fußaußen- und -innenrandes bewirken.

Von oben gesehen schließt in Richtung Zehen – etwas bogenförmig angeordnet – eine Viererreihe weiterer Fußwurzelknochen an. Von dort an gehen die fünf Strahlen des Mittelfußes zum Ballen, dort geht es weiter mit den Zehen, mit jeweils drei Gliedern, der Großzeh hat nur zwei. Wie an der Hand gibt es auch am Fuß kleine »Sesambeine«, die meist in Sehnen eingebaut sind.

Diese ganze Konstruktion wird von Gewölben bestimmt. Durch die Anordnung der Knochen ergibt sich ein Längsgewölbe, meist sichtbar am Innenrand des Fußes, und ein Quergewölbe, das seinen höchsten Punkt in der Mitte des Fußballens hat. Dies ist leider meist nicht so gut ausgeprägt, dass es sichtbar wird.

Von der ursprünglichen Architektur ist es also so gedacht, dass der Mensch sein Gewicht mit nur drei Punkten auf dem Boden abstützt: mit dem Fersenbein und mit dem inneren und äußeren Ballenpunkt. Durch die »Verkleidung« mit Muskeln und Haut, die auch Kontakt zum Boden haben, bedeutet das nicht, dass nur diese Punkte auch Berührung zum Boden haben, aber die eigentliche Druckübertragung wird dort geleistet.

Raffen

▶ Wenn Sie sich hinsetzen, ein Bein über das andere schlagen, bewegen Sie den Fuß so, als wollten Sie von einer goldenen Platte ein möglichst großes Stück mit dem Fuß ausschneiden. Nutzen Sie jeden Millimeter, um so viel wie möglich abzubekommen. Im Prinzip setzen Sie damit alle Bewegungsmöglichkeiten des Fußes ein: das Hochziehen und Langmachen, das Ein- und Ausdrehen der Fußspitze, der Vorfuß kann sich ein wenig nach innen und außen biegen sowie verwringen und das Hochziehen der Innen- und Außenkante im Wechsel. Der Vollständigkeit halber kann der Kreis auch in die andere Richtung beschrieben werden, ehe der andere Fuß drankommt.

Federnd abgesichert

Alle Gelenke der Fußwurzel sind durch feste Bänder miteinander verbunden. So ergibt das Längsgewölbe einen kleinen federnden »Dom«, der die Gewichte auf die dafür vorgesehenen Pfeiler verteilt und in sich beweglich ist. Wäre das nicht der Fall, würden häufiger am Fuß auch kleine Knochen brechen, weil sie dem Druck nicht standhalten könnten. Muskeln sind raffiniert angeordnet, um zusätzlich die Gewölbe aktiv zu verzurren. Das macht erklärlich, warum Füße sich durchtreten können, wenn sie ständig überlastet werden. Die Muskeln können dem nicht ausreichend begegnen. Auf die Dauer verlagern sich die Knochen, der Fuß wird platt. Natürlich sind solche Vorgänge auch von der Veranlagung abhängig.

Die Muskeln

Viele lange, starke Muskeln münden am Fuß. Sie müssen nicht nur den Vorfuß hoch und herunter bewegen können, wenn er in der Luft hängt. Sie müssen auch, wenn die Fußsohle fest auf dem Boden steht, das Körpergewicht samt Lasten hochheben und stabilisieren können. Zahlreiche kleine Muskeln unterstützen diese Aktionen und gewährleisten zusätzlich die Bewegungsfähigkeit der Zehen.

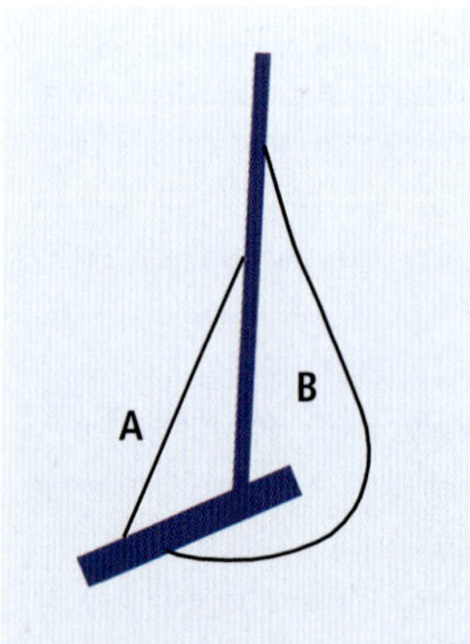

Muskelverlauf der Fußheber (A) und -senker (B)

Die Lage der Muskeln kann im Prinzip so dargestellt werden: Von der Schienbeinkante zur Oberseite des Fußes – bis zu den Zehen hin – ziehen die Heber, die den Fuß oder die Zehen hoch heben (Gruppe A), von der Wade aus ziehen die Senker bis zur Fußsohle (Gruppe B). Diese Muskelgruppe bildet auch die kräftige Achillessehne, die über das Fersenbein zieht. Schräg verlaufende Züge und spezielle Muskeln helfen jeweils den Außenrand zu heben oder zu senken, wenn sie von oben oder unten an der Außenkante münden. Das Gleiche gilt für die Innenkante.

Dehnen und Kräftigen

- Wenn Sie im Sitzen ein Bein ein wenig ausstrecken, die Ferse so auf den Boden stellen, dass die Zehen weder nach außen noch nach innen schauen und den Fuß hochziehen, mag die Außenkante möglicherweise nicht so leicht hochkommen wie die Innenkante. Das liegt an den Muskeln, die den Innenrand hochziehen. Die verkürzen leicht, weil sie oft »kurz gehalten« werden, wenn z. B. beim Sitzen die Fußsohlen auf dem Boden und die Knie angenähert sind oder bei übereinander geschlagenen Beinen der Fuß innen leicht hoch gezogen gehalten wird. Dadurch reicht die Kraft der Außenrandheber dann nicht aus, den Zug von der anderen Seite zu überwinden. Registrieren Sie, wie es geht – vielleicht besteht dieses Problem auch nicht, dafür geht der Fuß insgesamt schwer hoch.
- Stellen Sie nun die Fußsohle so auf, dass sie ein wenig näher als unter den Knien steht und ziehen Sie den Vorfuß noch einmal hoch, während die Ferse stehen bleibt. Es wird jetzt schwerer gehen, wenn nicht, holen Sie den Fuß noch ein wenig näher heran. Möglicherweise spüren Sie die Anspannung in der Schienbeingegend oder die Dehnung in der unteren Wade. Wollte Ihr Außenrand zuvor nicht so gerne hoch, dann achten Sie besonders auf ihn, damit er verstärkt versucht, sich abzuheben. Gemogelt wäre es, wenn sich gleichzeitig die Knie aufeinander zu bewegen würden. Die bleiben hüftbreit auseinander. Anschließend kann das Bein wieder lang gemacht werden – wie zu Beginn – und jetzt können Sie vergleichen, wie das Hochziehen des Fußes funktioniert. Auch wenn Sie keine Schwierigkeiten mit der Außenkante hatten, geht es jetzt vielleicht insgesamt leichter oder weiter.

Der Steigbügel

Die Sehnen einiger Wadenmuskeln sind am Fuß so angeordnet, dass die architektonische Konstruktion des Längsgewölbes durch Muskeleinsatz aktiv unterstützt wird. Diese gabelförmige Anordnung der Sehnen heißt Steigbügel.
Werden Muskeln überfordert, können sie »schlapp machen«. Eine Überforderung ist ein Missverhältnis zwischen Anforderung und Möglichkeiten des Muskels. Der Ursprung dieses Missverhältnisses kann aus vier verschiedenen Konstellationen resultieren:

Die erste Möglichkeit: Die Muskulatur ist in einem normalen bis guten Trainingszustand, aber die Last ist zu groß.

Die zweite Möglichkeit: Die Muskulatur ist in einem normalen bis guten Trainingszustand, die Last ist zumutbar, durch die Dauer einer Anstrengung ermüdet aber der Muskel und kann der Belastung mit der Zeit nicht mehr standhalten.

Die dritte Möglichkeit: Die Muskulatur ist in einem normalen bis guten Trainingszustand, aber plötzliche hohe Anforderungen übersteigen das Anpassungsvermögen der Muskulatur und führen zu überhöhter Belastung.

Die vierte Möglichkeit: Die Muskulatur ist geschwächt. Fast jede Art von Belastung führt zur Überforderung und langfristig zur Überdehnung der Muskulatur.

Diese Prinzipien gelten für alle Muskeln. Beim Fuß führt die Muskelschwäche langfristig zur Veränderung der knöchernen Konstruktion und es entsteht ein Plattfuß. Der Zusammenhang zwischen dem Steigbügel und der Wade macht auch den Wadenschmerz erklärbar, wenn die Füße »schlapp machen«.

Das Quergewölbe am Vorfuß, das am Ballen seinen höchsten Punkt in der Mitte hat, war ursprünglich zum Ertasten des Untergrundes und daraus resultierend zum Ausgleich von Unebenheiten gedacht. Da die Menschen kaum noch barfuß gehen, wird ihm diese Aufgabe abgenommen und es reagiert mit einer immer geringeren Ausprägung darauf. Manchmal verabschiedet es sich ganz und die gesamten Fußknöchelchen des Ballens drücken beim Gehen und Stehen auf den Boden, was durch Schuhe mit erhöhten Absätzen gefördert wird.

Muskeln können gekräftigt werden und damit hat jede etwas zur Veränderung in der Hand. Sollen die Muskeln gekräftigt werden, um die knöcherne Struktur zu unterstützen, muss nur noch das Maß zwischen sinnvoller und übermäßiger Anstrengung gefunden werden. Wollen Sie den Bizeps trainieren, werden Sie schnell herausfinden, was zu wenig, was zu viel ist. Beim Fuß ist es nicht ganz so einfach, weil die Ausgangsvoraussetzungen meist nicht so eindeutig sind.

Die Streckung wieder entdecken

Was tun Ihre Zehen, wenn Sie sie strecken wollen? Wenn Sie sich morgens im Bett strecken wollen, werden Sie sich einfach lang machen. Was tun die Zehen? Ziehen sie sich hoch? Krallen sie sich ein? Geht es überhaupt, sie einfach nur lang zu machen? Wenn Sie es eine Weile probieren, wird es mit der Zeit gelingen. Möglicherweise spreizen sich die Zehen gleichzeitig ein wenig.
Wenn es schwer fällt, können die Hände zu Hilfe genommen werden, indem sie die Zehen in Verlängerung zum Fuß herausziehen und Sie gleichzeitig die Bewegung »mitdenken«. Sollte sich ein Krampf am Vorfuß einstellen, so ist das weder beabsichtigt noch wünschenswert, es ist aber ein Beweis für die Aktivierung kleiner Muskeln, die sonst eher nicht so viel zu tun bekommen.

Ü Den Fuß formen

1 Den Großzeh richten

❯ Wenn Ihr Großzeh leicht zum nächsten abweicht, setzen Sie sich und stellen Sie die bloßen Füße aneinander, so dass sie sich von der Ferse bis zum Ballen berühren. Nun versuchen Sie die Großzehen näher aneinander zu bringen ohne sie abzuheben. Das ist mehr »Kopfarbeit« als reine Muskelarbeit. Die Fersen berühren sich auch weiterhin vollständig. Sie voneinander zu lösen, erhöht den sichtbaren Effekt, aber erfüllt nicht den Sinn der Übung. Wahrscheinlich gelingt es nur einen Millimeter, die Zehen so zueinander zu bewegen: Dann macht es Sinn, öfters zu üben. Vielleicht spreizen sich auch die anderen Zehen dabei, das macht nichts, das ist besser, als wenn sie krallen.

Wenn es nicht klappt und der Großzeh immer nur weiter in die Fehlstellung zieht, ist diese Übung nicht empfehlenswert.

2 Das Längsgewölbe aufrichten

Wieder sitzen Sie mit bloßen Füßen, die hüftbreit voneinander entfernt sind. Die Innenränder stehen parallel zueinander. Die Knie stehen exakt über den Füßen. Die Zehen machen sich lang und ruhen im gestreckten Zustand auf dem Boden. Jetzt stellen Sie sich vor, Sie hätten ein kleines Ei unter der Mitte Ihres Fußinnenrandes auszubrüten. Sie wollen die Mitte der Fußinnenränder anheben, ohne den Fuß verrutschen und die Knie auseinander gehen zu lassen. Wieder mag es vielleicht nur einen Millimeter möglich sein – immerhin. Die inneren Fußknöchel werden sich dabei ein wenig anheben.

Spüren Sie, wie sich der Druck des Gewichtes auf andere Teile der Fußsohle verlagert?

Wenn es gelingt, kann diese Übung auch im Stand geübt werden. Dadurch werden die Gewölbe aufrichtenden Muskeln gekräftigt und die Belastung geht mehr auf die Punkte, die dazu vorgesehen sind.

3 Den Hohlfuß weich machen

Manchmal ist das Gewölbe sehr hoch und ist dann wiederum oft mit stark gekrümmten Zehen kombiniert. Bei Abdrücken mit bloßen, nassen Füßen ginge das Gewölbe bis zum Außenrand durch, so dass auch dort der Abdruck eine Lücke zeigte. Wenn Sie so einen Fuß durcharbeiten, *wie auf Seite 9 unter »Füße vergrößern« beschrieben,* lässt er vielleicht ein wenig in seiner Spannung nach. Rein statisch betrachtet ist ein Hohlfuß – wenn er ein gewisses Maß nicht übersteigt – günstiger als ein platter Fuß.

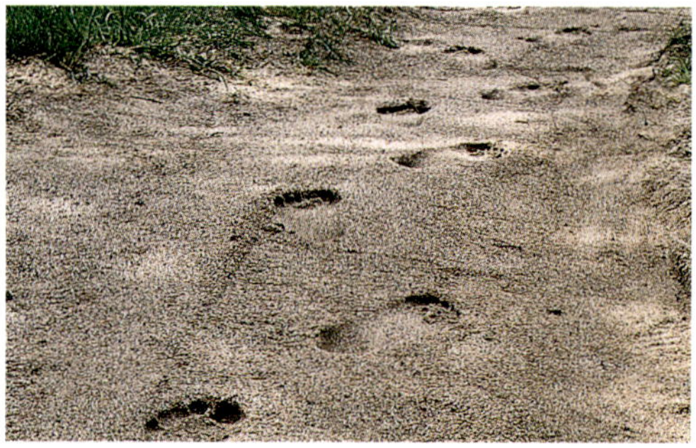

Ideal für die Füße – im Sand gehen

4 Die ultimative Übung

Leider ist diese Übung nicht immer praktikabel: barfuß im Sand gehen. Sie ist so ideal, weil der Fuß viel zu spüren bekommt, viel zum Gehirn zu melden hat, weil es uneben ist. Er wird gleichzeitig seiner Form entsprechend gepolstert. Auch die kleinen Muskeln, die sich sonst eher auf die feste Sohle verlassen, kommen zum Einsatz. Das Barfuß- oder In-Strümpfen-Gehen zu Hause hat nicht ganz diese Wirkung, weil der Untergrund zu eben ist. Trotzdem kann es Sinn machen, dies häufiger zu tun, da durch den besseren Kontakt zum Untergrund die »Auffassungsgabe« der Füße gesteigert wird und dadurch die nervösen Mechanismen wacher bleiben oder werden. Das Stürzen älterer Menschen hat oft mit dem Verlust dieser neurologischen Wachheit zu tun. Ärgern Sie sich nicht, wenn Sie über Kopfsteinpflaster gehen müssen. Es gibt den Füßen »Lektüre«. ❮

Schuhe mit Absatzproblemen

Schöne, modische Schuhe sind das eine – fußfreundliche Schuhe etwas anderes.

Was können Schuhe bewirken? Sind sie zu eng und nicht fußgerecht geformt, verbiegen sie den Fuß. Sind die Absätze zu hoch, verlagern sie das Gewicht auf Stellen, die dafür nicht vorgesehen sind und verändern die Statik des gesamten Körpers. Weiterhin verkürzt sich auf die Dauer die Wadenmuskulatur. Sind die Schuhsohlen zu dick, muss der Fuß nicht mehr eigenständig abrollen, die Sohle macht es allein. Die Füße bekommen keine Meldung mehr vom Untergrund und das Nervensystem hat weniger Informationsmaterial, um die Muskeln angemessen auf den Gang und die Haltung einzustellen.

Außerdem wird harmloses Umknicken zur Ursache für massive Bänderverletzungen und -abrisse am Fußgelenk. Es mag eine makabre Kuriosität sein: In Japan gelten in zwei von hundert Todesfällen Plateauschuhe als Ursache.

Ein Schuh kann ein Zuhause für den Fuß sein, wenn die innere Linie eine Gerade ist und die Absatzhöhe es ermöglicht, beim Stehen das Gewicht auf die drei Punkte – Ferse, Ballen der Großzehe und Ballen der kleinen Zehe – gleichmäßig zu verteilen, wenn die Zehen Platz haben und sich gestreckt bewegen können. Wenn Sie zusätzlich zwischendurch oft die Absatzhöhe geringfügig wechseln, damit die Hüfte nicht immer in der gleichen Stellung belastet wird, ist gleich ein weiterer Aspekt berücksichtigt. Auch die flachen Schuhe in immer gleicher Höhe sind nicht so günstig.

Übrigens: Weiche Absätze schonen auch die Knie.

Hilfen bei schon bestehenden Problemen

- Bestehen schon Fußprobleme, dann können »Abrollhilfen« nützlich sein, bei denen der Orthopädiemechaniker vorne und hinten die Sohle abrundet, um den Muskeln etwas Aktivität abzunehmen.
  Sie können Beschwerden lindern. Abrollhilfen für gesunde Füße wären dagegen ein Nachteil.
- Es gibt Weichschaumeinlagen, die als »Stoßfänger« wirken.
- *Tipps zur Schuhauswahl zum Joggen sind auf der folgenden Seite unter »Joggen» nachzulesen.*

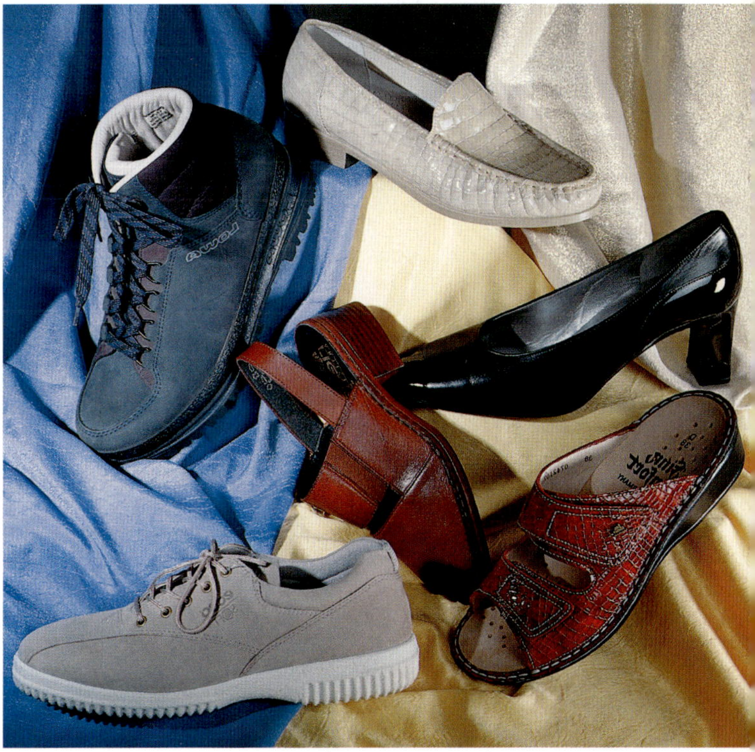

Schuhwerk

Fußfreundlicher Sport

Fahrradfahren, Schwimmen, Spazierengehen

Dieses Trio der Sportarten ist uneingeschränkt – auch für gefährdete Fußgelenke – zu empfehlen, auch auf dem Heimtrainer. Sollten Beschwerden bereits bestehen, kann beim Spazierengehen durch eine geschickte Auswahl der Schuhe – wie auf der vorhergehenden Seite beschrieben – zusätzliche Hilfe geleistet werden. Ansonsten müssten mit Zunahme der Beschwerden die Strecken kürzer gewählt oder auf diese Beschäftigung verzichtet werden.

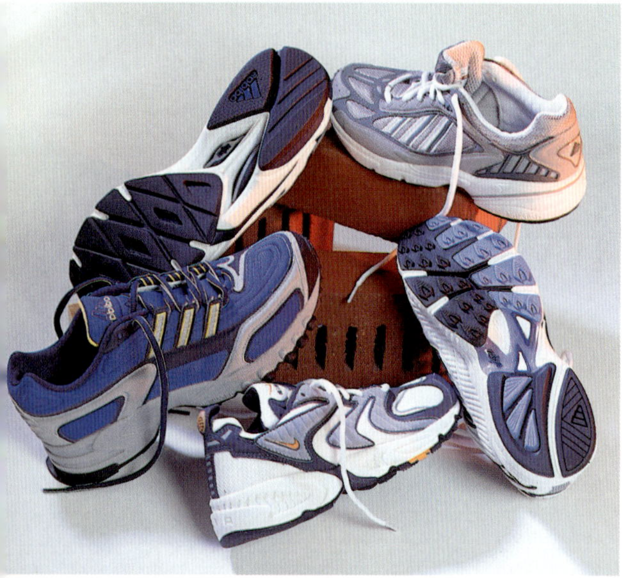

Laufschuhe

Wandern

Liegen keine Beschwerden vor, kann diese Sportart ausgeübt werden. Sie stellt aber eine hohe Anforderung an die Fußgelenke. Beim Wandern ist es der unebene Untergrund, der ein ständiges Ausgleichen durch den Fuß fordert. Ist die Muskulatur darauf vorbereitet, ist es eine gute Kräftigung für die Fußmuskulatur. Wird untrainiert lange gewandert, ist es genau dieser Vorgang, der die Fußgelenke auch gefährden könnte. In der Regel ist es aber so, dass Sie die Überforderung dann auch merken, indem Sie zum Schluss z. B. häufig umknicken.

Nach einer langen Wanderung müde zu sein, schwere Füße zu haben, alle Muskeln zu spüren, ist durchaus normal. Tun aber die Fuße direkt weh, fühlen die Knöchel sich »wackelig«, sollten die Strecken vielleicht kürzer gewählt werden. Ein Wanderurlaub könnte durch ein entsprechendes Training vorbereitet werden.

Tennis, Fußball, Squash

Durch die vielen Dreh- und Stoppbewegungen stellen diese Sportarten – wie für alle Beingelenke – eine hohe Anforderung dar.

Joggen

Bisher wurde immer empfohlen, Schuhe mit dicken weichen Sohlen beim Joggen zu tragen, um den Aufprall der Füße zu mildern. Es gibt neue Untersuchungen, die gerade die weichen Sohlen dafür verantwortlich machen, dass das Sprungbein bei jedem Auftritt nach innen und unten oder nach außen abweicht, was dann zu Beschwerden der Achillessehne führt. Es wurde genau recherchiert, dass Beschwerden nicht die Ursache für dieses Abweichen der Knöchel sind, sondern dass die Abweichung die Ursache für Beschwerden ist. Eine Neuheit sind Schuhe, die diesen Erkenntnissen Rechnung tragen. Es ist wie schon so oft erwähnt: Sind die Muskeln kräftig, können sie allen Kräften begegnen, die auf sie einwirken. Sie werden zusätzlich gestärkt. Weichen die Knochen aber bei jedem Schritt ab, werden Bänder und Muskeln gedehnt, die Knochen übermäßig belastet und in die Fehlhaltung »trainiert«. Laufen Sie keinesfalls, bis Schmerzen auftreten. Das geschieht ab 30 km pro Woche zunehmend. Laufen Sie lieber häufiger kurze Strecken.

Power-Walking

Walking ist die günstigere Alternative gegenüber Joggen, weil durch das geringere Tempo eine bessere Kontrolle o. g. Mechanismen gewährleistet wird. Da ein Fuß immer auf der Erde ist, setzt jeweils der andere mit einer geringeren Druckbelastung auf, was für die Gelenke weniger Schubbelastung bedeutet.

Wissenswertes zum Thema Füße

Bewegen fällt leichter als Halten

Haltearbeit lässt Muskeln schneller ermüden als ein rhythmischer Wechsel zwischen An- und Entspannung. Daraus ergibt sich, dass Stehen langfristig belastender als Gehen oder Wandern ist. Müssen Sie im Alltag viel stehen, ist eine passive Unterstützung der Fußgewölbe, z. B. durch Schuhe mit Fußbett, durchaus sinnvoll. Langfristig wäre es zu bevorzugen, den Fuß zu aktivem Tun anzuregen.

Gut versorgen

Sind Füße oft kalt, weist dies auf schlechte Durchblutung hin. Da eine gute Durchblutung alle Funktionen verbessert, Muskeln geschmeidiger und dadurch belastungsfähiger macht, ist es ratsam, kalte Füße zu vermeiden. Trauen Sie sich ruhig, mit Wollsocken ins Bett zu gehen. Auch tagsüber getragene Wollsocken können durch den mechanischen Reiz der gröberen Wolle die Füße »lebendiger« machen. Die Füße bewegen oder durcharbeiten, ist eine weitere gute Möglichkeit, sie aufzuwecken. *Das auf Seite 100 unter »Für gute Betriebstemperatur sorgen«* beschriebene »ansteigende Handbad« kann auf die Füße übertragen werden. Die beste Methode, die Durchblutung zu steigern, ist Aktivität.

Ungleichbehandlung

Untersuchungen haben ergeben, dass Mädchen häufiger mit zu kleinen Schuhen versorgt werden als Jungen. Versuchen Sie dazu beizutragen, dass Form und Größe der Schuhe angemessen sind und die Ungleichbehandlung aufhört.
Bei Kinderschuhen ist das wichtigste Merkmal die Geschmeidigkeit der Sohle. Einmal biegen und die Sohle verwringen, ist der wichtigste Griff beim Kauf von Kinderschuhen. Geht beides, sind die Schuhe geeignet. Dagegen ist ein Fußbett in Kinderschuhen nicht nötig. Ausreichende Bewegungsfreiheit unterstützt die Entwicklung des kleinen Fußes am besten.

Ruhig bleiben

Alle Kleinkinder haben Plattfüße. Die Stellung der Knochen, die noch nicht endgültig ist, bewirkt dies. Seien Sie also nicht beunruhigt, ermöglichen Sie dem Kind aber häufiges Barfußgehen bzw. Laufen in rutschfesten Socken. Sollten Sie sich dennoch Sorgen machen und zum Orthopäden gehen, wird dieser das Kind auffordern, sich auf Zehenspitzen zu stellen. Bildet sich im Zehenstand das Längsgewölbe aus, wird er Sie entlassen, ohne weitere Maßnahmen anzuordnen.

Krallenzehen und »Ballen«

Sind die Zehen ständig eingekrallt, der Großzeh zum nächsten Zeh gebogen – was »Hallux valgus« heißt –, ist das nicht nur ein Zeichen für ein muskuläres Ungleichgewicht. Ihre Standfläche wird dadurch auch kleiner, das Gleichgewicht labiler. Am Körper bedeutet dies mehr Einsatz von Muskelkraft, um das Gleichgewicht zu gewährleisten. *Die Übung »Die Füße vergrößern« auf Seite 9 setzt dem etwas entgegen.* Ist der Großzeh über ein gewisses Maß hinaus abgewichen, kann dies nicht mehr allein durch Muskeleinsatz verändert werden, weil der entsprechende Muskel durch die Achsabweichung dann sogar weiter in die Fehlstellung zieht. Dies wäre ein guter Grund, o. g. Übung vorbeugend durchzuführen, solange sie noch wirkt.

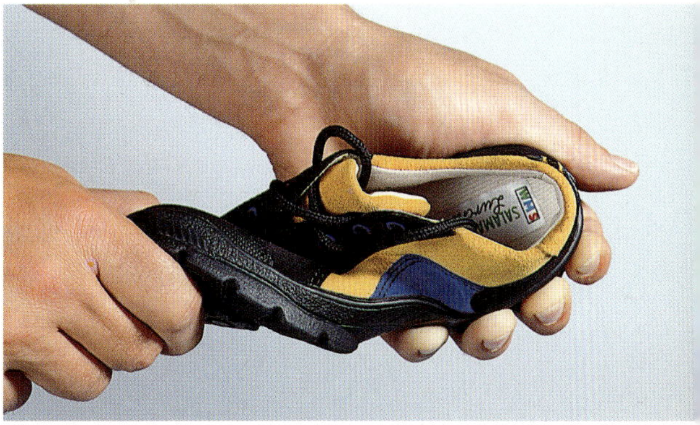

Qualitätstest bei einem Kinderschuh

Dazwischen geschaltet

Gleichgültig ob Sie an den Füßen kitzelig sind oder ob Sie es gern haben, an den Füßen gekrabbelt zu werden: Wenn Sie es selbst machen, wird die Wirkung eine andere sein, als wenn eine zweite Person diese Handlungen durchführt. Versuchen Sie eine Person zu finden, die Ihnen *das Durcharbeiten der Füße, wie es auf Seite 8 f. beschrieben ist,* abnimmt. Das hat folgenden Grund: Wenn Sie Ihre Hand zum Durcharbeiten oder Krabbeln vorbereiten, wird das Kleinhirn benutzt, um die Muskulatur auf die Handlung einzustellen. Dadurch nimmt das Großhirn die darauf folgenden Reize anders wahr, als wenn eine andere Person es macht. Der »Filtereffekt« durch das Kleinhirn wirkt auf die Intensität der Wahrnehmung: Sich selbst Kitzeln ist kaum möglich. Massieren ist weit angenehmer und dadurch effektiver, wenn es durch eine andere Person geschieht.

Kann sich Knorpel nun regenerieren oder nicht?

Es heißt, Knorpel könne sich nicht regenerieren. Das hat mit seiner schlechten Versorgungslage zu tun. Wie so oft in der Medizin ist diese Klarheit gerade im Wanken. Kanadische Studien ergaben eine Regenerierfähigkeit 1 qmm großer, 1 mm tiefer Schädigungen. Nun weisen kranke Gelenke in der Regel keine 1 qmm kleinen geschädigten Knorpelflächen auf, sie sind meist größer. Trotzdem ergaben die Versuche eine allgemeingültige und für Sie nützliche Erkenntnis: Die Regeneration war zu 58 % nur möglich unter gleichzeitiger Durchführung von »Bewegung in Entlastung«. Das macht die Wertigkeit dieser Übungsform deutlich, *wie sie auf den Seiten 21, 61 und 84 für das Knie, die Wirbelsäule und die Schulter beschrieben wird,* auch wenn sie in diesem Buch zur Vorbeugung empfohlen wird.

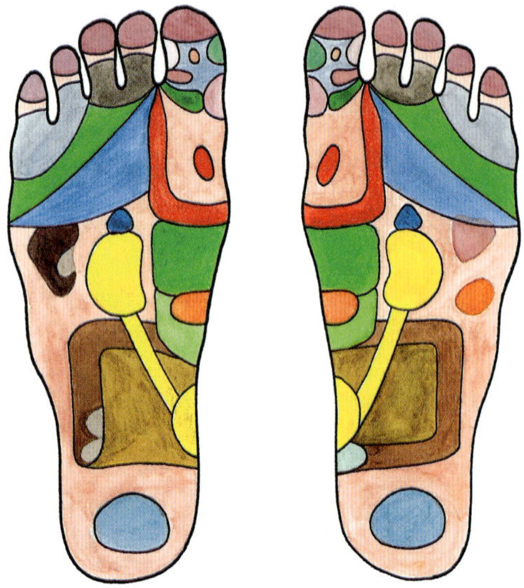

Die Fußreflexzonen

Die Organe am Fuß

An der Fußsohle enden unzählige Nerven. In der Fußreflexzonenmassage werden bestimmte Bereiche der Fußsohle bestimmten Organen zugeordnet. So kann möglicherweise durch eine Fußmassage eine zusätzliche positive Wirkung auf diese ausgeübt werden und zum allgemeinen Wohlbefinden durch eine solche Maßnahme beitragen.
Es konnte leider noch nicht ermittelt werden, ob die Wirkung der Bearbeitung der Reflexzonen am Fuß durch eine Selbstbehandlung weniger effektiv ist. Vielleicht können Sie sich mal von einer Physiotherapeutin eine Fußreflexzonen-Massage durchführen lassen und versuchen, wie die auf Sie wirkt.

Spiraldynamisch

Von einem Schweizer Team aus Physiotherapeuten und Orthopäden wurde ein Übungsprogramm entwickelt, das es möglich machen soll, auch ausgeprägten Hallux valgus zu lindern und die Fußgewölbe zu kräftigen. Das ganze gibt es als Video »Die Füße«. Bezugsquelle: Spiraldynamik International, Postfach 7920, CH 3001 Bern.

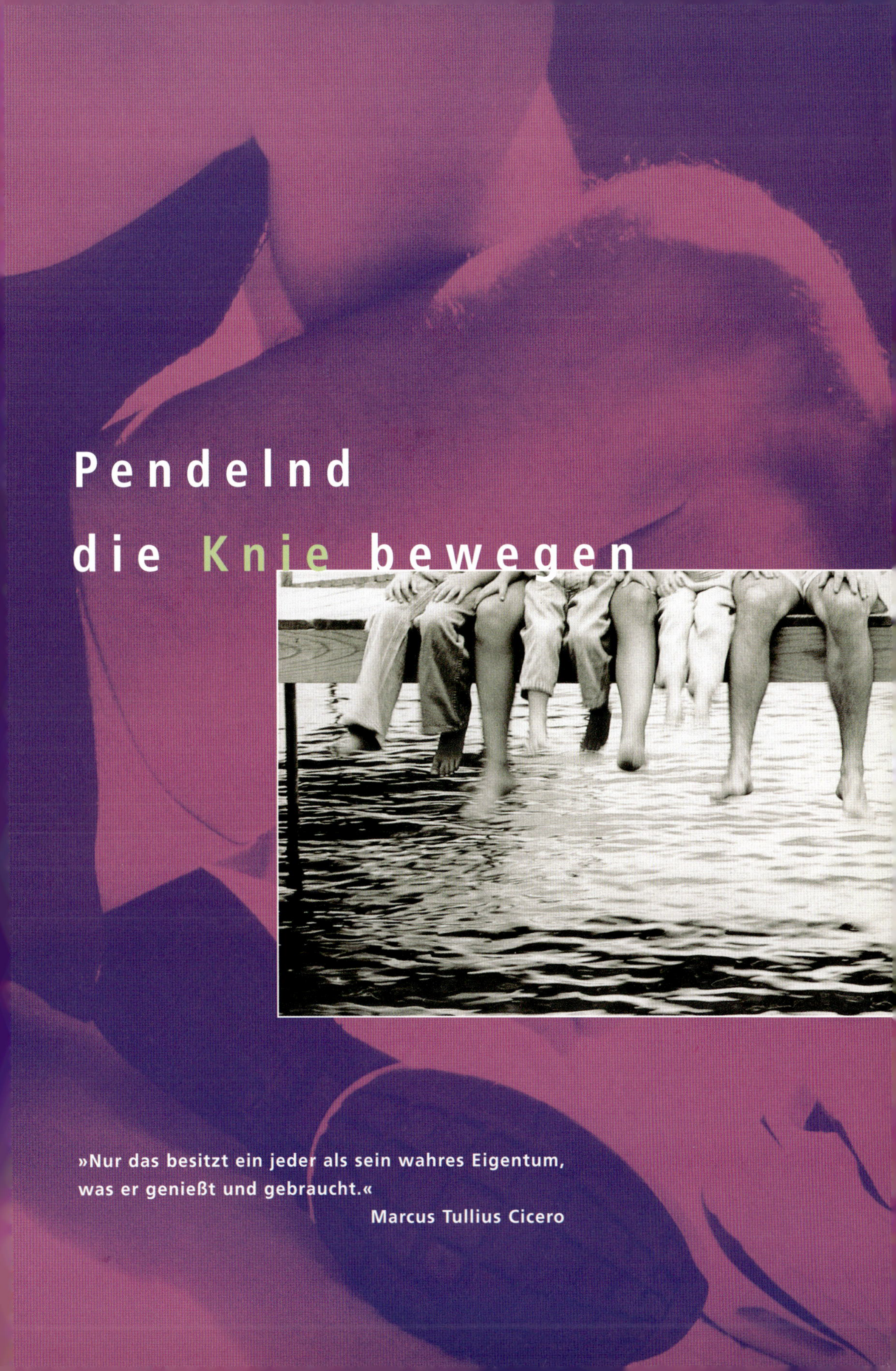

Pendelnd die Knie bewegen

»Nur das besitzt ein jeder als sein wahres Eigentum, was er genießt und gebraucht.«

Marcus Tullius Cicero

Ü Zusammenhänge entdecken

1 Ohne Nachbarschaft geht nichts

› Legen Sie sich auf den Rücken und bewegen Sie Ihr rechtes Knie. Nur das Knie!... Es wird nicht möglich sein – die Hüfte wird sich immer mitbeugen.

Legen Sie sich nun auf den Bauch und beugen Sie jetzt Ihr Knie. Nur das Knie – das geht.

Geht es wirklich? Heben Sie beide Unterschenkel hoch, bis sie senkrecht zur Zimmerdecke zeigen, legen Sie sie wieder hin, lassen Sie sie kurz ohne jede Spannung auf dem Boden ruhen und wiederholen Sie das Ganze. Während dieses Vorganges spüren Sie nach, ob Ihr Becken etwas tut – will es sich hochheben? Geschieht im unteren Rücken etwas? Der Fuß hatte keinen Bewegungsauftrag, hält er sich wirklich heraus? Wie fallen die Beine, wenn sie kurz auf dem Boden ruhen? Drehen sie sich so, dass die Fersen nach außen zeigen und drehen sie sich erst wieder zur Zimmerdecke, wenn Sie sich anschicken, die Unterschenkel zu heben?

Legen Sie sich noch einmal auf den Rücken und bewegen Sie die Knie einzeln, später beide, ohne großen Kraftaufwand in eine leichte Beugung. Die Fersen bleiben dabei auf dem Boden, rutschen nicht über die Unterlage, sondern rollen nur ein klein wenig auf der Stelle. Erspüren Sie Anworten auf folgende Fragen: Landet etwas von dieser Bewegung in Ihrem Rücken? Wenn ja, wie weit in Richtung Kopf ist etwas zu merken? Bewegt sich das Kinn? Bewegt sich die Kniescheibe? Was gibt es noch zu spüren?
Auch wenn sich nicht auf alle Fragen eine Antwort finden lässt, werden Sie wahrnehmen können, wie sich die Bewegungen wellenförmig nach oben auswirken. Registrieren Sie, wie weich und leicht das Knie gleitet, weil es nichts zu tragen oder zu stemmen hat.

2 »Patellaspiel«

Wenn Sie sich auf den Boden setzen und die Beine lang machen, ohne sie mit Kraft durchzustrecken, können Sie Ihre Kniescheibe – die Patella – zwischen Daumen und Zeigefinger nehmen und nach rechts und links bewegen. Geht es in eine Richtung leichter oder weiter?

Tun Sie das Gleiche am anderen Knie und vergleichen Sie das Ausmaß der Verschieblichkeit. Ist die Muskulatur an einem Bein kräftiger, wird die Scheibe vielleicht da etwas schwerer zu verschieben sein. Drücken Sie nun vom Oberschenkel her mit den Fingern gegen den oberen Rand der Kniescheibe und ziehen Sie diese gegen die Finger, als wollten Finger und Patella gegeneinander kämpfen. Schon bei dieser kleinen Bewegung wird die Anspannung der vorderen Oberschenkelmuskulatur zu spüren sein. Diese Übung ist eine gute Vorbereitung für nachfolgende Spannungsübungen.

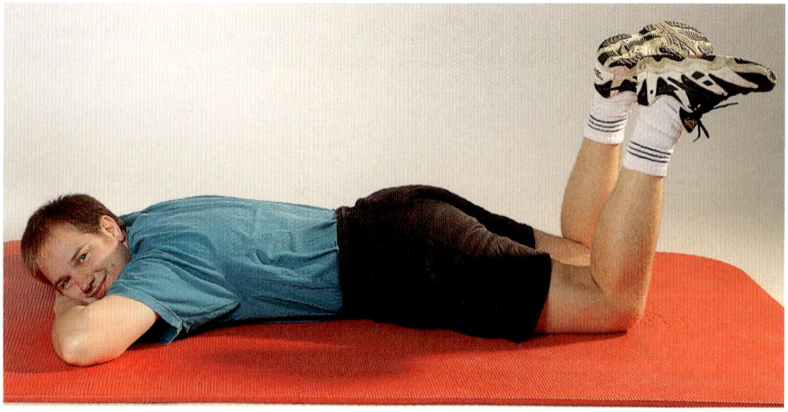

Nur das Knie?

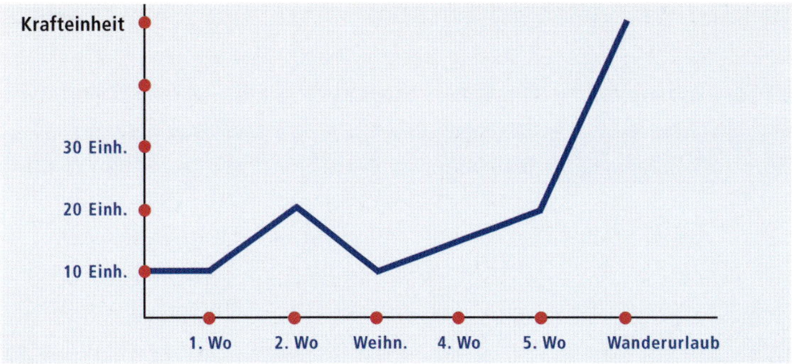

Kurssteigerung

3 Die Strecker kräftigen

Legen Sie sich auf den Rücken und ziehen Sie jetzt den Fuß hoch. Das Bein bleibt liegen. Die Ferse schiebt sich nach unten heraus, als würde sie an eine Wand gestemmt etwas festhalten wollen. Trotzdem behält das Knie eine klitzekleine Beugung bei. Jetzt zählen Sie bis neun und lassen ganz langsam wieder locker. Wiederholen Sie die Übung viermal. Die Übung könnte auch mit beiden Beinen gleichzeitig durchgeführt werden. Macht man es jedoch nacheinander, sind eventuelle Kraftunterschiede deutlicher zu spüren. Sitzt man auf einem Stuhl, lehnt sich an und rutscht ein wenig nach vorne, geht es auch im Sitzen; dabei wird das Bein dann nach vorne abgehoben in der Luft gehalten.

4 Die Beuger kräftigen

Nun folgt die entsprechende Übung für die rückwärtige Oberschenkelmuskulatur, die Kniebeuger. Wieder liegen Sie in Rückenlage, am besten auf dem Boden, damit der Untergrund fest ist. Stellen Sie die Füße auf, so dass sie nicht direkt unter den Knien, sondern etwas weiter weg stehen. Vorfüße etwas fester auf den Boden drücken, trotzdem die Fersen nicht abheben lassen und nun die Füße in Richtung Gesäß ziehen, so fest es geht, ohne sie wirklich verrutschen zu lassen, bis neun zählen, langsam locker lassen; das Ganze viermal wiederholen. ❮

Bewegung ohne Belastung

Sie hat auf ein Gelenk die gleiche Wirkung wie ein Aperitif auf den Magen: Beide bereiten auf kommende, größere Anforderungen vor. Ohne gleichzeitigen Druck zwischen den Gelenkflächen oder, wie beim Knie, zwischen Kniescheibe und deren Untergrund, wird der Stoffwechsel angeregt, das Gelenk »gut geschmiert«.
Je kräftiger die gelenkumgebende Muskulatur ist, desto geringer ist die Gefahr für Knorpel und Bänder, überlastet zu werden. Das gilt für alle Gelenke.

Isometrie

Diese Übungen bewirken einen Muskelzuwachs, wenn ausreichend angespannt wird. Je weniger sie spannen, desto länger muss gehalten werden. Also: fest spannen, dann ist es nach 7–9 Sekunden erledigt, viermal wiederholen, fertig. Diese Art Training ist kein vollwertiger Ersatz für Bewegungsübungen, dafür ist sie leicht zwischendurch anwendbar.

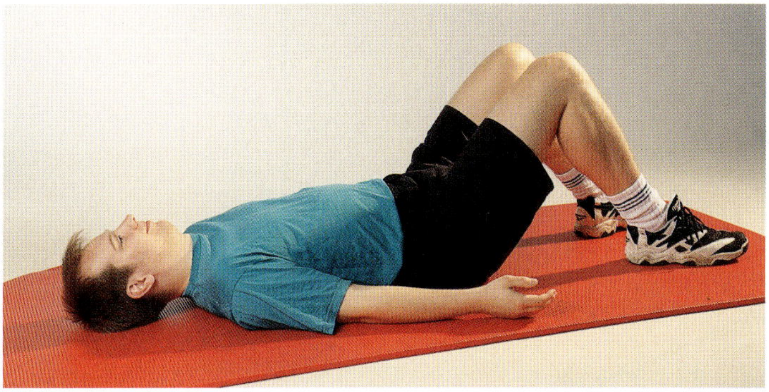

Die Kniebeuger kräftigen

Scharnier mit Extras

Von der Bauart ist das Knie als Scharniergelenk angelegt. Es lässt sich ungefähr 120° beugen. Helfen Sie mit der Hand nach und ist die Hüfte gestreckt, werden es 150°. Je mehr die Hüfte gebeugt ist, desto weiter lässt sich der Fuß dem Gesäß nähern, weil durch die Beugung in der Hüfte der vordere Oberschenkelmuskel weniger gedehnt wird. Von der Seite gesehen, lässt sich das Knie zu einer Geraden strecken. Die letzten 10° der Streckung werden durch die so genannte »Schlussrotation« erreicht, die das Gelenk in der Streckung verriegelt. Es macht sich »zu« und kann in dieser Position keine Seit- oder Drehbewegung zulassen. Ist es gebeugt, sind diese Bewegungen sehr wohl in einem gewissen Umfang möglich. Es ist also mehr als nur ein Scharniergelenk.

Eine weitere Besonderheit ist die Kniescheibe, die vorne – eingebettet in die Sehne der Kniestreckmuskulatur – vor dem unteren Ende des Oberschenkelknochens sitzt. Wenn Sie möchten, hilft *das Patellaspiel auf Seite 20* diese Scheibe zu »begreifen«.

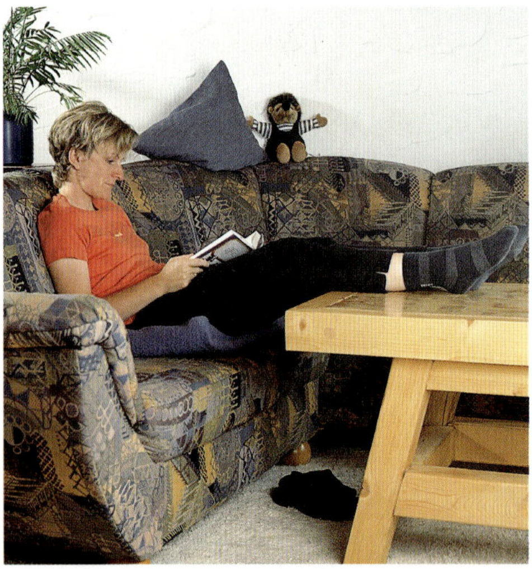

Lässig, ohne Kniestress

Ihr größtes Gelenk hat im Stand mindestens die Hälfte Ihres Körpergewichtes zu tragen, beim Gehen sogar fast das ganze, während das andere Bein abgehoben ist.

Das Knie transportiert Sie bei jedem Schritt mit Hilfe seiner Streckmuskulatur vorwärts. Beim Treppensteigen und Bergaufgehen überwindet es zusätzlich den Höhenunterschied. Umgekehrt bremst es ein Zusammenknicken beim Treppab und Bergab. Dies alles geschieht unter fein abgestimmter Mitarbeit der Hüft- und Fußmuskulatur.

Da das Knie keine knöcherne Führung hat, weil es keinen »Kopf« in der »Pfanne« gibt, sind hier Bänder und Muskeln dafür zuständig. Muskeln können Sie stärken, was gibt es für Bänder zu tun?

Dazu gibt es eine kleine Geschichte: In den 60er-Jahren ergab eine Untersuchung, dass sehr viele Amerikaner ihre Knie im Stand über die Gerade hinaus weit nach hinten durchbiegen. Man hatte lange gerätselt, bis die Ursache für diese regional gehäuft vorkommende Überbeweglichkeit gefunden war. Zu den typischen Zeichen der amerikanischen Lässigkeit gehört es, die Füße auf den Tisch zu legen, eine damals für Europa noch unübliche Freizeithaltung. Dabei hingen dann die Knie passiv nach unten durch und die entsprechenden Haltebänder der Gelenke leierten aus. Nach dem Motto »steter Tropfen höhlt den Stein«, ergab sich langfristig die Überstreckung und damit die Überbeweglichkeit nach hinten.

Lässig ohne Kniestress

- Setzen Sie sich auf eine Couch oder einen bequemen Sessel und legen Sie die übereinander geschlagenen Beine auf einen niedrigen Tisch, so dass nur die Füße bis zu den Knöcheln aufliegen. Registrieren Sie, wie die Knie durchhängen, besonders das des unten liegenden Beines. Überprüfen sie auch, ob die Beine vielleicht etwas seitlich gelagert sind.
- Ziehen Sie nun den Tisch näher heran, legen Sie die Unterschenkel nebeneinander, mindestens bis zur Mitte der Wade auf und verändern Sie die seitliche Abweichung wenn nötig. Wenn der Tisch nicht zu hoch ist und die Leiste nicht zu stark eingeknickt wird, ist auch die Durchblutung gewährleistet. Wie fühlt es sich jetzt an?

Straff gespannt

Die Sehne der Kniestreckmuskulatur drückt die Kniescheibe gegen ihren Untergrund. Dieser Druck steigert sich mit zunehmender Beugung im Gelenk und kann bis zu 400 kg ausmachen. Beim Heben oder Tragen von zusätzlichen Lasten können bis zu 2250 kg Druck erreicht werden.
Bei vielen Tätigkeiten, die mit Bewegung verbunden sind, werden die Beine lediglich als Tragepfeiler, also zur Haltearbeit eingesetzt. Ihre Knie sind für alle beschriebenen Aufgaben durch ihre Konstruktion anatomisch bestens ausgebildet.

So können Sie Ihrem Knie Stress ersparen:

- Vermeiden Sie Scher- und Drehspannungen in Hockstellung.
- Müssen Sie Gewichtiges in Kniebeugung oder treppauf tragen, dann lassen Sie es zu, dass das Gesäß ein wenig nach hinten geht *(siehe Seite 26, »Basis dynamisch gestalten«).*
- Überprüfen Sie in Ruhepositionen, ob die Knie unnötigen passiven Dehnungen oder Drehungen ausgesetzt sind. Überprüfen Sie Ihre Fernsehhaltung, die Haltung am PC, beim Handarbeiten usw.
- Vermeiden Sie die Gelegenheiten, zu denen Sie auf den Fersen sitzen.
- Lehnen Sie sich an, wenn Sie lange stehen müssen.

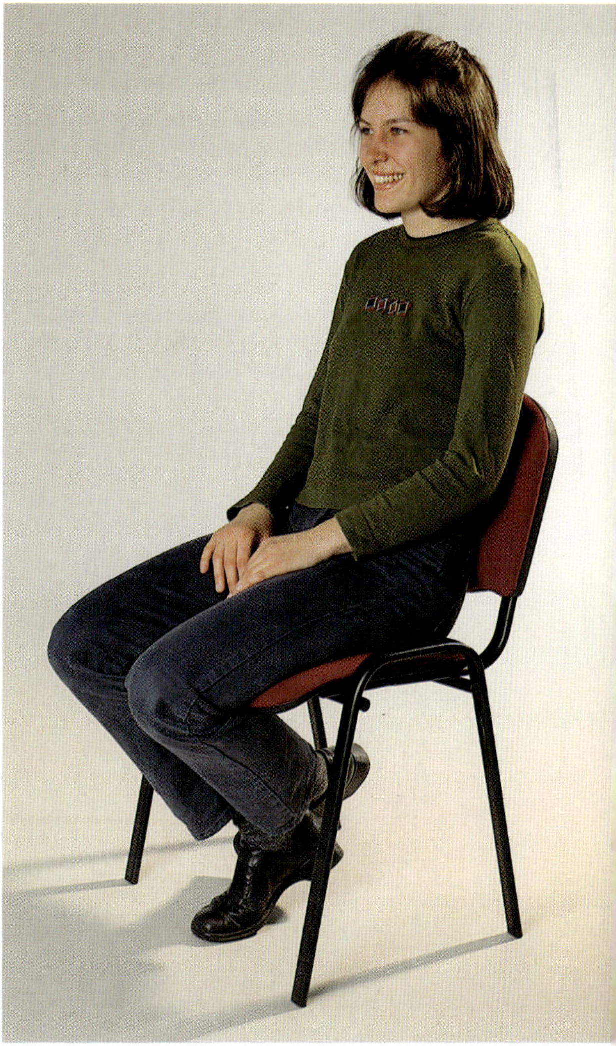

In dieser Stellung übt die Kniescheibe Druck auf den Untergrund aus

Entzerrung

- Setzen sie sich bequem auf einen Stuhl, die Füße sind nach hinten unter die Sitzfläche gezogen; wahrscheinlich sind die Fersen abgehoben. Spüren Sie die Spannung vorne am Knie? Finden Sie heraus, wie die Beine stehen müssen, damit es weniger spannt?
- Setzen Sie sich mit etwas weiter gespreizten Oberschenkeln, die Füße unter den Knien, auf den Stuhl. Nun nähern Sie die Oberschenkel einander an, lassen aber die Füße stehen. Die Oberschenkel werden im Verhältnis zu den Unterschenkeln nach innen gedreht sein. Betrachten Sie, welche Muskeln dabei zu kurz würden, wenn Sie oft so säßen.
- Testen Sie weitere Beinstellungen auf dem Stuhl sitzend, finden Sie heraus, welche Sie gewöhnlich bevorzugen und betrachten und erspüren Sie jeweils die Auswirkung auf Ihre Knie, um diese Gewohnheiten vielleicht zu verändern.

Ü Dynamisch stehen

❯ Stellen Sie sich vor, Sie müssten in einer Schlange anstehen. Wie würden Sie stehen? Stellen Sie sich entsprechend hin. Wenn Sie anschließend die folgenden Stellungsänderungen vornehmen, können Sie bei jeder Veränderung die Auswirkung auf den gesamten Körper bewusst registrieren.

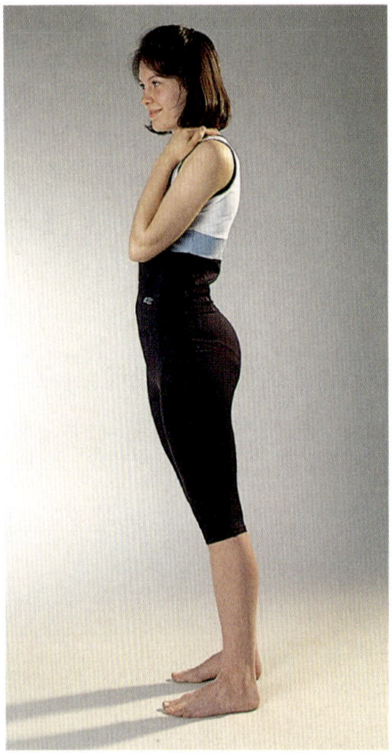

»In den Bändern hängen« ist kein dynamischer Stand

Stellen Sie die Füße etwa hüftbreit, leicht nach außen weisend hin. Schwanken Sie ein wenig nach rechts und links im Wechsel, ohne die Füße abzuheben. Registrieren Sie jedes Mal, wenn Sie mit Ihrem Gewicht über die Mitte kommen. Lassen Sie die Schwingungen immer kleiner werden. Bleiben Sie in der Mitte stehen.

Verteilen Sie das Gewicht gleichmäßig auf beide Füße. Nun schwanken Sie ein wenig nach vorne und hinten, ohne Fersen oder Zehen abheben zu lassen. Wieder lassen Sie die Schwingungen immer kleiner werden, bis Sie über der Mitte zum Stehen kommen. Das Gewicht ist jetzt in der Mitte.
Die Knie knicken ein klein wenig ein, so dass sie gerade eben nicht durchgestreckt sind. Jetzt drehen sich die Knie ein klein wenig nach außen, ohne dass die Füße verrutschen, vielleicht

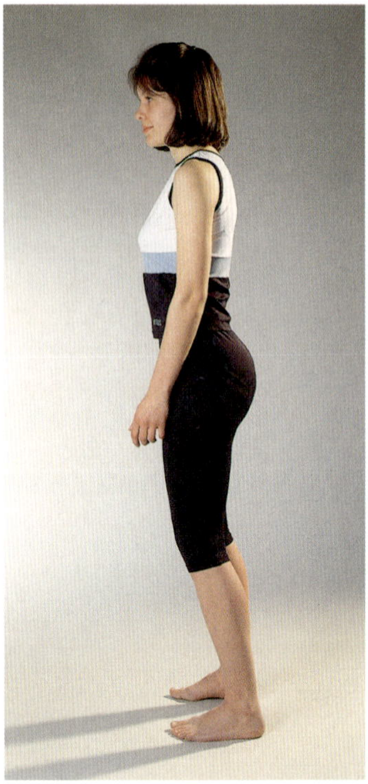

Dynamischer Stand – Muskeln halten weitgehend die Position

hebt sich das innere Fußgewölbe ein wenig. Die Zehen behalten Kontakt zum Boden, sie liegen gestreckt auf, ohne zu krallen und trotzdem mit so wenig Belastung, dass sie abgehoben werden könnten.

Die Beine werden sich jetzt in einem aktiven Spannungszustand befinden – dem »dynamischen Stand«. Der Unterschenkel ist geringfügig – durch die leichte Außendrehung des Oberschenkels – relativ nach innen gedreht. Die Knie hängen nicht »in den Bändern«. Sie halten sich nicht allein mit der knöchernen Statik, sondern sind muskulär gesichert. ❮

Nur mit den Knochen stehen

Man kann fast ohne Muskelanspannung auf einem Bein stehen, wenn das Knie ganz durchgestreckt ist. In dieser Situation sind alle Bänder – von den Kreuzbändern abgesehen – gespannt und sichern die Position. »Aktiv« stehen bedeutet im Gegensatz dazu, dass die Position durch Muskelkraft gehalten wird.

Ü Die Knie dehnend schonen

1 Die Oberschenkelrückseite dehnen

› Zu folgender Übung brauchen Sie einen Hocker oder Stuhl, dessen Sitzfläche fest, nicht abgeschrägt ist und so hoch sein sollte, dass Ihr Gesäß in Kniehöhe oder geringfügig höher sitzt.

Setzen Sie sich aufrecht hin, Beine etwas weiter als hüftbreit auseinander, Füße stehen unter den Knien und zeigen leicht nach außen. Das Gesäß wird an zwei Punkten besonders deutlichen Kontakt zur Sitzfläche haben – mit den Sitzhöckern. Wenn Sie es nicht sofort spüren, verlagern Sie mehrmals ein wenig Ihr Gewicht. Lassen Sie sich Zeit, bis Sie sie fühlen. Danach spüren Sie nach, ob Ihr Gewicht mehr davor oder dahinter liegt.

Rollen Sie nun ein wenig mit dem Becken vor und zurück, während Kopf und Oberkörper relativ ruhig bleiben. Jetzt registrieren Sie bewusst, wie Ihr Gewicht mal »davor« und mal »dahinter« ruht. Lassen Sie das Becken in einer Position stehen, in der Sie das Gefühl haben, vor den Höckern zu sitzen. Ihr Rücken wird sich dadurch weiter aufrichten. Stellen Sie einen Fuß weiter vor, so weit, wie es möglich ist, ohne Becken und Rücken zu »verstellen«, ziehen Sie diesen Fuß hoch und schieben Sie die Ferse etwas weiter weg. Die Knie sollten sich nicht einander nähern. Nun lehnen Sie sich nur in den Hüften weiter vor, wieder bleibt der Rücken gerade, verharren dort und verschieben die Höcker so nach hinten und kopfwärts. Wichtig ist, die Sitzknochen nicht durch eine zusätzliche Vorneige nur scheinbar weiter nach hinten zu bringen – die Mehranspannung sollte in den Leisten zu spüren sein. Die Bewegung wird nur klein, aber wahrscheinlich am hinteren Oberschenkel als Dehnung zu spüren sein, evtl. auch in der Wade.
Wenn Sie die Übung anschließend mit dem anderen Bein durchführen, werden Sie spüren, welche Seite es nötiger hat.

Die Übung wirkt zuerst ein wenig kompliziert, das wird durch ihre Alltagstauglichkeit wettgemacht.

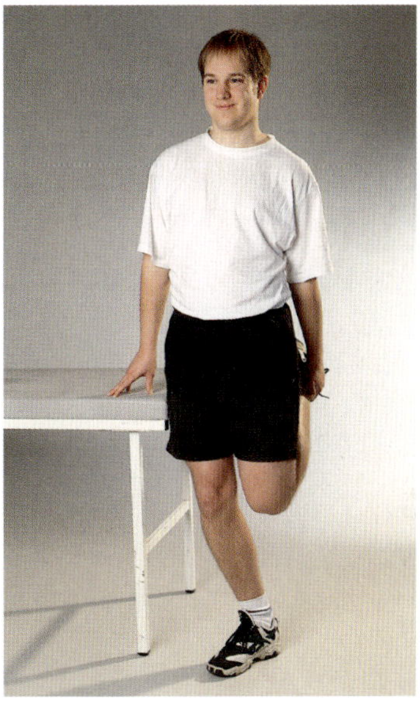

Die Vorderseite dehnen

2 Die Vorderseite dehnen

Stellen Sie sich mit der linken Seite an einen Tisch oder Stuhl und stützen sich mit der linken Hand etwas ab, ohne sich zur Seite zu neigen. Heben Sie den rechten Unterschenkel hoch und halten ihn mit der rechten Hand fest. Nicht den Fuß gegen das Gesäß pressen und, wenn es trotzdem schon im vorderen Oberschenkel zieht, führen Sie ihn etwas nach vorne. Nun schieben Sie das Knie aktiv in Richtung Fußboden und gleichzeitig ein wenig nach hinten. Das Schieben nach hinten machen Sie davon abhängig, wie stark die Dehnung im vorderen Oberschenkel zu spüren ist. Es darf nicht schmerzen. Wenn die andere Seite dran ist, können Sie wieder vergleichen.

3 Pendeln

Setzen Sie sich auf einen Tisch und pendeln Sie mit den Unterschenkeln.
Es kann alles als »Dehnung« gesehen werden, was Muskeln zum »Loslassen« ermuntert. ‹

Entlastungsmaterial

Bewegung auf dynamischer Basis

Ja, ist Bewegung denn nicht automatisch dynamisch? Das schon, aber nicht immer für den ganzen Körper. Wenn Sie z. B. etwas hochheben, dies mit durchgestreckten Knien tun, dann bewegen Sie sich zwar mit dem Oberkörper und den Armen, halten sich aber am Bein weitgehend mit Ihrer Statik. Sie balancieren also die Gewichte wie den Besenstiel auf einem ausgestreckten Zeigefinger. Beim Bücken, Heben und Tragen würden Sie jedes Mal Ihre Beinmuskeln trainieren, wenn Sie die Muskeln einsetzen, und dadurch die passiven Strukturen wie Gelenke, Bänder, Knorpel entlasten.
Die Kniescheibe ist nicht stabil, die Kniestreckmuskulatur neigt dazu, sie nach außen zu ziehen. Dieser Effekt steigert sich, wenn der Unterschenkel nach außen gedreht bzw. der Oberschenkel im Verhältnis zum Unterschenkel nach innen – in die x-Stellung – gedreht wird.

Autofahren als Beisitzer und Fahrer

Wie beim Sitzen überhaupt gilt auch hier: Die Beine locker ausstrecken ist besser, als sie unter die Sitzfläche gezogen zu halten. Orientieren Sie sich an den *Tipps zum Sitzen auf Seite 23: »Entzerrung«.*

Tätigkeiten im Stehen

Versuchen Sie so viel Tätigkeiten wie möglich im Sitzen durchzuführen. Es gibt hohe Hocker, die einen Kompromiss ermöglichen. Wenn Sie nur im Stehen arbeiten können, dann versuchen Sie durch den «dynamischen Stand» die Muskeln zu aktivieren, damit die Knie entlastet werden.

Treppauf und treppab, bergauf und bergab

Orientieren Sie Ihre Haltung am »dynamischen Stand« und an der »dynamischen Basis«. Das mindert den Druck der Kniescheibe, *wie auf Seite 28 unter »Wissenswertes« beschrieben.*

Kniende Tätigkeiten

Meditationsbänkchen, auf denen das Gesäß ruht, nehmen das Gewicht vom Unterschenkel und mindern den Druck auf die Knie. Außerdem ist es besser für die Durchblutung der Beine, die durch den Fersensitz behindert würde.

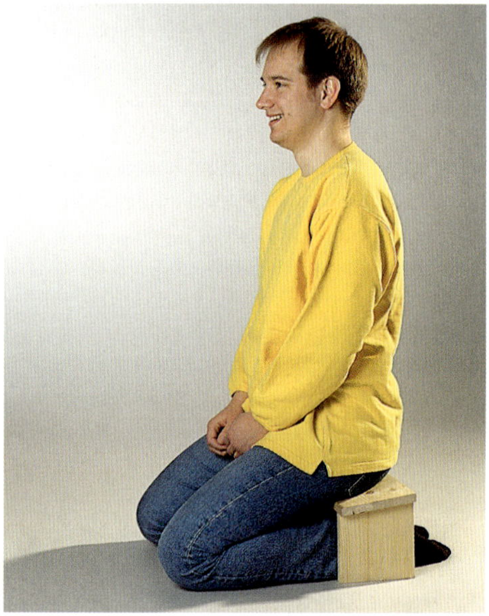

Statt zu knien auf einem Meditationsbänkchen sitzen entlastet das Gelenk

Basis dynamisch gestalten

- Stellen Sie sich in den »dynamischen Stand« *(siehe Seite 24).* Legen Sie die Fingerspitzen der einen Hand auf die Mitte des Brustbeines, die der anderen auf das Steißbein. Neigen Sie den Oberkörper, ohne ihn zu krümmen, nach vorne und beugen Sie die Knie. Wenn Sie nicht dagegen spannen, wird sich Ihr Gesäß nach hinten bewegen. Falls es nicht von alleine geschieht, machen Sie es bewusst gleichzeitig mit den anderen Bewegungsausschlägen.
- Wiederholen Sie den Bewegungsablauf mehrmals, bis sich Ihr Körper diese Bewegungskombination eingeprägt hat. Vielleicht stellen Sie sich seitlich vor einen Spiegel und kontrollieren vor allem die Gleichzeitigkeit der Abläufe. Die Knie sollten immer leicht nach außen zeigen.

Kniefreundlicher Sport

Kampfsportarten

Gute Trainer sorgen für gelenkschonende Bewegungsabläufe. Leider kommt es häufig vor, dass z. B. Stöße mit Hand und Fuß bis zum »Anschlag« gemacht werden. Die Gelenke werden dabei in maximale Streckung »geschleudert«. Das wäre ein Zeichen für eine nicht qualifizierte Anleitung, eine sorgfältige Technik vermeidet dies. Die Bewegung stoppt, bevor die Gelenke in voller Streckung sind. Die Gefahr durch ein unsachgemäßes Training ist bei den sog. »harten Stilen« größer, z. B. Taek Won Do, Karate. Bei den »weichen Stilen« – z.B. Aikido, Judo, Wing Tsun – ist diese Gefahr geringer.

Radfahren

Radfahren ist sehr kniefreundlich. Trotzdem folgen hier einige Tipps zur »Einstellung« des Rades. Der Sattel sollte so sitzen, dass ein Lot vom Knie durch die Pedalachse geht, die unten stehende Pedale mit der Ferse bei nicht ganz durchgestrecktem Knie erreicht wird.
So genannte »physiologische« Kettenblätter wurden eine Zeit lang als vorteilhaft bei Knieproblemen angepriesen. Das hat sich als Flop erwiesen. Man sollte darauf achten, das Knie nicht bei jedem Tritt in x-Stellung abweichen zu lassen.
Klickpedale können im Sinne einer Führung oder Korrektur von Vorteil sein. Die Feineinstellung sollte dann von erfahrenem Fachpersonal vorgenommen werden. Wird der Korrektur vom Fuß her ausgewichen, wirken Scherkräfte auf die Knie, so dass sich die gut gemeinte »Führung« negativ auswirkt. Es sollte also vorher gut beobachtet werden, wie Sie die Beine beim Radfahren einsetzen, ehe Sie sich für diese Pedale entscheiden. Die besonders gute Kräftigung der rückwärtigen Oberschenkelmuskulatur, die sich durch diese Technik ergäbe, wäre für die Knie ein großer Vorteil. *Weitere Tipps zum Einstellen des Fahrrades auf den Seiten 74, 94 und 104.* Außerdem tun Sie Ihren Knien etwas Gutes, wenn Sie jeweils einen niedrigeren Gang wählen *(siehe auch Seite 21, »Bewegung ohne Belastung«)*.

Knieunfreundliche Sportarten

Alle Sportarten, bei denen »Stop and Go« erforderlich ist, lösen Gleitbewegungen unter gleichzeitiger Anspannung aus und belasten den Knorpel. Wenn Sie keine Beschwerden haben, in gutem Trainingszustand sind, können Sie weiter Kegeln, Squash, Handball, Turniertanz, Steppaerobic und Fußball ausüben. Sollten Sie neu mit einer sportlichen Betätigung beginnen wollen, empfiehlt es sich eher, Power-Walking statt Joggen, Badminton – wegen des geringeren Tempos – statt Squash zu wählen. Auf jeden Fall ist es nicht günstig, untrainiert und in unregelmäßigen Abständen diesen Tätigkeiten nachzugehen.

Kniefreundliche Sportarten

Power-Walking, Radfahren, Schwimmen, Langlauf-Skifahren, Wandern, Wandern am Strand, Taijiquan, Üben auf dem Heimtrainer – von diesen Sportarten sind Wandern und Power-Walking die ersten, die bei Beschwerden weggelassen werden sollten. Zum Wandern gibt es zwischen »entweder – oder« noch eine Zwischenlösung, indem Sie flaches Gelände wählen und beim Bergwandern die Knie entlasten.

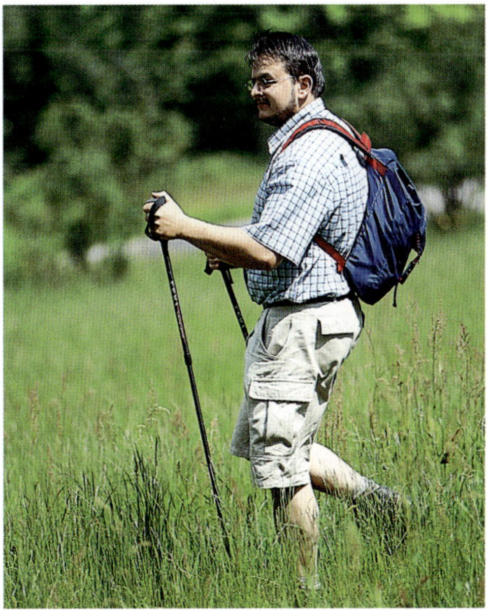

Knieentlastung beim Bergabgehen

Wissenswertes zum Thema Knie

Widersprüche verarbeiten

Es ist gesund, Vollkornprodukte zu essen, aber nicht, wenn man etwas an der Galle hat. Es ist gesund, Rohkost zu essen, aber nicht, wenn man es am Magen hat. Wie überall im Leben ist es auch im Gesundheitsbereich schwierig mit allgemein gültigen Aussagen. Das Beste ist, Zusammenhänge zu verstehen, dann können Sie selber entscheiden, welchen Tipps Sie folgen sollten.

Der Druck der Kniescheibe erhöht sich mit zunehmender Beugung des Knies, ist also in Streckung am geringsten. Warum dann der »dynamische Stand« mit seiner ganz leichten Beugung?

Die Kniebänder geben in maximaler Streckung am meisten Halt. Warum dann »dynamische Basis«?

Mit Hilfe von Isometrie können Muskeln gestärkt werden, warum auch noch bewegen?

Wenn im Alltag so vieles für das Knie belastend ist, warum nicht schonen?

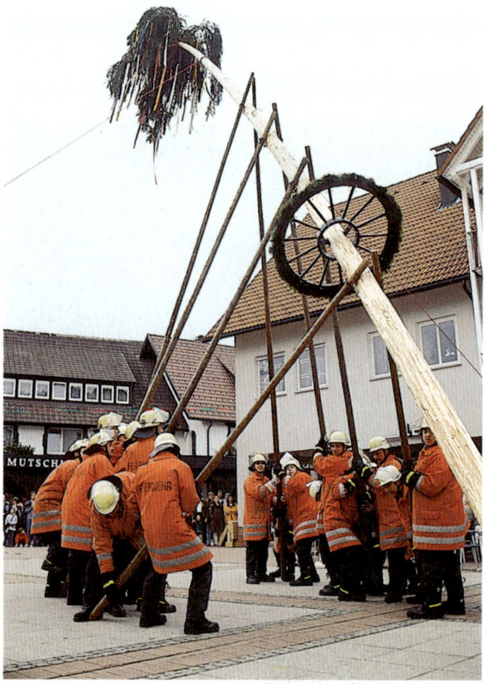

Gute Zusammenarbeit entlastet den Einzelnen

Ein Gelenk ist ein System, in dem alle Partner von der Natur zur Zusammenarbeit geschaffen sind. Muskeln arbeiten mit Bändern zusammen, wenn das eine mehr zu tun hat, wird das andere entlastet und umgekehrt. Eine gute Zusammenarbeit von Muskeln und Bändern schont wiederum den Knorpel. Knochen braucht Anregung, um sich immer wieder neu bilden zu können. Knorpel ist von der Natur aus knapp in seinen Ernährungsmöglichkeiten, deshalb braucht er die Bewegung. Die Ernährung geschieht übrigens ähnlich, *wie es am Beispiel der Bandscheibe auf Seite 65 beschrieben ist.* Alles was einseitig ist, punktuell zu viel wird – gleichgültig ob Dehnung, Anspannung, Belastung – macht Stress. Wenn alle anfallenden Anforderungen auf das notwendige Maß reduziert und auf alle Strukturen gleichmäßig verteilt werden, kann eine sinnvolle Zusammenarbeit diesen Stress mindern. Der »dynamische Stand« und die »dynamische Basis« helfen dabei. Solange Ihr Knie gesund ist, tun Sie mit ihm, was Sie wollen. Damit es lange so bleibt, versuchen Sie möglichst viel »Entlastungsmaterial« zu sammeln. Wenn Sie Zeit haben, pendeln Sie…

Muskelverkürzungen

Werden Muskeln ständig angenähert gehalten, verkürzen sie. Verkürzte Muskulatur kann langfristig auch weniger gut anspannen, weil ihr Stoffwechsel durcheinander gerät. Das Muskelgleichgewicht der anderen, benachbarten Muskeln kommt dann ebenfalls durcheinander.

Starke Muskeln geben Halt

Je mehr ein Knie gebeugt ist, umso weniger wird es von den äußeren Bändern gesichert. Die meisten Verletzungen geschehen in Beugung unter gleichzeitiger Einwirkung von Dreh- oder Seitbewegungen. Die Chancen, dem zu begegnen, steigen, wenn die knieumgebende Muskulatur kräftig ist und so das Knie gut »schient«.

Bewegungen des Hüftgelenkes nutzen

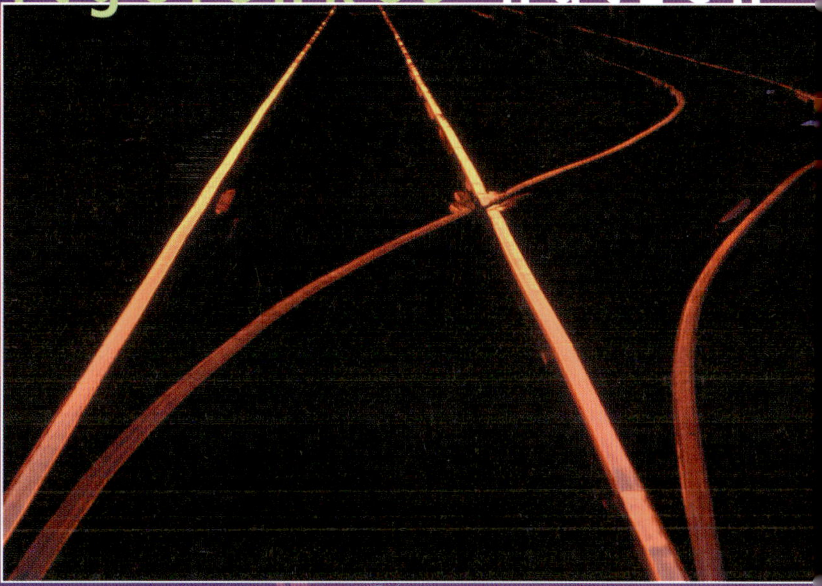

Die Funktion formt das Organ.

Ü Schwung im Hüftgelenk

1 Beugung

› Bewegen Sie im Stand Ihr Bein in der Hüfte, um zu testen, was alles an Bewegungsausschlägen möglich ist. Tun Sie das ohne nachzudenken und registrieren Sie den Aktionsradius.

Legen Sie sich nun auf den Rücken und ziehen einen Oberschenkel über den Bauch, so weit es geht, das Knie kann sich dabei beugen. Ist das jetzt Ihre Hüftbeugung? Bewegung im Hüftgelenk bedeutet, dass sich der Oberschenkelknochen gegen das Becken bewegt oder umgekehrt. Ob das von dem einen Ende aus oder von dem anderen, oder vielleicht von beiden gleichzeitig aus geschieht, ist gleichgültig. Da in diesem Test die Bewegung vom Bein ausgeht, ist ein ehrliches Ergebnis also nur zu erwarten, wenn das Becken sich nicht mit bewegt (*siehe Bild »Prinzip eines Gelenkes«).*

Strecken Sie das Bein also noch einmal aus und holen Sie es auf die gleiche Weise über den Bauch, während Sie Ihren unteren Rücken beobachten. Bleibt er wirklich so liegen, wie er ursprünglich lag?
Wenn er sich auf den Boden zu bewegt, ist das Ergebnis geschönt, denn dann hat sich das Becken am Bewegungsende mit bewegt.

Führen Sie die Bewegung noch einmal durch, aber nur so weit, wie es ohne Mitbewegung des Rückens möglich ist. Jetzt haben Sie Ihre maximale Hüftbeugung. Wie weit geht es im Vergleich zur anderen Seite?

2 Streckung

Legen Sie sich jetzt auf den Bauch. Ziehen Sie den Bauch fest ein und drücken Sie das Schambein auf den Boden. Halten Sie diese Spannung, während Sie das Bein nach hinten gestreckt abheben, dann haben Sie Ihre Hüftstreckung.

Leider kann man das im Liegen nicht sehen. Versucht man die Hüftstreckung im Stehen, wo man es vor einem Spiegel sichtbar machen

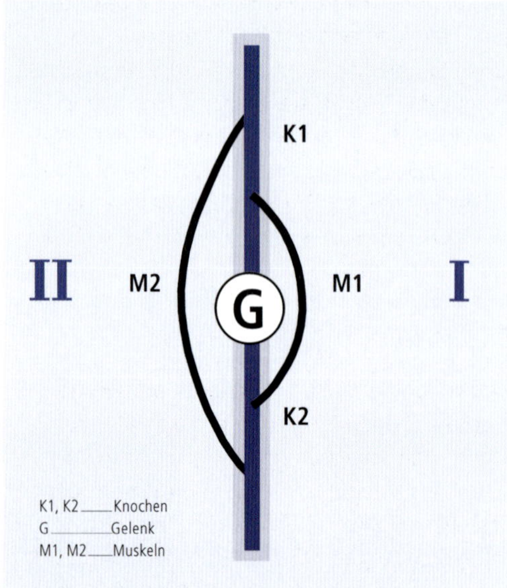

Prinzip eines Gelenkes – Wenn sich M1 anspannt, nähern sich K1 und K2 über I, wenn sich M2 anspannt, nähern sich K1 und K2 über II. Würde K1 sich nach rechts bewegen, K2 gleichzeitig nach links, wäre das keine Bewegung im Gelenk.

könnte, ist die Versuchung zu groß, die Bewegung wieder aus dem unteren Rücken zu holen und es ergibt kein ehrliches Ergebnis. Eine Streckung ist nämlich nur bis 10 ° (maximal 15 °) möglich, es sei denn, Sie sind Balletttänzerin. Um sich die Strecke, die das Bein bei der gehaltenen Bauchspannung abheben kann, vorzustellen, hilft es vielleicht, die Streckung einige Male durchzuführen. Wieder kann ein Vergleich mit der anderen Seite interessant sein, weil fast nichts an unserem Körper symmetrisch ist.

3 Abspreizen und Heranziehen

Sie liegen auf dem Rücken, die Beine sind ein wenig gespreizt. Jetzt führen Sie ein Bein über den Boden nach außen, so weit wie es möglich ist, ohne dass das Becken sich schief legt. Dazu genügt es, die beiden Beckenknochen zu betrachten und darauf zu achten, dass sie in einer gedachten Linie waagerecht liegen bleiben.

Gleich anschließend rutscht dasselbe Bein über die Mittellinie weiter in die Richtung des anderen Beines – wieder kontrollieren Sie das Becken, damit es sich nicht mit bewegt. Jetzt haben Sie die Maße für das Abspreizen und das Heranziehen des Beines in der Hüfte. Wenn Sie jeweils die Ausmaße der beiden Gelenke miteinander vergleichen, können Sie sehen, ob ein Gelenk grundsätzlich weiter bewegt werden kann oder ob nur einzelne Ausschläge unterschiedlich sind.

4 Drehen

Die Drehbewegungen lassen sich an den gestreckten Beinen testen, indem die Füße zueinander und voneinander weggedreht werden. Wenn Sie die Füße als Zeiger betrachten, geben diese den Winkel der Bewegungsausschläge an. Wenn Sie es gleichzeitig machen, ist die Gefahr der Ausweichbewegungen nicht so groß, das Ergebnis könnte höchstens verfälscht werden, wenn die Knie eine übermäßig große Drehbewegung haben *(siehe Seite 22, »Scharnier mit Extras«)*. Wenn Sie sich auf einen Hocker setzen, den rechten Unterschenkel nach rechts – In-nenrotation – und links – Außenrotation – bewegen, werden die Ausschläge deutlicher.

5 Pendeln

Ziehen Sie einen Schuh aus und stellen Sie sich mit dem Fuß, der den Schuh noch anhat, auf ein Brett oder einen nicht zu dicken Stapel Zeitungen. Stützen Sie sich dabei auf einer Stuhllehne ab. Jetzt schwingen Sie mit dem anderen Bein vor und zurück. Auch hierbei wird sich die Bewegung in den Rücken fortsetzen. Das ist nicht schlimm, lassen Sie das ein paar Mal zu.

Dann versuchen Sie aber auch einmal, die Bewegung weitgehend aus dem Hüftgelenk geschehen zu lassen. Das gelingt am besten, wenn Sie wieder den Bauch anspannen, weil das den Rücken festhält. Führen Sie das so lange Sie wollen mit beiden Seiten durch.

Diese Übung regt den Stoffwechsel im Gelenk an, weil sie ohne Belastung geschieht, wie das Pendeln im Knie. ❮

Weiterlaufende Bewegungen

Alltägliche Bewegungsabläufe erzeugen immer weiterlaufende Bewegung – nur bei kleinen gezielten Bewegungen ist dies vielleicht mal nicht der Fall. Im Beispiel der Prüfung, wie weit sich Ihr Bein in der Hüfte strecken oder beugen kann, war zu spüren, wie schnell das Becken daran beteiligt ist. Bei jedem Schritt gerät fast der gesamte Körper in sich in Bewegung. Zu Übungszwecken oder um bestimmte Bewegungen überprüfbar zu machen, kann es sinnvoll sein, weiterlaufende Bewegungen zu kontrollieren oder sie sogar zu vermeiden. Auf jeden Fall muss dies geschehen, wenn z. B. nach einer Operation bestimmte Körperabschnitte nicht bewegt werden dürfen. Wenn nach einer Rückenoperation die Wirbelsäule ruhig gehalten werden soll, dürfen also auch die Hüftbewegungen ein bestimmtes Ausmaß nicht überschreiten.

Doppeldeutig

Bewegen Sie Ihre Hüfte in alle Richtungen! Bei dieser Aufforderung werden die meisten Menschen beginnen, mit dem Becken zu kreisen. Wären Sie hingegen eine Patientin, die vom Arzt gerade bescheinigt bekommen hätte: »Ihre Hüfte ist krank«, würden Sie sich sicher Sorgen um Ihr Hüftgelenk machen. Im allgemeinen Sprachgebrauch bezeichnet »die Hüften« sowohl die Körperteile, an denen sich die Tortenstücke niederschlagen, die Taillenregion, als auch das Gelenk, das Beschwerden machen kann. Rein anatomisch ist das erklärlich, weil das »Hüftbein« der Knochen ist, der gemeinhin »Becken« genannt wird. Hier soll das Gelenk zwischen diesem Beckenring und dem Oberschenkelknochen behandelt werden – das Hüftgelenk.
»Hüfte« kommt aus dem Germanischen und bedeutet ursprünglich »Ausbiegung, Wölbung, Buckel, Berg«. Es gibt auch eine mittelhochdeutsche Herkunft, die dieses Wort für »Biegung (am Körper), gebogener Körperteil, Gelenk« angibt. Auch im ursprünglichen Sinne stecken also beide Begriffe in dem Wort Hüfte, sowohl »die Biegung«, die Ihre Silhouette ausmacht, als auch »das Gelenk«, in dem das Bein zu bewegen ist.

Kraftzentrale zwischen oben und unten

In der Beckenregion treffen sich fast alle Kräfte, sowohl die, die von unten weiter nach oben wirken, als auch umgekehrt.
Wenn Sie etwas Schweres mit den Armen heben, werden weiterlaufende Spannungen bis zum Becken gehen, sogar bis zu den Füßen, die beim stabilen Stand helfen.
Arbeiten die Beine, laufen die Spannungen von unten weiter. *Das ist bei der Übung »Zusammenhänge entdecken« im Kapitel »Auf den Schultern tragen«, Seite 106, besonders deutlich zu spüren.*

Um diesen Kräften begegnen zu können, ist das Kugelgelenk, das vom Bau her ein sehr bewegliches Gelenk ist, fest von kurzen, kräftigen Muskeln umlagert. Allein von der knöchernen Konstruktion des Hüftgelenkes wäre die Möglichkeit gegeben, das Bein nach hinten auf den Rücken zu legen. Das mag eine lustige Vorstellung sein, aber im Alltag hätte das doch einige Probleme zur Folge. Der Vorteil, sehr große Schritte machen zu können, würde durch den übermäßig großen Nachteil, einfach vom Oberkörper her nach hinten abknicken zu können, zunichte gemacht. Zusätzlich wird die Konstruktion von festen Bändern unterstützt, die in Zusammenarbeit mit den kräftigen Muskeln den notwendigen Halt gewährleisten und z. B. das Abknicken des Beines nach hinten verhindern. Weiterhin stabilisierend wirkt die große Kommunikationsfläche zwischen Kopf und Pfanne, die im Hüftgelenk 12,5 cm^2 beträgt, womit sich dieses Kugelgelenk vom Schultergelenk deutlich unterscheidet. Das Schultergelenk gilt lediglich als muskelgeführt, während hier die knöcherne wie die muskuläre Führung und die Anordnung der Bänder gleichermaßen dem »Umschlagplatz der Kräfte« Rechnung tragen.

Wird das »Prinzip eines Gelenkes« von der vorigen Seite auf dieses Gelenk übertragen, so liegen die Beugemuskeln vorne, ziehen über die Leiste und die Muskeln hinten, die das Bein in die Streckung führen. Die Gesäßmuskeln sind also die Hüftstrecker und ermöglichen dem Menschen den aufrechten Gang, folgerichtig sind sie beim Affen etwas weniger ausgeprägt als beim Menschen. Wie bedeutend sie für die Aufrichtung sind, ist gut zu spüren, wenn Sie den Oberkörper aus dem Stand ein wenig nach vorne neigen: Die Muskulatur springt dann sofort an. Sie ist außerdem maßgeblich an Tätigkeiten beteiligt, bei denen der Körper von unten nach oben gestemmt wird: Aufstehen vom Sitz, Treppen steigen, sich aus der Hocke hochstemmen und aus der Vorneige aufrichten (*siehe auch: »Hüftfreundlicher Sport«, Seite 42).*

Die »Entspannungsstellung« des Hüftgelenkes – d. h. die Stellung, die ein Mensch einnimmt, wenn es z. B. entzündet ist – ist eine leichte Beugung, kombiniert mit einer leichten Abspreizung und Außendrehung. Wird das Gelenk zu oft so gehalten, resultiert daraus jeweils eine Einschränkung in die Gegenrichtung.

Wenn Sie eine Hüfte während des Gehens betrachten, dann vollzieht sich eine Beugung beim Nach-vorne-Setzen des Fußes mit einer kleinen Außendrehung. Steht der Fuß vorne, erfolgt die Gewichtsübernahme, und in dem Moment, da fast das gesamte Körpergewicht auf der Hüfte ruht, streckt sie sich in Verbindung mit einer leichten Innendrehung. Es gibt eine Zwischenphase, wo Teile des Gewichtes noch vom anderen Bein abgenommen werden. Ist aber der andere Fuß in der Luft, bewegt sich das Gelenk unter Belastung. Die Hüfte hat also ihre größte Streckung, wenn der andere Fuß vorne wieder Kontakt mit dem Boden aufnimmt.

Wenn diese Streckung eingeschränkt ist, gibt es vielfältige Möglichkeiten, Ausweichbewegungen einfließen zu lassen. So könnte sich die Ferse früher lösen, was dazu führen würde, dass sich auch das Knie nicht ganz strecken kann. Das Becken könnte sich ständig in Kippstellung halten, um die Beuger der Hüfte anzunähern, was eine Stellungsänderung des unteren Rückens nach sich zöge. All dies hätte Verkürzungen der angenähert gehaltenen Muskeln

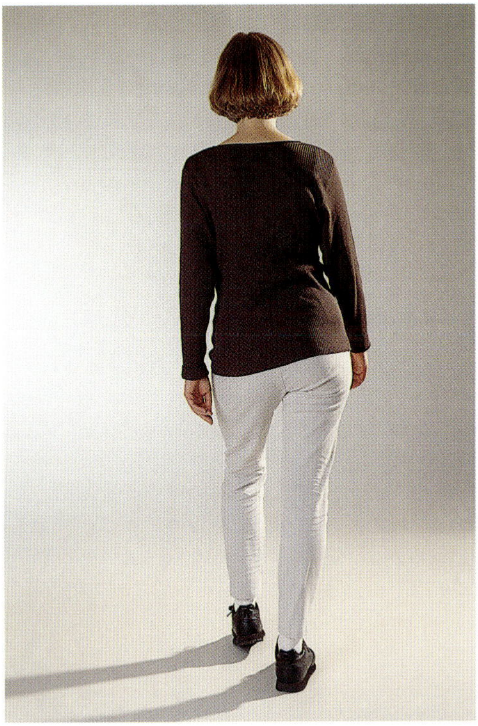

Absinken des Beckens auf der Spielbeinseite

zur Folge. Stimmt mit der Hüfte etwas nicht oder wird sie nicht richtig eingesetzt, kann sich das auf die Fuß- und Beinmuskeln sowie auf die Haltung des Rückens auswirken.
Die Muskulatur, die das Bein zur Seite abspreizt, ist auch dafür verantwortlich, das Becken in der Waagerechten zu halten, wenn ein Bein in der Luft ist. Stellen Sie sich einen Torbogen vor: oben ein Querbalken, der auf Stützen ruht und eine der Stützen entfällt. Da müsste die Befestigung des Querbalkens zu der verbleibenden Stütze sehr stabil sein, damit der Balken mit der anderen Seite nicht auf den Boden fällt. Genauso funktioniert das am Becken. Wenn diese seitliche Muskulatur zwischen Becken und Bein schwach ist, sinkt das Becken auf der anderen Seite stark ab, wenn dort das Bein abgehoben ist. Das führt dann zu einem Gang, den Teenager in den 60er-Jahren von Marilyn Monroe zu kopieren versuchten. Manchmal gleicht der Körper eine Schwäche dieser Muskelgruppe aus, indem er eine starke Neigung des Oberkörpers auf das jeweilige Standbein veranlasst.

Hüftbewegung mal anders

- Stellen Sie sich aufrecht hin und legen Sie Ihre Hände auf die vorderen Beckenknochen. Bewegen Sie diese Knochen einmal so, als wollten Sie sie in Richtung Kopf ziehen und einmal in Richtung Fußboden bewegen. Führen Sie diese Bewegung mehrmals hintereinander durch, die Knie sind dabei leicht gebeugt. Setzen Sie nicht zu viel Kraft und Anstrengung dabei ein. Machen Sie die Bewegung am Anfang weich, klein und erst mit der Zeit so groß, wie es möglich ist.
- Dabei wird sich das Becken einmal aufrichten, d. h. wenn das Becken mit einer Schüssel verglichen wird, kann in aufgerichtetem Zustand kein Wasser herauslaufen, was in der Phase der Fall sein wird, wo die Beckenknochen zum Kopf gezogen werden. Das Becken kippt, wenn sich die Knochen zum Fußboden bewegen. Jetzt könnte das Wasser vorne herauslaufen, weil die »Schüssel« schräg nach vorne gehalten wird. Dies ist ein Beispiel dafür, dass nicht nur vom Bein ausgehend eine Bewegung in der Hüfte erzeugt werden kann: Hier wird vom Becken her gegen den Oberschenkel bewegt. An das Becken nach oben schließt sich der untere Rücken an, gegen den es sich dabei auch bewegt. Daher ist dies eine gute Lockerungsübung für die Lendenwirbelsäule – wenn diese beschwerdefrei ist und die Muskulatur dabei locker lässt.

Müder Gang

- Beobachten Sie, ob Ihr Gang sich verändert, wenn Sie müde oder bepackt sind. Wahrscheinlich werden Sie eines dieser Gangmuster zumindest andeutungsweise wieder entdecken: Das Schaukeln des Oberkörpers jeweils zur Standbeinseite oder das verstärkte Absinken des Beckens auf der Seite, wo das Bein sich vom Boden löst, kann vorübergehend als Ermüdungserscheinung auftreten. Würde sich ein solches Muster aber aus reiner Gewohnheit einschleichen – ohne dass die entsprechende Muskelgruppe zu schwach ist – könnten als Folge diese Muskeln, die dabei dauerhaft geschont werden, wirklich schwach werden.
Also Ihren Muskeln zuliebe »immer schön in der Mitte bleiben«!

Ü Dem Übergewicht des Alltags begegnen

1 Dehnung in Rückenlage

› Legen Sie sich auf den Rücken und stellen Sie die Füße auf. Lassen Sie die Knie so zur Seite sinken, dass die Fußsohlen sich teilweise oder – je nachdem, wie weit die Knie zur Seite gehen – komplett berühren. Halten Sie diese Stellung so lange es geht – am besten wären 20 Minuten. Dabei können Sie Musik hören, wenn Sie auf dem Sofa oder im Bett liegen, können Sie dabei lesen. In diesem Fall achten Sie darauf, dass sich Ihr Kopf nicht durch ein darunter geschobenes Kissen nach vorne abknickt. Unterlagern Sie den halben Oberkörper so, dass der Hals relativ gerade liegen kann, der Kopf evtl. durch ein kleines festes Kissen zusätzlich unterstützt wird. Wenn Sie anschließend die Beine wieder zurückholen, kann das ein wenig weh tun. Das vergeht aber schnell wieder und ist nicht gefährlich. Diese Übung ist einfach und dehnt die Muskeln, die sich beim häufigen Übereinanderschlagen der Beine und durch oft zusammengedrückte oder nach innen abkippende Knie verkürzen können.

2 Dehnung in Bauchlage

Sie liegen in der Bauchlage, mit fest auf die Unterlage gedrücktem Schambein. Beugen Sie jetzt einen Unterschenkel rechtwinklig an und versuchen Sie das Knie ein wenig abzuheben. Das wird kaum gehen. Machen Sie es sanft immer wieder, bis in der Leiste ein leichter Zug zu spüren ist. Der untere Rücken sollte dabei nicht hohler werden.

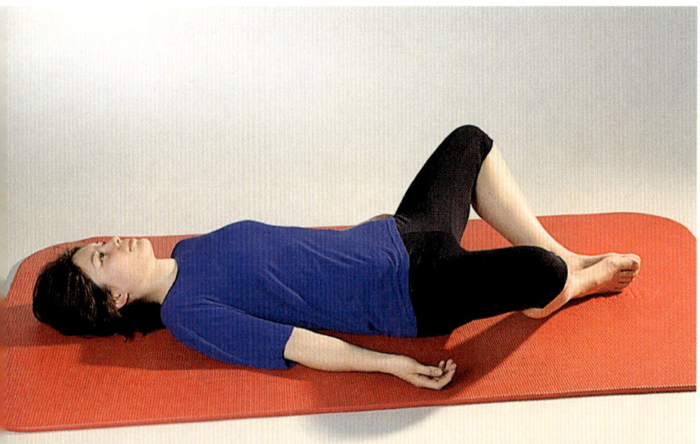

Dehnung in Rückenlage

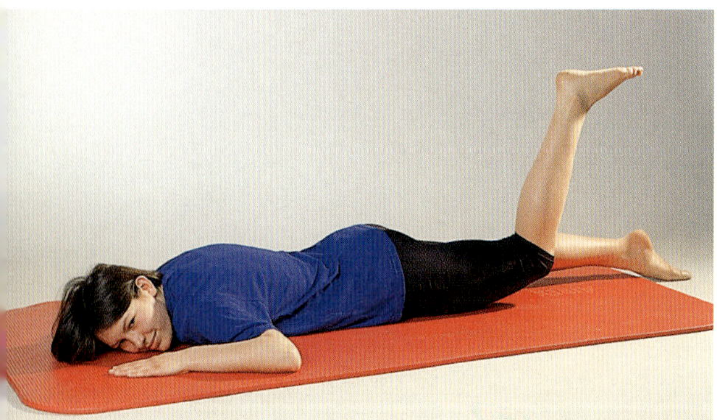

Dehnung in Bauchlage

Grenzerfahrungen

Im Alltag werden Bewegungsausschläge normalerweise nicht bis zur Grenze dessen ausgeführt, was das Gelenk ermöglicht, höchstens mal in extremen Situationen. Das ist ein Schutz vor Überbelastungen, die sich bei unbedachten, nicht bewusst ausgeführten Handlungen sonst häufig ergeben könnten. Wird aber das volle Bewegungsausmaß nie genutzt, kann das einer der Gründe sein, warum es zunehmend geringer wird. Wenn Sie jedes Gelenk täglich mindestens einmal in alle Richtungen bis zum Anschlag bewegt haben, wird dieser Prozess gemindert. Wenn das bedacht, vorsichtig, also in einer bewussten Übungssituation geschieht, kann es dem Gelenk auch nicht schaden. Außerdem hat jedes Gelenk »starke« Muskeln, die einen übergewichtigen Zug in bestimmte Richtungen ausüben. Dem kann damit auch begegnet werden.

3 »Zwei in einem«

Setzen Sie sich aufrecht auf einen Hocker oder Stuhl. Die Füße stehen hüftbreit auseinander, die Knie sind über den Füßen. Ihre Hände legen sich von außen an die Knie. Die Hände drücken die Knie zusammen, bis sie sich berühren, dann drücken die Knie die Hände auseinander, so weit es geht. Wichtig ist, dass während des gesamten Vorganges ein Druck zwischen Händen und Knien besteht. Das bedeutet also: Beim Zusammendrücken wehren sich die Knie, bremsen die Bewegung der Hände, lassen sie aber zu. Beim Auseinandergehen der Knie bremsen die Hände die Knie, lassen die Bewegung aber zu. Das machen Sie mehrmals hintereinander. Dabei werden sowohl die Muskeln der Innenseite der Oberschenkel gedehnt als auch die Hüftmuskeln, die das Becken beim Gehen in der Waagerechten halten sollten, gekräftigt. Das kann auch gut mal zwischendurch durchgeführt werden. ❮

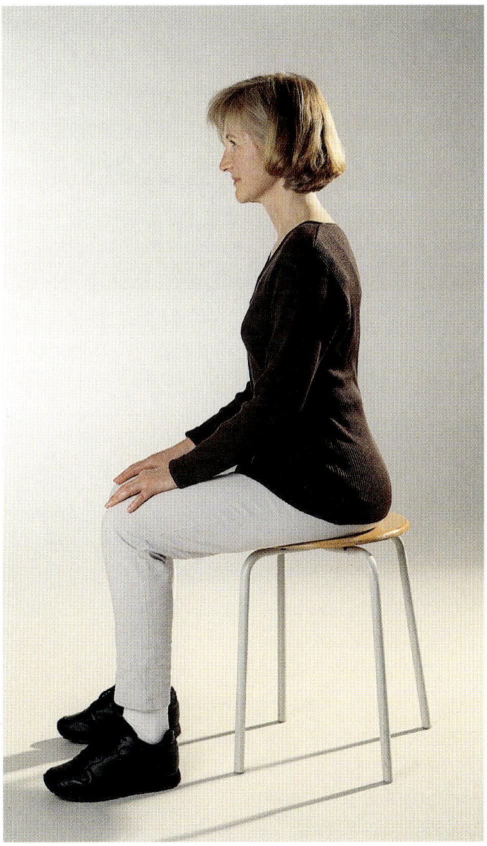

Große Fläche, kleine Belastung

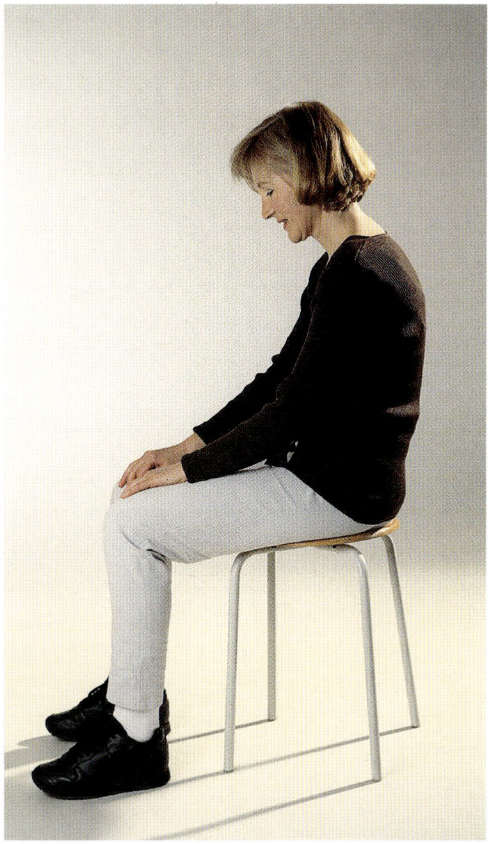

Kleine Fläche, große Belastung

Druckverteilung im Sitzen

*D*ie Verbindungsfläche zwischen Hüftkopf und -pfanne ist relativ groß, so dass sich die notwendigen Drücke gut verteilen können. Das stimmt für den Stand und das Gehen. Im Sitzen stehen Kopf und Pfanne anders zueinander und möglicherweise geschieht die Druckübertragung auf einer sehr kleinen Fläche.

Eine große Fläche zur Druckübertragung ist günstiger, um Überlastung vorzubeugen. Die Belastung wird verteilt.

Wie kann die Kommunikationsfläche zwischen Hüftkopf und -pfanne von einer kleinen Fläche in eine größere umgewandelt werden? Je mehr Ihr Becken aufgerichtet ist – Sie also »hinter den Sitzhöckern« sitzen –, um so kleiner ist die Fläche, auf der die Druckübertragung im Hüftgelenk erfolgt. Je mehr Ihr Becken gekippt ist – wenn Sie also auf den Sitzhöckern sitzen oder vielleicht sogar ein wenig vor ihnen –, um so größer ist diese Fläche (*siehe Seite 39, »Sitzen«*).

Den Schimmer der Perlen erhalten

Echten Perlenketten wird nachgesagt, ihr edler Schimmer ließe sich nur durch häufige Nutzung erhalten, sie würden blind, wenn sie herumlägen. So gesehen sind die Gelenke Perlen. Der Satz »Die Funktion formt das Organ« könnte als Provokation empfunden werden. Diese Aussage kann noch durch das Zitat eines Anatomen gesteigert werden: »Ein Gelenk kann nicht überbelastet werden«. Wenn Sie davon ausgehen, dass der Körper für alles gut ausgelegt ist, was er zu leisten hat, stimmt diese Aussage.
Wieso gibt es dann so viele kranke, kaputte Gelenke? Durch die heutige Lebensweise setzt der Mensch diese Aussage außer Kraft, weil die Strukturen durch andere Lebensgewohnheiten eher überfordert werden. Die Arbeitsbedingungen bringen mehr einseitige Bewegungsabläufe mit sich und der Bewegungsdrang wird in der Freizeit zu oft mit belastenden Sportarten ausgelebt. Dazu wird den beruflichen Belastungen durch scheinbare »Ruhestellungen« begegnet, die dem Körper nicht den angemessenen Ausgleich bieten.

Benutzen Sie Ihre Gelenke! Sie sind für den Gebrauch ausgelegt. Was ist nun mit den Gerüchten, Überbelastung kann ein Gelenk kaputt machen? Stellen Sie sich einen widerstandsfähigen Fußboden vor, der dieses Prädikat für den normalen Gebrauch bekommen hat. Auch er wird bei einem unsachgemäßen Gebrauch von Stöckelschuhen schlapp machen und eine Delle bekommen, ebenso durch ein Klavier, das ohne Unterlegscheiben jahrelang auf einem Fleck steht. So geht es den Gelenken. Dauernde einseitige Belastungen wirken wie der stete Tropfen auf den Stein. Gestalten Sie Ihre Tätigkeiten abwechslungsreich, seien Sie erfinderisch, versuchen Sie, sich in das »Gefühlsleben« eines Gelenkes hineinzuversetzen, das komplizierte Zusammenspiel zu verstehen und dessen Koordination zu erhalten, dann tun Sie sehr viel.

Ein Schauermärchen

Stellen sie sich eine gesunde Hüfte vor. Die Trägerin dieser Hüfte hat eine Thrombose. Der Arzt rät, nach Abschluss der Erkrankung das Bein häufig »hoch zu legen«. Die Patientin tut das, so oft sie kann. Sie handarbeitet gerne und legt jetzt immer, wenn sie sitzt, ihr Bein auf einen Hocker. Sie löst gerne Kreuzworträtsel, liest gerne, sieht viel fern – immer lagert sie ihr Bein auf diese Weise. Beruflich übt sie eine Schreibtischtätigkeit aus. Dort besorgt sie sich einen kleinen Hocker, um der Empfehlung des Arztes annähernd nachzukommen. Mit der Zeit werden Muskeln überdehnt, andere verkür-

Kapsel hin, Kapsel her

Gelenke sind von Kapseln umschlossen, die es dadurch zu einem luftdicht verschlossenen Raum machen. Die Innenhaut dieser Kapseln ist reich mit Blutgefäßen und Nerven durchzogen und bildet die »Gelenkschmiere«.
»Stoffwechselanregung im Gelenk« bedeutet, die Bildung dieser Flüssigkeit anzuregen, um eine gute Funktion des Gelenkes zu fördern. Wie am Beispiel des Knies und der Hüfte hervorgehoben wurde, ist Pendeln eine ideale Möglichkeit, die Produktion dieser Gelenkschmiere durch Bewegung – ohne gleichzeitige Belastung – zu fördern. Wird ein Gelenk zu wenig oder nicht bewegt, wird die Erzeugung dieser Flüssigkeit gemindert oder eingestellt.

Spielraum schaffen

- Legen Sie sich auf den Bauch. Kneifen Sie das Gesäß zusammen und drücken Sie die Leisten und das Schambein auf die Unterlage. Halten Sie die Spannung, während Sie bis neun zählen und machen Sie dann etwa doppelt so lange Pause. Die Hüftbeuger werden dabei zwar nicht auf ihre volle Länge gebracht, aber in der Regel reicht es als Ausgleich, da sie im Alltag durch Sitzen und krumme Haltung meist sehr viel mehr angenähert sind. Wenn es vorne in der Leiste zieht, wissen Sie, dass es sowohl nötig als auch ausreichend ist. Ist dies nicht der Fall, werden trotzdem die Hüftstrecker gekräftigt.

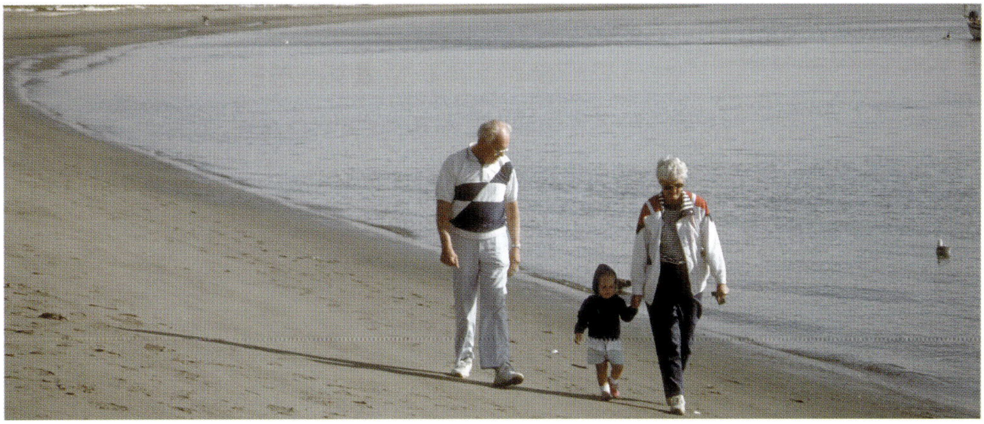

Bewegung mit wenig Belastung schont

zen, die Gelenkkapsel verklebt, dort, wo sie ständig angenähert ist. Die »Besitzerin« dieser Hüfte würde daraufhin ihr Bewegungsverhalten ändern müssen. Bewegungsausschläge, die im Gelenk nicht mehr möglich sind, würden durch den Einsatz benachbarter Regionen ausgeglichen. Die Haltung und das Gangbild änderten sich, Rückenschmerzen und sonstige Beschwerden wären die Folge.

Knorpel ist nicht von Blutgefäßen durchzogen. Er entnimmt seine Nährstoffe aus der Umgebungsflüssigkeit, die er in Entlastung aufnimmt und in Belastung abgibt. Fehlt der gesunde Wechsel zwischen diesen beiden Situationen, ist eine gute Knorpelernährung nicht mehr gewährleistet. Ist die Stoffwechsellage ungesund, führt auch normale Belastung eher zu Verschleiß, weil sich schlecht ernährte Knorpelzellen nicht regenerieren können. Ist erst einmal das fein abgestimmte Gelenkgefüge durcheinander, ist die Stabilität nicht mehr gegeben, weil die Muskeln nicht koordiniert arbeiten. Ein schwer aufzuhaltender Kreislauf ist in Gang gesetzt.

Das soll Ihnen aber keine Angst machen, es soll Ihnen Mut machen. Wenn allein durch Fehlverhalten so viel Schaden angerichtet werden kann, muss sich Achtsamkeit umgekehrt auch auswirken.
Noch einmal zusammengefasst: Das Gelenk war gesund. Die Patientin hat sorgfältig den sinnvollen Rat befolgt. Ihre Wahrnehmung hat ihr aber einen bösen Streich gespielt. Der Arzt hat mit Sicherheit auch gesagt oder gemeint, sie solle viel spazieren gehen. Von den beiden Ratschlägen hat ihr aber nur der eine gefallen. Spätestens wenn ihre Körperfunktionen sich änderten, hätte sie mit ein wenig Selbstbeobachtung und Körpergefühl die Entwicklung wahrnehmen und Konsequenzen ergreifen können. Hier greift hoffentlich die Mut machende Komponente dieser Geschichte.

Natürlich gibt es Erkrankungen, die direkt an einem Gelenk angreifen und es gefährden *(siehe Seite 40 unter »Achtung geboten«).* Aber auch für diese Fälle kann mit gutem Gewissen gesagt werden, dass ein pfleglicher Umgang dem Gelenk zumindest dienen wird, selbst wenn die krank machenden Komponenten damit nicht ausgeglichen werden könnten.

Ständige einseitige Bewegungen
Wenn Sie genötigt sind, durch Berufstätigkeit oder bestimmte Hobbys Gelenke häufig einseitig einzusetzen, sorgen Sie für Ausgleich.

- Betreiben Sie so oft es geht »Bewegung ohne Belastung«, z. B. durch Schwimmen, Radfahren, Pendeln.
- Bewegen Sie jedes Gelenk hin und wieder bis zum Anschlag.
- Halten Sie die Muskeln kräftig. So wird jedes Gelenk »geschient« und die Muskeln optimieren das Bewegungsverhalten.
- Halten Sie die Muskeln dehnfähig. Das vermeidet die Vorherrschaft von Muskeln, die mehr Kraft haben.

Gesichtspunkt	Art der Übung	anzusprechende Muskeln	Übungen
Dehnung der zur Verkürzung neigenden Muskulatur	Dehnübungen	• Muskulatur, die die Oberschenkel zueinander zieht • die Hüftbeugemuskulatur	»Streckung« »Dehnung vorne« »Mehr von demselben« »Dehnung innen« »Zwei in einem« »Spielraum schaffen«
Kräftigung der Muskeln, die im Alltag oft gedehnt, gehalten oder geschont werden	Kräftigungsübungen	• Hüftstrecker bzw. Gesäßmuskulatur • die Muskulatur, die das Bein zur Seite abspreizt	»Streckung« »Dehnung vorne« »Mehr von demselben« »Zwei in einem« »Spielraum schaffen«
Stoffwechselanregung im Gelenk, Entlastung	Bewegung ohne Belastung (z.B. Schwimmen, Pendeln)	allgemein	»Pendeln« »Hüftbewegung mal anders« »Druckverteilung im Sitzen«
Kontrolle über das Bewegungsausmaß	Testen der Gelenkbewegungen	alle	»Beugung« »Streckung« »Abspreizen« »Heranziehen« »Drehung«

Die Kontrolle des Bewegungsausmaßes ist nichts, was häufig gemacht werden muss

Wasser und Land

Vielleicht können Sie sich erinnern, wie deutlich die zunehmende Schwerkraft zu empfinden ist, wenn Sie nach einigen Schwimmrunden aus dem Wasser steigen. Mit jedem Schritt aus dem Becken heraus wird das Körpergewicht spürbarer.

Eine der Kräfte, die im Wasser wirksam sind, ist der Auftrieb. Er wirkt von unten nach oben und verringert dadurch das Gewicht des Menschen um neun Zehntel. Ein Körper von 70 kg erfährt in dieser Umgebung nur noch den Druck der verbleibenden 7 kg. Alle tragenden Gelenke: Hüfte, Rücken usw. kommen also in den Genuss, ihre Aktionen unter dieser enormen Erleichterung durchführen zu können.

Wieso können diese Bewegungen im Wasser kräftigen und auf dem Land nicht, wo man noch dazu im Wasser leichter ist? Da gibt es noch eine andere Kraft im Wasser: Reibungswiderstand. Der ist hautnah zu spüren, wenn Sie versuchen schnell zu gehen. Der stellt sich sozusagen jeder Bewegung in den Weg, wenn sie schnell genug durchgeführt wird. Beim Schwimmen schieben z. B. die Arme das Wasser nach hinten weg. Wird doppelt so schnell geschwommen, bedarf es der vierfachen Kraft, dies zu leisten. Daraus ergibt sich, dass Sie selber den Grad der kräftigenden Wirkung im Wasser bestimmen können, indem Sie das Tempo entsprechend wählen.

Training ganz nebenbei

Am einfachsten ist es immer noch, Aspekte, die Ihnen besonders wichtig scheinen, in alltägliche Bewegungsabläufe einzubauen.

Gegengewicht schaffen

Wenn Sie z. B. an der Haltestelle stehen, könnten Sie das Gesäß anspannen. Kneifen Sie es fest zusammen und strecken Sie die Leiste dabei. Das erreichen Sie, indem Sie das Schambein nach vorne und oben ziehen. Halten Sie diese Spannung etwa neun Sekunden. Sieben- bis achtmal reicht eigentlich, es schadet aber nicht, mehr Wiederholungen durchzuführen. Wichtig ist, dabei aufrecht zu stehen, damit nicht durch eine Vorneige des Oberkörpers auf einem Umweg die richtige Streckung im Hüftgelenk verhindert wird. Die letzten Grade des vollen Bewegungsausmaßes erreichen Sie damit zwar nicht, aber sinnvoll ist es allemal, ein Gegengewicht zur häufigen Beugestellung zu schaffen. Das sind alles kleinste Bewegungen, die unbemerkt ausgeführt werden können.

Treppen steigen

Im Text *»Müder Gang« auf Seite 33* wurden Sie angeregt, die Veränderungen Ihres Ganges bei Müdigkeit zu beobachten. Das Gleiche können Sie in Bezug auf das Treppensteigen tun. Auch hier verlagern Sie vielleicht das Gewicht sehr stark auf das Standbein. Außerdem knicken die Knie oft von einer gedachten Mittellinie, die durch das Hüft- und Kniegelenk und den Mittelfuß geht, nach innen. Wenn Sie das vermeiden und die Knie sogar leicht nach außen halten, so als wollten sie tendenziell weiter als die Füße voneinander entfernt sein, tun Sie sehr viel für die Muskulatur, die das Becken in der Waage hält. Dies gilt besonders, wenn Sie diese Stellung auch dann beibehalten, während Sie sich auf die nächste Stufe stemmen und außerdem beim Hochdrücken mit dem Körper so weit in der Mitte bleiben, wie es nur geht.

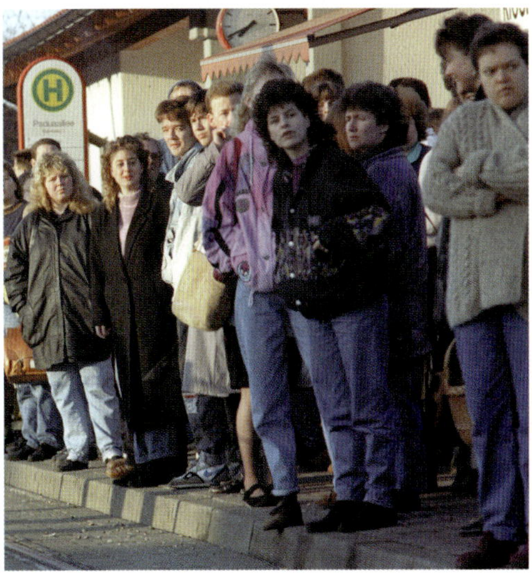

Verdeckte Aktivitäten an Haltestellen

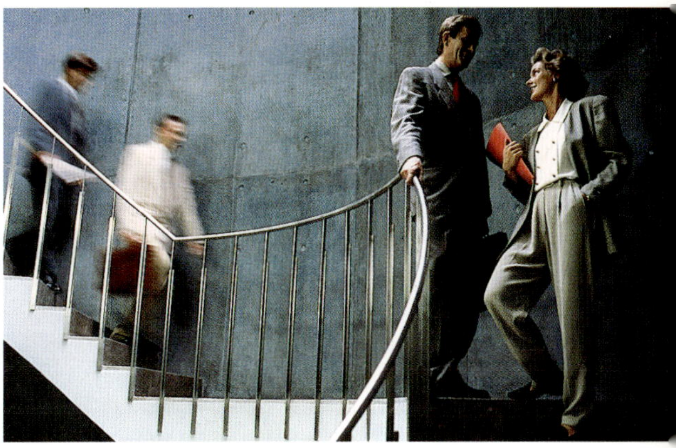

Alltägliches Training

Sitzen

Es macht für die Hüfte Sinn, sich die Beckenstellung so anzugewöhnen, *wie unter »Druckverteilung im Sitzen« auf Seite 35 beschrieben.* Selbst wenn es nicht den ganzen Tag durchzuhalten ist, zehnmal eine Minute ist mehr als gar nichts.
Wenn Sie viel sitzen und einen Stuhl mit Lehne haben, die Sie auch nutzen, dann wird auch für die Hüfte die Druckbelastung gemindert und nicht nur die Haltearbeit für die Rückenmuskulatur *(siehe »Fernsehhaltung«, Seite 116).*

Häufiges Übereinanderschlagen der Beine verkürzt die Muskulatur an der Innenseite der Oberschenkel.

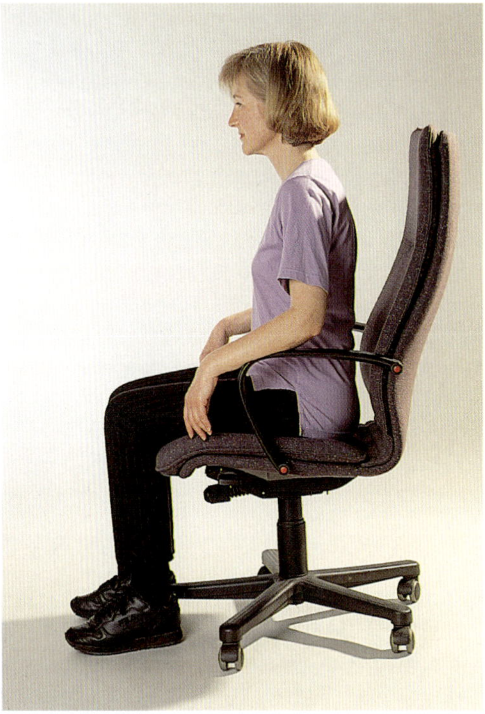

Zehnmal am Tag eine Minute Trainingszeit

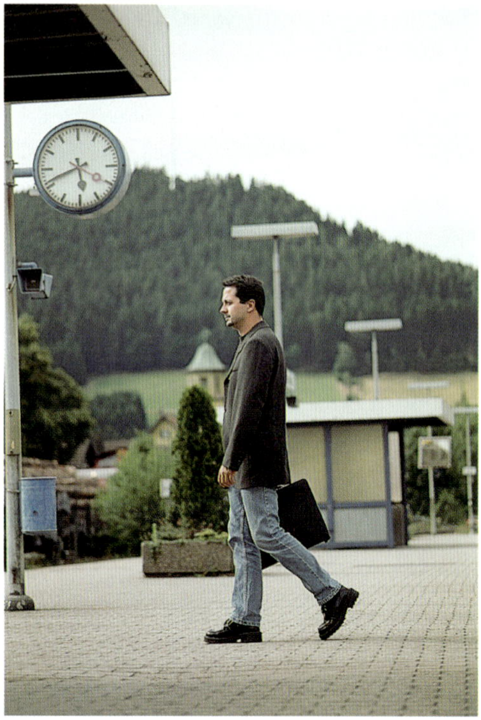

Eine gute Tat für das Hüftgelenk

Gehen

Die Hüfte bewegt sich beim Gehen in alle Richtungen. Individuelle Gangmuster können manche Bewegungsausschläge verringern oder vermeiden. Der Oberschenkel könnte z. B. eine Drehung vermeiden, indem das ganze Becken gedreht wird. Das zu beobachten ist schwierig, wenn Sie Laie sind. Probieren Sie dennoch, vor einem Spiegel Ihr Gangbild hin und wieder zu begutachten. Einen Tipp können Sie jedenfalls beherzigen: »In der Mitte bleiben«. Wenn die Gelegenheit gegeben ist, sich eine Weile auf Ihr Gangbild zu konzentrieren, dann versuchen Sie mal immer, wenn ein Bein hinten und gerade im Begriff ist, sich zu lösen, auf dieser Seite die entsprechende Gesäßhälfte anzuspannen. Jeweils nur die eine Seite, immer wieder. Nach einer Weile kommt dann die andere Seite dran. Keine maximale Spannung, nur ein wenig bewusst die Muskeln fester machen. Dann bekommt die Muskulatur Impulse für die Streckung. Gehen Sie dabei aufrecht, sonst wird dieser Effekt zunichte gemacht. Der Gang wird dadurch auch etwas gleitender und dynamischer.

Achtung geboten

Es gibt Vorschädigungen, die es wahrscheinlicher machen, an einer Hüftarthrose zu erkranken und deshalb die Schonung wichtiger machen. Dies sind u. a. angeborene Hüftluxationen, ausgeheilte Entzündungen und Verletzungen im Gelenk, Achsabweichungen, einseitige berufsbedingte Belastungen. Berufe, in denen ständig schwer gehoben und getragen werden muss und sitzende Tätigkeiten, die eine gleichzeitige Belastung beinhalten – Traktor fahren, LKW fahren usw. – gehören dazu. In diesen Fällen ist zum Vorbeugen Schwimmen, Schwimmen, Schwimmen angesagt. Dehnungen, Kräftigung und Haltungskorrekturen komplettieren das Vorsorgeprogramm.

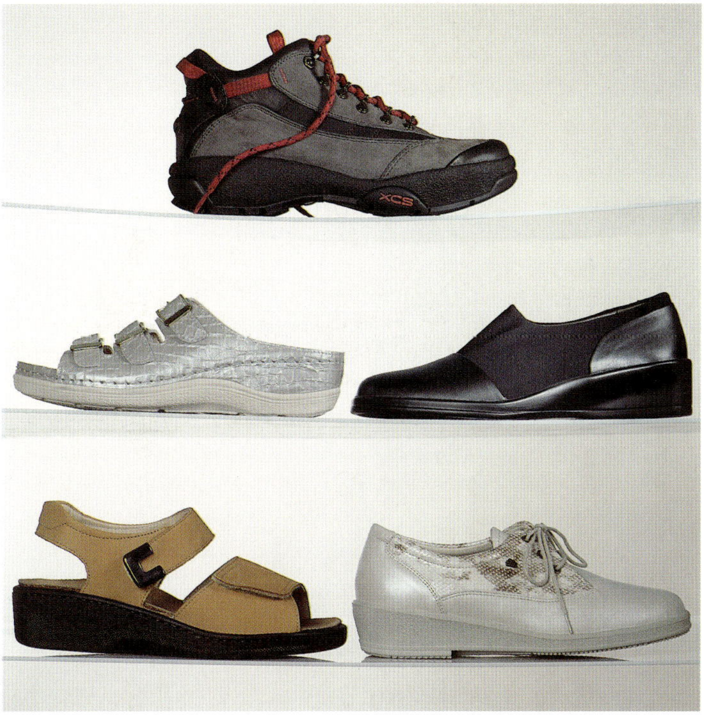

Trotz aller Unterschiede: Immer die gleiche Höhe

Schuhe

Hohe Absätze führen oft zu einer ständigen Kippstellung des Beckens. Dadurch wird die Streckung der Hüfte unmöglich bzw. die Druckübertragung erfolgt in einer eher ungünstigen Hüftstellung. Kleine Unterschiede in der Absatzhöhe verändern die Punkte im Hüftgelenk, die die Hauptbelastung zu tragen haben. Plateauschuhe haben auf die Stellung zwischen Hüftkopf und -pfanne keine Auswirkungen, wenn sie eine durchgängig erhöhte Sohle aufweisen. Aber durch die Verlagerung des Schwerpunktes nach oben kann der Gang sich verändern und unsicherer werden. Die Schritte verkürzen sich, die Abrollphase des Fußes wird oberflächlicher, weil die feste, gerundete Sohle ihn vorgibt. Eine Verkürzung der Wadenmuskulatur, der Knie- und Hüftbeuger könnten folgen. Weiterhin spürt die Fußsohle kleine Unebenheiten nicht mehr, dadurch werden dem Gehirn Meldungen vorenthalten, die das Nervensystem für die Aufrechterhaltung der Koordination braucht. Problematisch ist der oft konsequente Einsatz der Keilabsätze bei Frauen mittleren Alters. Dieser Absatz wird vermutlich gewählt, weil er Sicherheit signalisiert, durch die größere Kontaktfläche zwischen Sohle und Boden. Die immer gleiche Höhe belastet aber.

Der Thomashandgriff

- Der Thomashandgrif ist keine »verdeckte Aktivität«, erfordert aber keine extra hergestellte Übungssituation. Wenn Sie sich auf eine Couch oder ins Bett legen, ziehen Sie ein Knie über den Bauch und halten es dort mit beiden Händen fest, wobei es noch ein wenig weiter herangezogen werden darf. Das andere Bein wird sich vermutlich mit dem Oberschenkel ein wenig abheben. Wenn Sie jetzt das andere fest auf die Unterlage drücken – wobei der Druck besonders mit dem oberen hinteren Oberschenkel ausgeführt werden sollte –, haben Sie auf der einen Seite die maximale Beugung, auf der anderen die maximale Streckung ausgeschöpft. Dies zweimal die Woche mit jeder Seite vier- bis sechsmal durchgeführt (beim Halten der Spannung jeweils bis neun zählen), kann gut zwischendurch gemacht werden.
- Auch wenn das liegengebliebene Bein sich nicht abhebt, ist die Übung sinnvoll, obwohl das schon ein Zeichen für gut gedehnte Hüftbeuger ist.
- Der Griff wird von Therapeuten durchgeführt, um die Dehnfähigkeit dieser Muskulatur zu testen. Sie machen ihn sich zur Pflege Ihres Bewegungsausmaßes zunutze.

Hüftfreundlicher Sport

Allgemein sind diejenigen Sportarten gut geeignet, die alle Bewegungsmöglichkeiten der Hüfte ausschöpfen, ohne sie punktuell zu überlasten und gleichzeitig deren Umgebungsmuskulatur kräftigen. Sportarten, die häufige Antritt- und Bremsvorgänge beinhalten, sind nicht ganz so gut, andererseits nicht gleichermaßen ungünstig wie für das Knie. Die entsprechenden Sportarten sollten bei einem vorgeschädigten Gelenk vermieden werden.

Schwimmen

Natürlich steht Schwimmen hier an erster Stelle, weil es durch den Auftrieb im Wasser Bewegung unter Abnahme der Schwere ermöglicht. Gut geeignet ist die Bewegung der Beine, die beim Butterfly-Stil üblich ist, weil dabei besonders die Streckmuskulatur gekräftigt wird. Die Wirkung des Auftriebes ist *auf Seite 38 unter »Wasser und Land«* nachzulesen.

Skilanglauf

Diese Sportart ist eine ideale Kombination zwischen Kräftigung und Dehnung der Beuger und Strecker. Das Gewicht muss zwar getragen werden, aber die Hüfte ist durch den Gleitvorgang kaum Stößen ausgesetzt, was besonders günstig für den Stoffwechsel des Gelenkes ist. Die Technik des Skatens beim Skilanglauf ist besonders kräftigend, bringt aber auch mehr Druck auf die Hüftgelenke.

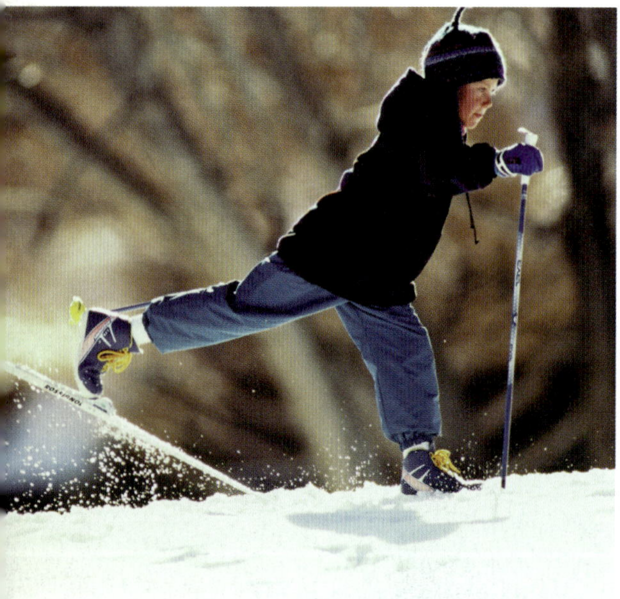

Gute Streckung in der Hüfte

Tanzen

Gesellschaftstanz kräftigt die hüftumgebende Muskulatur. Darüber hinaus sind trainierte Tänzer gut gedehnt und schöpfen so in der Regel die ganze Bandbreite der Bewegungsmöglichkeiten aus. Ein Problem: die Absatzhöhe.

Inline-Skaten, Schlittschuhlaufen

Diese beiden Sportarten kräftigen besonders die Hüftstreck- und -abspreizmuskulatur.

Radfahren

Beim Radeln erreichen durchschnittlich 35 kg Druck die Hüfte, während es beim Joggen 400 kg sind. Das macht den Vorteil – Bewegung mit geringer Belastung – deutlich. Der Bewegungserweiterung dient Radfahren nicht, aber der Anregung des Stoffwechsels und besseren Ernährung des Gelenkes. *Tipps zur Einstellung des Fahrrades finden Sie auf Seite 27.*

Wasserspiele

- Stellen Sie sich mit der Vorderseite dicht an den Beckenrand. Die Hände halten sich in Brusthöhe fest. Kneifen Sie das Gesäß zusammen, ziehen Sie den Bauch ein und führen Sie jetzt schnell und kräftig etwa zehnmal ein Bein gestreckt nach hinten, ohne den Rücken dabei hohler werden zu lassen. Wenn die Spannung von Gesäß und Bauch nicht zu halten ist, machen Sie die Bewegung so langsam wie nötig. Dies kann so oft wie gewünscht wechselseitig mit beiden Beinen durchgeführt werden.

Mit dem Becken kreisen

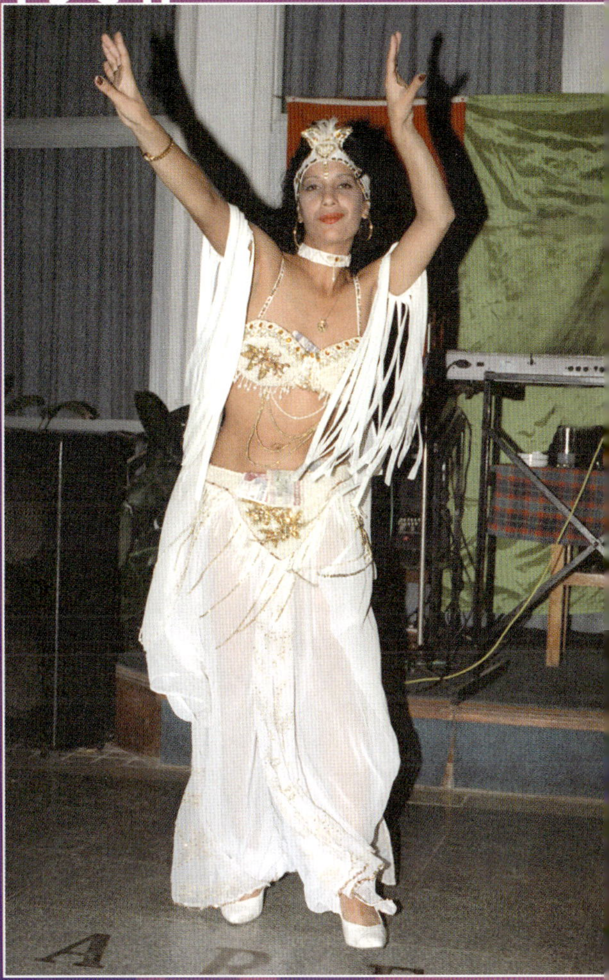

»Menschen, die bloß arbeiten,
finden keine Zeit zum Träumen.
Nur wer träumt, gelangt zur Weisheit.«

Somohalla, Nez Percé

Ü Mit dem Becken achten

»Kreisen Sie Ihr Becken« – bei dieser Aufforderung werden meist bei fest stehenden Füßen Kreisbewegungen mit dem Becken beschrieben, unter gleichzeitigen Gegenbewegungen des Oberkörpers. Versuchen Sie es einmal, ohne groß nachzudenken. Nicht nur das Becken wird kreisen, auch der Kopf – also im Prinzip der ganze Körper, da die Abschnitte dazwischen ja jeweils einbezogen sind. Wie kann es anders gehen?

1 Der Einstieg

› Es muss Freiraum für das Becken hergestellt werden, damit sich die Körpermitte mehr oder weniger unabhängig von ihren Nachbarregionen betätigen kann.
Wenn Sie sich mit etwas gebeugten Knien hinstellen, können Sie Ihr Becken ohne Mithilfe des Oberkörpers zur Seite bewegen. Vielleicht stellen Sie sich ins Badezimmer vor den Spiegel und kontrollieren Ihre Schulterpartie. Die kann dabei ganz ruhig bleiben, soll sich auch nicht hoch- und herunterbewegen.
Das Becken bewegt sich zu einer Seite und wieder zurück. Wiederholen Sie das ganz oft. Das Knie wird sich auf der Seite, zu der das Becken ausschlägt, strecken, sonst wäre es ohne Einsatz des Oberkörpers nicht möglich.
Falls das mit dem Becken nicht so recht klappt, können Sie die Bewegung auch »vom Knie aus denken«. Wenn Sie mit leicht gebeugten Knien stehen, strecken Sie nur das eine Knie und beugen es wieder an. Wenn Sie mit dem Rest des Körpers ruhig bleiben, kommt die gleiche Bewegung dabei heraus. Wie geht es? Ist die Bewegung weich? Registrieren Sie das alles wertfrei, ohne den Anspruch zu haben, besonders weit zu kommen. Es wird wieder interessant sein, den Vergleich mit der anderen Seite anzustellen.

Wenn es nach beiden Seiten klappt, können Sie die Bewegung durchgängig nach rechts und links durchführen. Versuchen Sie es zu Musik, dann macht es mehr Spaß. Wählen Sie anfangs immer den langsameren Takt. Das sind ungewohnte Übungen und Sie sollen sich nicht weh tun.

Wenn Sie morgens das Zähneputzen damit begleiten, wird das die Muskeln um die Körpermitte weich machen und die weiterlaufenden Bewegungen werden ihre Wirkung auf den Rücken nicht verfehlen und ihn lockern.

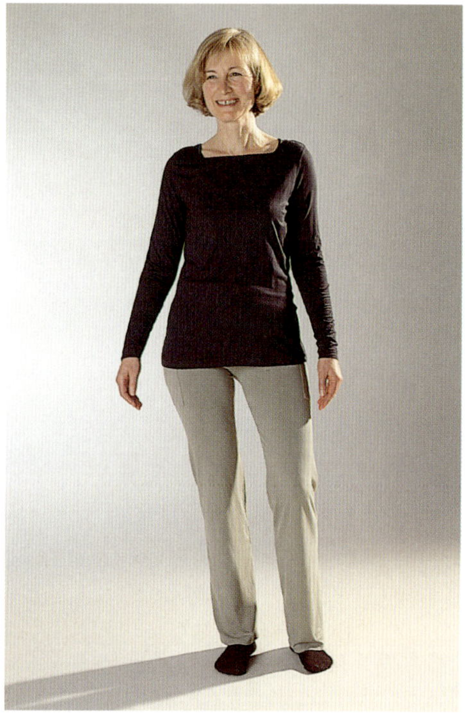

Das Becken zur Seite bewegen

2 »Der Weichmacher«

Bitte beachten Sie bei folgender Übung, dass sie unbedingt langsam und mit einem geringen Bewegungsausschlag erfolgen muss. Die Wirksamkeit hängt hier nicht von Schnelligkeit oder ausholenden Bewegungen ab. Während Sie wieder mit etwas gebeugten Knien stehen, kippen Sie das Becken. *Es ist die gleiche Bewegung, wie sie auf Seite 49 im »Klötzchenspiel« und auf Seite 12, »Dehnen«, als Vorübung im Sitz erarbeitet wurde.*
Im Stand kann vielleicht die Vorstellung helfen, Sie wollten das Steißbein etwas nach hinten

und oben bewegen, als wollte es sich dem Hinterkopf nähern. Der Bauchnabel wird sich dabei nach vorne bewegen. Führen Sie diese Bewegung die ersten Male vorsichtig durch, um herauszufinden, wie weit es geht, ohne Spannung zu erzeugen. Mit der Zeit könnte es wieder nach Musik geschehen, in langsamem Takt. Wieder können Sie beobachten: Wie weit geht es, ist die Bewegung flüssig oder ruckhaft usw. Nun geht es in die andere Richtung. Wieder sind die Knie im Stand leicht gebeugt und das Becken richtet sich auf. Das Steißbein bewegt sich nach unten und vorne, der Bauchnabel wird sich nach hinten bewegen – hin zur Wirbelsäule. Wiederholen Sie es so oft, bis Sie wissen, wie hier die Qualität der Bewegung ist, ob das anstrengender ist, schlechter oder besser geht als in die anderen Richtungen.

Wenn beide Richtungen ausreichend geübt wurden, können Sie jeweils über die Mitte hinaus nach vorn und hinten durchgängig bewegen.

3 Die Diagonalen

Jetzt sind die Bewegungen in der Diagonalen dran. Die Angaben der Bewegungsrichtungen können nicht ganz so präzise sein, deshalb ist hierbei Ihre Vorstellungskraft gefordert. Es gibt nicht so klare Linien und dieser Bewegungsablauf wird in der Regel individueller gestaltet. Das macht auch nichts; suchen Sie sich Ihre halbe Diagonale nach links und vorne, nach links und hinten, nach rechts und vorne, nach rechts und hinten. Ehe Sie das Becken in der schrägen Ebene bewegen, führen Sie einige Male die vertrauteren Übungen nach vorne oder hinten durch, damit die Muskulatur vorbereitet ist. Beginnen Sie auch jeweils mit den halben Strecken. Danach können Sie wieder durchgängig über die gesamte Strecke – wenn Sie mögen, nach Musik – bewegen. Überfordern Sie sich nicht, fangen Sie klein an *(siehe auch die vorhergehende Seite)* und spüren Sie nach, wie weit oder wie schnell es angemessen ist. Das kann auch je nach Tagesform variieren. Nun sind Sie für die Acht vorbereitet.

4 Die Acht

Das Becken beschreibt eine liegende Acht, zuerst in die Richtung, in die es leichter geht, später auch andersherum. Vielleicht gehen Sie dann auch noch einmal vor den Badezimmerspiegel, um die Schulter-Nacken-Linie zu kontrollieren. Natürlich wird sich der Oberkörper geringfügig mitbewegen.

Wenn Sie mal Zeit dazu haben, legen Sie sich vorher auf den Boden und gehen den Fragen *von Seite 106, »Zusammenhänge entdecken«,* nach und wiederholen dies, nachdem Sie eine oder mehrere Übungen gemacht haben. Wenn Sie wirklich achtsam waren, sich nicht zu weit oder mit zu viel Kraft bewegt haben, werden Sie spüren, wozu diese Bewegungen gut sind. Der Rücken wird flacher liegen, Sie werden das Gefühl haben, weiter in den Boden zu sinken. Liegen Sie hohler, dann wissen Sie auch gleich, dass Sie bei der Durchführung etwas falsch gemacht haben. Wenn Sie akute Rückenprobleme haben, empfehlen sich Übungen in der entlastenden Rückenlage. ❮

Ich habe ein Hohlkreuz!

Eine Krümmung nach vorne im Lendenwirbelsäulenbereich – sogar bis in die untere Brustwirbelsäule – ist natürlich und eine Voraussetzung für die federnde Wirkung der Wirbelsäule. Manchmal hat lediglich die Ausprägung des Gesäßes einen Anteil daran, dass ein Rücken ein Hohlkreuz zu haben scheint. So können zwei Menschen nebeneinander stehen, die gleiche Wirbelsäulenform haben und trotzdem erscheint einer der beiden Rücken hohler, nur weil das ausladende Gesäß es so scheinen lässt.

Beckenringe

Während das Wort »Schultergürtel« eine falsche Vorstellung vermittelt, weil er eben kein geschlossenes Rund bildet, ist die Bezeichnung »Beckenring« zutreffend. Allerdings besteht er nicht aus einem Stück. Die beiden Darmbeinschaufeln geben die nach oben geöffnete Form, die den Namen geprägt hat. Davon gehen nach unten hinten nahtlos die Äste ab, die die Sitzbeinhöcker bilden, die im Sitz gut zu spüren sind. Nach unten vorne sind zwei Äste am Schambein, das auch gut zu tasten ist, mit Hilfe einer Knorpelscheibe aneinander gefügt. Hinten ragt nach oben die Wirbelsäule aus den Darmbeinschaufeln heraus, die in diesen Ring durch das Kreuzbein fest eingelassen ist. Die beiden Fugen, die sich rechts und links des Kreuzbeines ergeben, sind die »Kreuz-Darmbein-Gelenke«.

wenn Sie z.B. mit dem Rücken auf einer Liege oder Bank liegen und die Beine ragen ohne Unterstützung darüber hinweg – das sei aber hier nicht zur Nachahmung empfohlen. Es wurde früher in verzweifelten Situationen durchgeführt, in denen während einer Geburt der kindliche Kopf nicht weiter nach unten rutschen wollte. »Bandhaft« sagt eigentlich schon alles:

Feste Bänder lassen die Gelenkflächen einerseits aneinander haften, andererseits ist Spiel in diesen Gelenken möglich. Dadurch verliert dieser Ring seine Starre und kann seiner Aufgabe als Kraftzentrale zwischen oben und unten *(siehe Seite 32)* gerecht werden. So gibt es Muskeln, die sowohl von den Unterschenkeln als auch vom Arm ausgehend bis zum Becken ziehen.

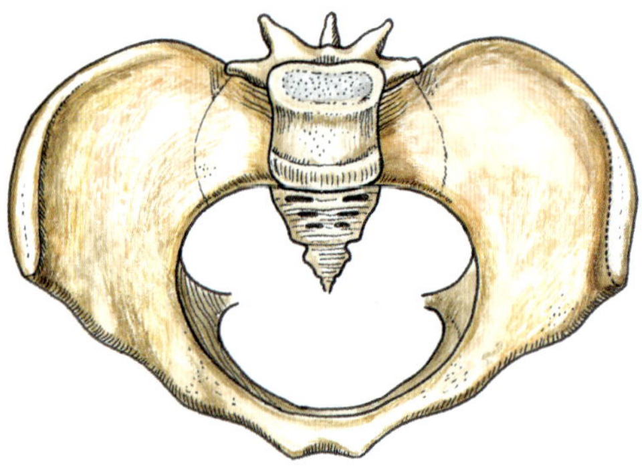

Weibliches Becken

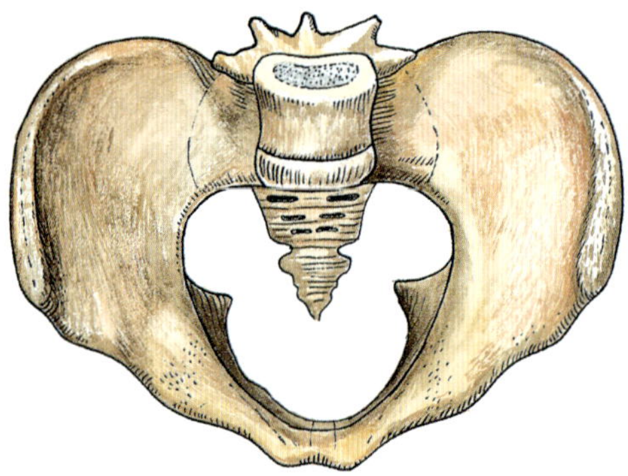

Männliches Becken

Das Darmbein heißt »os ileum«, das Kreuzbein »os sacrum«, deshalb heißen diese Gelenke Iliosakralgelenke, im medizinischen Jargon ISGs oder SIGs genannt. Das wird hier so ausgeführt, damit Sie es verstehen können, falls Ihre Ärztin diesen Begriff einmal verwendet, wenn Sie Rückenbeschwerden haben.

Der Charakter dieser Gelenke unterscheidet sich deutlich von dem der anderen hier besprochenen Verbindungen. Es sind feste »Bandhaften«, die nicht willkürlich bewegt werden können. Es gibt ein paar Ausgangsstellungen, durch die Bewegungen zu provozieren sind –

Zusammenfassend und vereinfacht kann folgende Aufstellung der direkt am Becken ansetzenden Muskelgruppen gemacht werden:

- vorne nach unten: Hüftbeuger
- vorne nach oben: Bauchmuskeln
- hinten nach unten: Hüftstrecker
- hinten nach oben: Rückenmuskeln
- von außen seitlich nach unten: Muskeln, die zum Abspreizen der Beine und dem Halt des Beckens dienen
- seitlich nach unten, innen: Muskeln, benötigt zum Zusammenführen der Beine
- außen, seitlich nach oben: Muskeln, die für die Seitneigung des Rumpfes zuständig sind.

Das nach unten offene Becken wird innen mit einer Muskelplatte verspannt, die u. a. für die Schließmechanismen der Ausscheidungsorgane verantwortlich ist. Es ist auch die Muskelschicht, die bei einer Geburt massiv gedehnt wird.

Wenn Sie sich vorstellen, dass mit Ausnahme der Muskelplatte die Muskelgruppen paarig vorhanden sind, dann wird das Flechtwerk dieser mindestens 15 Zugrichtungen vorstellbar, wobei schräge Muskelzüge noch nicht mitgerechnet sind, die alle am »Ring der Kraft« zerren.

Wenn nun einer dieser Muskelzüge aus irgendwelchen Gründen dauerhaft zu wenig oder gar nichts tut oder sich verkürzt, müssen andere mehr arbeiten. Mittelfristig gerät das muskuläre Gleichgewicht durcheinander, die Kräfte wirken asymmetrisch und langfristig kann sich das Becken verkanten, was dann in den Kreuz-Darmbein-Gelenken geschieht. Das wäre der schleichende Vorgang. Der spontane wäre ein kraftvoller »Tritt ins Leere« oder ein Unfall, der dieses Gelenk quasi unter Gewalt aus den Fugen geraten lässt. Natürlich gibt es auch eine Kombination von beidem oder entzündliche Erkrankungen, die direkt an den »ISG's« ansetzen.

Kann denn etwas für ein Gelenk getan werden, das nicht willkürlich bewegt werden kann? »Ein Muskel, der etwas auf sich hält, kann sowohl kräftig anspannen als auch loslassen.« Dies ist der Schlüssel zur vorbeugenden Pflege der Kreuz-Darmbein-Gelenke. Wenn Sie dafür sorgen, dass die vielen Muskeln, die das Becken umgeben, sowohl ihre Kraft als auch die Fähigkeit locker zu lassen behalten, tun Sie sehr viel. Gleichgültig ob Sie sitzen oder stehen, der Lendenwirbelsäulen- oder Beckenbereich trägt immer das darüber liegende Körpergewicht. Kommen noch Bewegungen des Kopfes, der Arme oder des Rumpfes hinzu, multiplizieren sich durch Hebelwirkungen diese Kräfte.

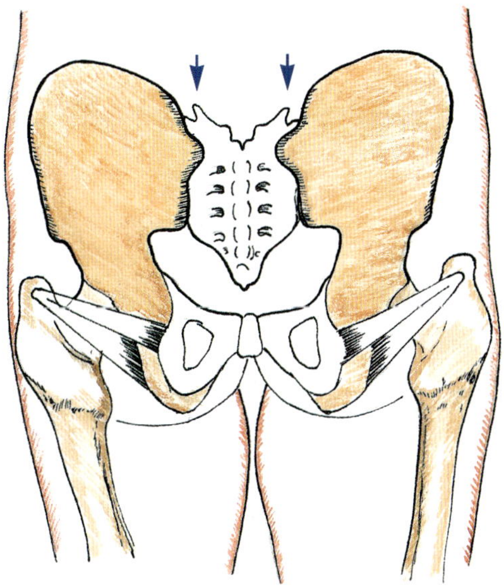

Die Kreuz-Darmbein-Gelenke

So wird vielleicht vorstellbar, dass es einer Körperregion, die in ständigem Einsatz ist, besonders schwer fällt, ihre Muskeln locker zu lassen, weil sie uns gegen die Schwerkraft halten muss. Das Lösen verspannter Muskulatur erhält dadurch eine hohe Wertigkeit. In Kombination mit dem Erhalt oder der Förderung der Kraft kann ein Muskelkorsett geschaffen werden, das die passiven Strukturen aktiv zu unterstützen vermag. Zusätzliches Körpergefühl erhöht die Chancen, unnötige Belastungen zu vermeiden. Richtiges Verhalten im Alltag schützt nicht nur den Rücken, sondern auch seine Verankerung im Beckenring. Deshalb dienen alle Übungen und Tipps für die Schulter-Nacken-Region und den Rücken auch dem Becken *(Seite 106f.)*.

Nebenbeschäftigung

- Versuchen Sie beim nächsten Spaziergang die Bewegungen zu verfolgen, die Ihr Becken beim Gehen macht. Gibt es vielleicht einiges aus den Übungen wieder zu entdecken? Wie weit in Richtung Kopf sind die Auswirkungen, die durch die Beckenbewegungen entstehen, zu spüren? Suchen Sie sich eine passende Gelegenheit für Ihre Spürarbeit.

Ü Die drei Lehren: der Sitz

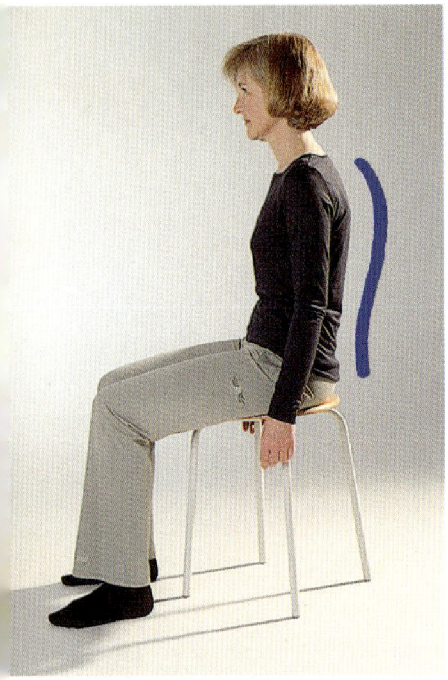

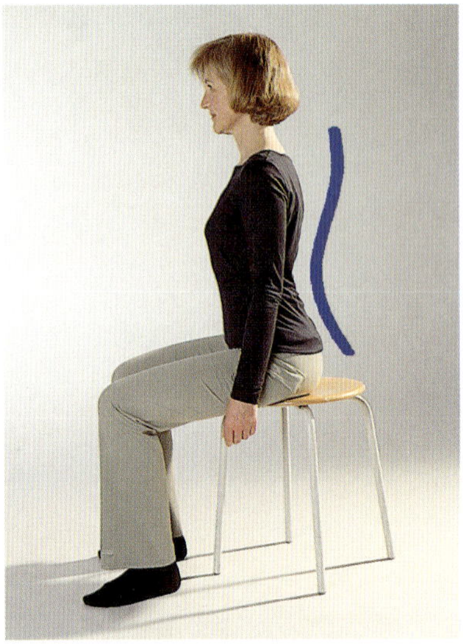

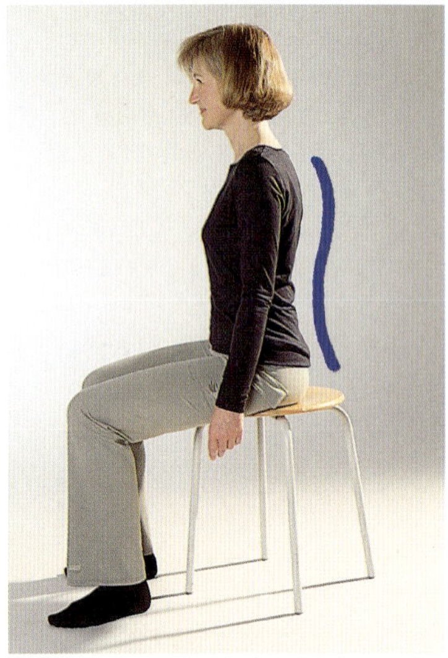

Der Sitz in Grundspannung

Der Sitz in der aufrechten Körperhaltung nach Brügger und nach Klein-Vogelbach

Die folgende Darstellung der »drei Lehren« dient der Möglichkeit, die eigenen Haltungs- und Bewegungsmuster zu überprüfen und eventuell zu verändern.

1 Grundspannung

❯ Setzen Sie sich auf das vordere Drittel eines nicht gepolsterten Hockers oder Stuhles. Die Füße stehen hüftbreit und weisen gerade nach vorne, die Knie befinden sich über den Füßen. Wenn Sie jetzt die Füße fest auf den Boden stemmen, wird der gesamte Körper einen Streckimpuls bekommen. Während Sie diesen »Stemmdruck« halten, ziehen Sie den Bauch ein und kneifen das Gesäß zusammen, so fest das im Sitzen geht. Ihr Oberkörper wird jetzt schon etwas aufrechter sein, Ihre Lendenwirbelsäule wird sich etwas nach hinten bewegt haben, also weg von deren Krümmung nach vorne. Die Arme hängen seitlich, etwas in Richtung Fußboden, während der Scheitel zur Zimmerdecke geschoben wird. Das Kinn bewegt sich gleichzeitig etwas in Richtung Doppelkinn. Jetzt sitzen Sie in Grundspannung. Wenn diese Haltung einige Male – mit zwischenzeitlichen Pausen – geübt wurde, haben Sie vielleicht den Kopf frei, um einmal zu spüren, wie Ihr Gewicht auf dem Hocker gelagert ist. Wie schwer oder leicht fällt diese Haltung? Welche Haltung nehmen Sie ein, nachdem Sie locker lassen?

2 Die aufrechte Körperhaltung nach Brügger

Setzen Sie sich auf das vordere Drittel eines nicht gepolsterten Hockers oder Stuhles, die Beine leicht gegrätscht, die Füße stehen so, dass sie ein klein wenig weiter weg stehen, als wenn sie unter den Knien stünden. Der Winkel der Knie ist also ein wenig größer als 90°. Die Füße zeigen in die gleiche Richtung wie die Kniescheiben. Die Oberschenkel, Knie und Füße stehen in einer Ebene, d. h. die Knie sinken nicht aufeinander zu. Jetzt erspüren Sie die Sitzhöcker *(siehe auch Seite 25 unter »Die Oberschenkelrückseite dehnen«)*, die deutlichen Kontakt zur Sitzfläche haben werden. Wenn es nicht deutlich genug ist, legen Sie ruhig mal die Finger zwischen diese Höcker und die Sitzfläche. Wenn genau zu fühlen ist, wo diese Höcker sind, bewegen Sie das Becken vor und zurück, so dass Sie mal vor diesen Höckern sitzen – wenn das Becken nach vorne gewandert ist – und mal hinter ihnen sitzen – wenn das Becken nach hinten geführt wurde. Der Oberkörper hält sich dabei so ruhig es geht. Das Becken bewegt sich alleine. Wenn Sie diese Vor- und Zurückbewegung durchführen, werden der Hals und der obere Rücken seine Haltung verändern. Registrieren Sie, auf welche Weise sie das tun. Im Prinzip geschieht das Gleiche *wie auf Seite 20, »Zusammenhänge entdecken«,* nur erfolgt es dort in Rückenlage. Entdecken Sie es wieder?

Bleiben Sie so sitzen, dass Ihr Gewicht vor den Höckern ruht. Falls das nicht gelingt, setzen Sie sich »auf die Höcker« und neigen danach ein klein wenig den gesamten Oberkörper nach vorne, ohne ihn rund zu machen. Heben Sie das Brustbein nach vorne und oben, ohne den Bauch einzuziehen. Dann wird auch bei dieser Haltung der Scheitel in Richtung Zimmerdecke geschoben und das Kinn in Richtung Doppelkinn bewegt. Wenn es mit der Zeit gelingt, wirklich alles auf einmal zu bedenken, schieben Sie den Bauch heraus, ohne das Brustbein einsinken zu lassen und ohne den Rücken weiter nach vorne zu biegen. Das Herausdrücken des Bauches sollte nicht die anderen Gebiete in ihrer Stellung verändern.

Wäre es eine Therapiestunde, würden noch die Arme nach außen aufgedreht, die Finger gespreizt und die Hände hochgezogen, so als wollte der Handrücken zur Zimmerdecke.

3 Das »Klötzchenspiel« – die Aufrichtung nach Klein-Vogelbach

Setzen Sie sich gerade auf das vordere Drittel eines Stuhles oder Hockers. Die Beine stehen in einer bequemen Grätsche, die Oberschenkel und Füße schauen in die gleiche Richtung. Legen Sie dann eine Handfläche auf den Unterleib und eine Hand in den unteren Rücken. Während Sie nun das Becken im Wechsel kippen und aufrichten, spüren die Hände, wie einmal die Rückenmuskeln und einmal die Bauchmuskeln arbeiten. Währenddessen können Sie auch die »Beckenpünktchen« beobachten. Das sind die beiden Knochen oben am Becken, die gut zu tasten, oft auch gut zu sehen sind. Diese Pünktchen werden sich dabei im Wechsel dem Oberschenkel nähern und sich von ihm entfernen. Das Kinn schiebt sich im Wechsel nach vorne und oben oder nähert sich dem Kehlgrübchen. Richten Sie Ihre Aufmerksamkeit so lange auf diesen Bewegungsablauf, bis auch dieser klar und leichtgängig ist. Registrieren Sie nun, wie der Abstand zwischen der unteren Spitze des Brustbeines und dem Bauchnabel variiert. Ebenso verändert sich der Sitz auf den Sitzbeinhöckern – wieder werden Sie mal davor, mal dahinter zu sitzen kommen. Wenn Sie alle Oberkörperanteile in deren Bewegungen verfolgt haben, bleiben Sie so sitzen, dass Ihr Gewicht ganz geringfügig vor den Höckern bleibt. Das Kinn bleibt so weit wie möglich an das Kinngrübchen angenähert, unteres Brustbein und Unterbauch voneinander entfernt, der Scheitel wird zur Zimmerdecke geschoben. Das war das Klötzchenspiel. Es heißt so, weil nun alle drei Klötzchen des Oberkörpers übereinander aufgetürmt sind und ohne viel Kraftaufwand gehalten werden können. ❮

Nachbehandlung

In Untersuchungen an Patienten, die nach einer Rückenoperation oder einem Bandscheibenvorfall behandelt wurden, konnte festgestellt werden, dass sich der Verlauf der Genesung unabhängig von der krankengymnastischen Nachbehandlungsmethode – also unabhängig von »der Lehre« – gestaltete. Daraus könnte geschlossen werden, dass es gleichgültig ist, wie die Haltung, die im Alltag bevorzugt eingenommen wird, aussieht. Die ausgeglichene Wirksamkeit aller Methoden ist aber in diesen Fällen eher dadurch zu erklären, dass diese Patienten überhaupt geübt haben, unter therapeutischer Kontrolle waren und wahrscheinlich besonders bewusst mit ihrem Rücken umgegangen sind, was zuvor vermutlich eher nicht der Fall war.

Ü Die drei Lehren: der Stand

1 Grundspannung

› Während Sie stehen – die Füße hüftbreit und nach vorne zeigend – verteilen Sie das Gewicht gleichmäßig auf beide Füße. Ist das gelungen, wird das Gewicht zwischen vorne und hinten ausgeglichen, als wäre das Gewicht »in der Mitte zwischen den Füßen«. Bei allem, was noch kommt, bleiben die Füße komplett auf dem Boden, auch die Zehen, die gestreckt bleiben und nicht krallen sollten. Nun werden die Knie ein klein wenig gelockert, so dass sie so eben nicht durchgestreckt sind und sie drehen sich ein wenig voneinander weg. Die Füße bleiben immer noch stehen, nur die Fußgewölbe und die inneren Knöchel werden sich vielleicht ein wenig heben. Nun wird das Gesäß angespannt und der Bauch eingezogen. Dabei wird sich das Becken »aufrichten«, d. h. das Schambein wird ein wenig nach vorne kommen und die oberen Beckenkämme ein wenig nach hinten gehen, die Lendenwirbelsäule wird sich nach hinten bewegen. Der Scheitel bemüht sich weiter in Richtung Zimmerdecke zu schieben, das Kinn wird wie zum Doppelkinn bewegt. Die seitlich herunterhängenden Arme ziehen etwas zum Fußboden, damit die Schulter-Nacken-Linie lang wird.

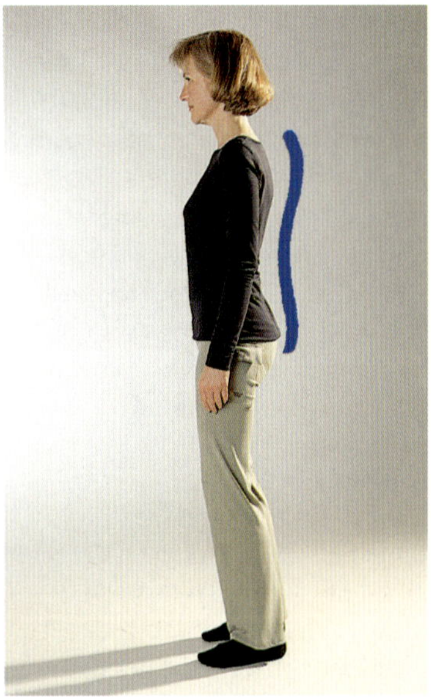

Der Stand in Grundspannung

2 Die aufrechte Körperhaltung nach Brügger

Die Füße stehen hüftbreit und zeigen etwas nach außen. Die minimal gebeugten Knie werden geringfügig nach außen gedreht, so dass die Kniescheiben nach vorne evtl. leicht nach außen schauen. Der Stand der Füße wird davon nicht berührt, die Höhlung der Fußsohle darf aber etwas hohler werden und der Innenknöchel richtet sich vielleicht auf. Während die Füße und Beine so stehen bleiben, bewegen Sie das Becken wie im Sitz wechselweise in Kippung und Aufrichtung. In der Leiste wird dabei in Kippung sich abwechselnd eine Beugung und eine Streckung bei der Aufrichtung ergeben. Wenn Sie eine Jeans anhätten, würde sie in der Leiste Falten werfen – bei gekipptem Becken. Bei aufgerichtetem Becken würde die Faltentiefe geringer. Letztendlich bleibt das Becken in einer leichten Kippung stehen. Das heißt, die Beckenknochen stehen ein wenig weiter vor als das Schambein. Ist das alles gelungen, bewegt sich die Mitte des Brustbeines nach vorne und oben, das Kinn wie zum Doppelkinn und der Scheitel in Richtung Zimmerdecke. Bitte atmen Sie weiter und ziehen Sie

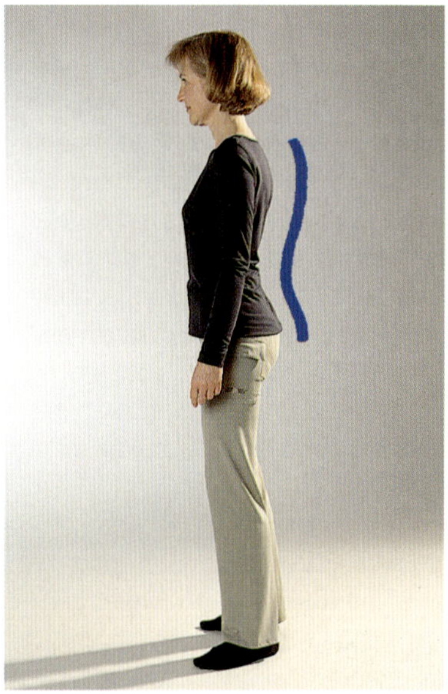

Der Stand in der aufrechten Körperhaltung nach Brügger

die Schultern nicht hoch. Wenn das Brustbein nach vorne und oben geht, will die Schulter-Nacken-Linie nämlich lang werden und das soll sie auch. Wenn Sie das alles geschafft haben, schieben Sie den Bauch etwas heraus, unter Beibehaltung der gesamten Haltung. Besonders das Brustbein will sich vielleicht dabei flacher machen. Es soll so bleiben und auch dem oberen Rücken wird nicht gestattet, sich weiter nach hinten zu lehnen. Stellen Sie sich einfach eine Wand dicht hinter Ihren Schultern vor, die nicht berührt werden darf.

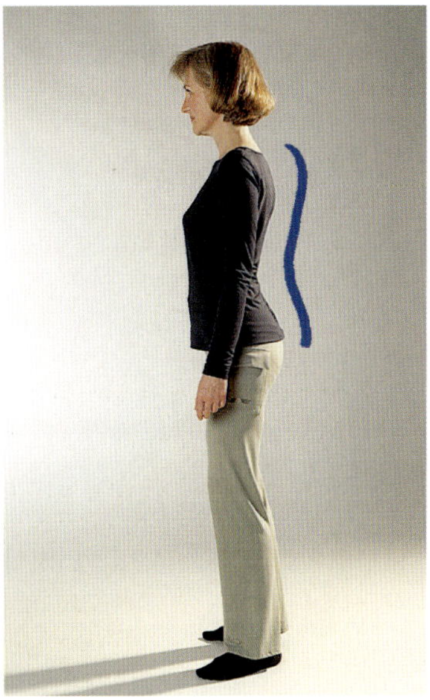

Die aufrechte Haltung nach Klein-Vogelbach

3 Die Aufrichtung nach Klein-Vogelbach

Die Beine stehen hüftgelenksbreit auseinander, die Füße schauen ein kleines bisschen nach außen. Die Knie sind ganz leicht gebeugt und schauen geringfügig zueinander. Nun folgt das »Spielchen mit dem Becken«. Das Becken wird im Wechsel gekippt und aufgerichtet, wobei sich die Beckenpünktchen mal den Oberschenkeln nähern. Die Knie bewegen sich nicht. Vielleicht hilft zur leichteren Durchführung der Übung auch die Vorstellung, dass das Steißbein sich von hinten mal in Richtung Oberschenkel bewegt – wenn die Beckenpünktchen sich entfernen – und sich mal von den Oberschenkeln weg bewegt, während sich vorne die Pünktchen zu den Oberschenkeln hin bewegen. Zur Kontrolle der Bewegungen könnten die Hände auf die Beckenkämme gelegt werden. Dieser Vorgang endet mit der »Zentrierung« des Beckens. Die ist erreicht, wenn sich das Schambein – der Knochen am unteren Ende des Unterbauches – und die Beckenpünktchen in einer Ebene befinden. Ist das alles eingestellt, wird das Brustbein, wenn es noch nicht aufgerichtet ist, ein wenig nach vorne und oben bewegt, das Kinn bewusst in Richtung Kehlgrübchen und der Scheitel zur Zimmerdecke. ❮

Beckenfreundlicher Sport

- Die Tipps zum Sport *von Seite 42,* die sich auf die Hüfte beziehen, können auch für das Becken übernommen werden.
- Für den Beckenboden ist das Schwimmen eine hervorragende Möglichkeit, seine Arbeit zu unterstützen. Der Umgebungsdruck des Wassers »drückt« ihn in Anspannungsrichtung. Wenn Sie es dann noch schaffen, im Wasser Atemübungen durchzuführen, würde das Zwerchfell, das gegen den Druck des Wassers arbeiten muss, gekräftigt und wäre für seine alltäglichen Aufgaben gestärkt.
- Alle anderen Sportarten: Da eine Beckenbodenschädigung ganz verschiedene Ausprägungsgrade haben kann, ist es sehr schwierig, konkrete Ratschläge zu geben. Verlassen Sie sich auf Ihr Gefühl. Wenn Sie spürbare Probleme haben, werden Sie es an der Reaktion Ihres Körpers merken und bei Zunahme der Beschwerden sei es geraten, diese Sportarten zu meiden. Grundsätzlich kann gesagt werden, dass Stöße und Erschütterungen einem vorgeschädigten Beckenboden nicht bekommen.

Die Grundspannung

Diese Haltung zielt auf die Verringerung der Wirbelsäulenkrümmungen, die im Hals- und Lendenbereich nach vorne gehen, im Brustbereich nach hinten. Es ist eine ältere Form der Haltungskorrektur. Man ging damals davon aus, dass die Nervenaustrittslöcher – das sind die seitlichen Aussparungen an den Wirbelbögen, aus denen die Nerven aus dem Rückenmark austreten – im Lendenbereich größer werden, wenn die Biegung nach vorne geringer oder gar aufgehoben wird. Das dachte man, weil biomechanische Forschung nur mit »toten« Wirbeln betrieben werden konnte, in dem Sinne, dass Wirbel zusammengebaut und menschliche Bewegungen nachgestellt wurden. Später, mit Hilfe neuer Techniken erwiesen sich manche so herausgefundenen Erkenntnisse als falsch. Es zeigte sich, wie wenig die Nervenaustrittslöcher durch diese Haltung in ihrer Größe verändert werden. Wer Rückenbeschwerden hat und nach diesem Haltungsschema krankengymnastisch behandelt wird, erkennt es daran, dass in der Regel unter Beibehaltung der Grundspannung der Oberkörper aus Rückenlage in verschiedenen Variationen nach vorne abgehoben werden soll – vereinfacht dargestellt.

Die aufrechte Körperhaltung nach Brügger

Sie werden bemerkt haben, wie diese Haltung die Wölbung der Lendenwirbelsäule nach vorne unterstützt. Von den vielen Argumenten, die es für dieses Haltungsmuster gibt, sollen hier nur einige erläutert werden.

Die Zuggurtung

An der Wirbelsäule gibt es außer langen Muskeln auch viele kleine, kurze. Ein kurzer Muskel kann allein nicht viel ausrichten, weil die Fähigkeit, Kraft zu erzeugen, u. a. von seiner Länge abhängt. Wenn Sie sich im Rücken nach vorne rund machen, klaffen die hinteren Enden der Wirbelbögen – die Dornfortsätze – weiter auseinander. Weil sie in dieser Stellung gedehnt sind, macht dies die vielen kleinen Muskeln zu Einzelkämpfern. Werden sie alleine schon durch die Haltung mehr angenähert, kann die so genannte Zuggurtung hergestellt werden. Dicht hintereinander geschaltet vermögen sie wie ein langer Muskel mehr Kraft zu erzeugen und können die langen Rückenstrecker besser unterstützen. Mit gleichem Aufwand wird mehr erreicht – die Muskeln arbeiten kraftsparender und effektiver.

Axiale Belastung

Auf Seite 61 und 65 wird beschrieben, wie die Bandscheibe sich bei einseitiger Belastung verhält: Da, wo die Wirbelkörper mehr aneinander geraten, entsteht mehr Druck, der Kern des Polsters rutscht zur Gegenseite. Wird die Bandscheibe mehr mittig von oben beschwert, ist es eher so, als würde auf eine Säule etwas von oben gestellt. Wird die Wirbelsäule axial belastet, muss weniger Muskelkraft aufgebracht werden, um Lasten zu tragen, weil sie mehr durch die Statik gehalten wird.

Das vordere Drehmoment

Ein Drehmoment ergibt sich aus zwei Werten: eine Kraft und ein Maß bzw. ein Abstand, in dem diese Kraft auf ein bewegliches Teil wirkt. Dieses Maß ist der Hebel. Der Wert der Kraft wird mit dem des Hebels multipliziert, je länger also der Hebel, um so schwerer wiegt die Kraft. Wenn Sie mit Ihrer kleinen Nichte auf dem Kinderspielplatz wippen wollten, würden Sie die Nichte an das äußere Ende der Wippe setzen. Der Drehpunkt ist in der Mitte, wo das Brett befestigt ist, und so wird der Hebel lang. Das Gewicht der Nichte mal der Strecke, die sie vom Drehpunkt entfernt sitzt, ergibt das Drehmoment. Sie selber säßen vermutlich so dicht wie möglich zur Mitte hin. Allerdings auf der Mitte direkt sitzend könnten Sie nichts bewegen, dort würde Ihr Gewicht neutralisiert. Stellen Sie sich jetzt einen Gegenstand vor, den Sie auf dem Finger balancieren. Steht er ganz aufrecht, existiert kein Drehmoment und er bleibt, wo er ist. Kippt er zu einer Seite, entsteht ein Drehmoment und zieht den Gegenstand dann

weiter in diese Richtung, bis er fällt. Was hat das mit der Haltung zu tun?
Im Sitz ist der Drehpunkt dort, wo die Sitzhöcker des Gesäßes den Hocker berühren. Ihr Oberkörper ist das Gewicht, das darauf wirkt. Ruht das Gewicht direkt über den Höckern *(siehe Seite 49, »Das Klötzchenspiel«)*, entsteht kein Drehmoment, ruht es hinter den Höckern, kommt es zu einem Drehmoment nach hinten. In der zuvor geübten Haltung wird durch die Kippung des Beckens bewusst ein Drehmoment nach vorne erzeugt. Die Anhänger der Brügger-Lehre sagen: Wenn Sie aus dieser Stellung die Kraft verlässt, dauert es, bis das Gewicht nach hinten in die krumme Haltung zieht, weil Sie zuvor über »die Mitte« kommen und vielleicht da noch etwas bleiben. Säßen Sie dagegen in der Mitte und die Kraft verließe Sie, würde der Oberkörper ganz schnell nach hinten sinken. Die Beckenkippung unterstützt also die natürliche Krümmung der Wirbelsäule und die Aufrichtung in dem Sinne, dass sie Sie »nach vorne zieht«.

Andere Argumente

Da die Menschen sich im Alltag meist nach vorn orientieren, mit der Zeit also auch die Muskeln vorne verkürzen und hinten gedehnt werden, soll diese Haltung dem entgegenwirken.
Durch die Erweiterung des Bauch- und Brustraumes kann die Atmung tiefer werden, was sich günstig auf die Durchblutung auswirkt. Die inneren Organe können besser arbeiten, Magen-Darmprobleme evtl. gemindert werden. Der Beckenboden wird durch den erweiterten Bauchraum entlastet und somit einer möglichen Blasenschwäche vorgebeugt. Die kleinen Gelenke des Schultergürtels werden nicht »auf Stauchung« beansprucht und die Halswirbelsäule richtet sich fast von alleine auf.

Das »Klötzchenspiel«

Die theoretischen Argumente entsprechen weitgehend denen der Brügger-Haltung. Weil es eine andere Lehre ist, werden sie anders formuliert – mehr im Sinne von Zielen, z. B.: »Wechselnde Aktivitäten von Bauch- und Rückenmuskeln, physiologisch eingestellte Lendenwirbelsäule unter Beibehaltung der Lendenwirbelsäulenschwingung« usw. Beim Klötzchenspiel wird eine 0-Drehmoment-Stellung des Beckens angestrebt, weil in dieser Stellung der geringste Kraftaufwand zur Aufrechterhaltung nötig ist. Was im weitesten Sinne dann dem Besenstil entspricht, den Sie ganz gerade auf dem Zeigefinger stehen haben. Wenn er ganz gerade steht, brauchen Sie keine Aktivität.

»So soll ich gehen? Da komm ich mir aber komisch vor.«

Warum sollte jemand komisch gucken, wenn Sie aufrecht sitzen oder gehen, es aber als gegeben hinnehmen, wenn Sie krumm sitzen? Wenn Sie sich nicht seltsam vorkommen, wird es auch für alle anderen normal sein. Ganz davon abgesehen, sind Übungen eben Übungen. Da werden Haltungen und Stellungen geübt und korrigiert, damit die Muskeln etwas zu lernen haben. Später im Alltag kann das von der neu erlernten Haltung dezent eingebaut werden, was möglich ist.

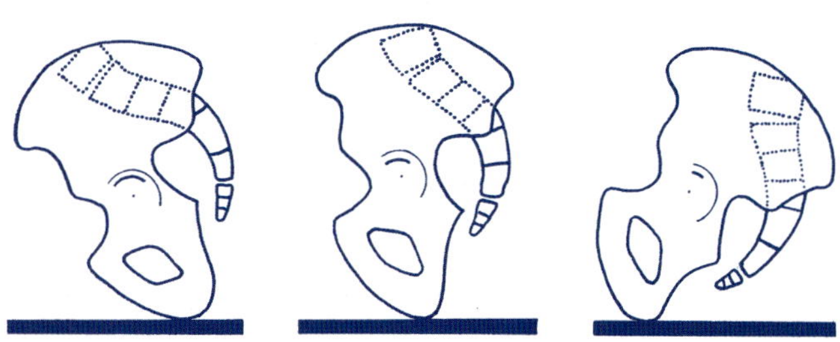

links: Ventrales Drehmoment am Becken
Mitte: O-Drehmoment am Becken
rechts: Dorsales Drehmoment am Becken

Umsetzen

- Um die vielen theoretischen Argumente besser »begreifbar« zu machen, empfiehlt es sich, jeweils die Haltung im Sitz einzunehmen und so Argument für Argument nachzuempfinden. Sie können dann besser fühlen, wie stichhaltig und wie stimmig die Argumente sind.

Ü Wäschekörbe und Wasserkästen

Auf diese Haltungsmuster aufbauend schließen sich nun Übungen an, die alltägliche Verrichtungen in weitgehend axialer Belastung der Wirbelsäule einschleifen helfen. Dies dient sowohl dem Becken als auch dem Rücken.

1 Transport des Wäschekorbes von halber Höhe

› Stellen Sie sich einen leeren Wäschekorb auf einen Stuhl, der wiederum neben einem Tisch steht. Nachdem Sie den Stand nach Brügger *(Seite 50)* oder Klein-Vogelbach *(Seite 51)* rekonstruiert haben, beugen Sie sich so weit in der Hüfte wie dies nötig ist, um den Korb mit beiden Händen greifen zu können. Lassen Sie es zu, dass die Knie sich beugen und das Gesäß nach hinten geht und sich absenkt. Nachdem Sie den Korb gefasst haben, heben Sie ihn hoch und bringen ihn auf dem kürzesten Weg nahe an den Körper. Nachdem Sie ihn wieder auf den Stuhl gestellt haben, wiederholen Sie den Vorgang und experimentieren dabei etwas mit der Stellung der Füße. Wenn diese in Schrittstellung stehen, kann der Korb schneller und leichter – nur durch die Verlagerung auf den weiter hinten stehenden Fuß – nah an den Körper gebracht werden.

Wenn Sie herausgefunden haben, wie die Füße am günstigsten stehen, wenden Sie sich im Stand, den Korb am Bauch, komplett dem Tisch zu, ohne sich im Rücken zu verdrehen. Die Drehung erfolgt durch eine Stellungsänderung des gesamten Körpers. Nun kann der Korb vermutlich ohne weiteres auf dem Tisch abgestellt werden. Sollte eine Vorneige dabei nötig sein, erfolgt sie wieder aus der Hüfte heraus. Wenn Sie alles verfeinern möchten, achten Sie darauf, dass auch der Hals in Verlängerung der Wirbelsäule bleibt. Seien Sie sich nicht zu schade, diese Abläufe mehrmals hintereinander durchzuführen. Wenn es mit der Zeit gut klappt, können Sie den Korb mit ein paar Büchern beschweren.

Es bedarf schon einiger Wiederholungen, um das unbewusste Bewegungsverhalten diskret in eine neue Bahn zu lenken.
Am besten wäre es, der Wäschekorb stünde im Alltag immer leicht erhöht. Es gibt übrigens Körbe mit ausklappbaren Beinen. Für den Fall, dass er aber auf dem Boden steht, ist die folgende Übung gedacht (oder für andere Lasten wie Sprudel- oder Bierkästen).

2 Den Wasserkasten vom Boden hochheben

Wenn Sie wieder mit dem leeren Wäschekorb üben, macht es nichts, wenn anfangs die Haltung noch nicht so stimmt. Beginnen Sie, wie oben beschrieben, mit dem Einnehmen der aufrechten Haltung nach Brügger oder Klein-Vogelbach im Stand. Auch das Herunterbeugen beginnt genauso: Der Rücken bleibt aufrecht, die Beugung erfolgt in den Hüften, die Knie krümmen sich, das Gesäß geht nach hinten und senkt sich. Während Sie aber jetzt weiter heruntergehen, versuchen Sie, die Ellenbogen auf den Oberschenkeln abzustützen, während Sie den Korb an den Henkeln anfassen. Dann können Sie ihn abheben, indem nur die Unterarme aufgestützt die Last halten, Sie können

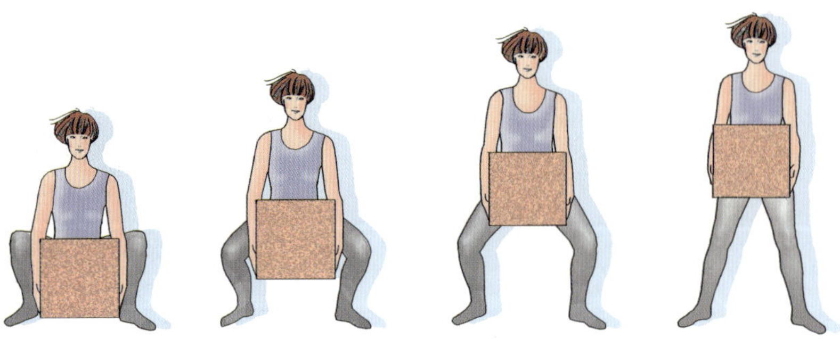

Eine Last vom Boden hochheben – das Gesäß darf nach hinten

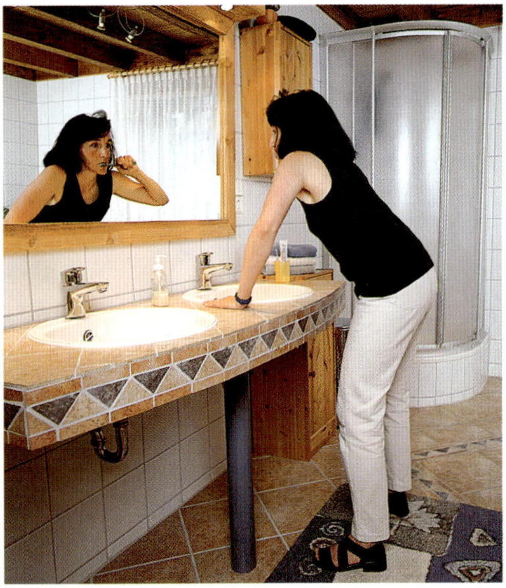

Zähne putzen mit Abstützen

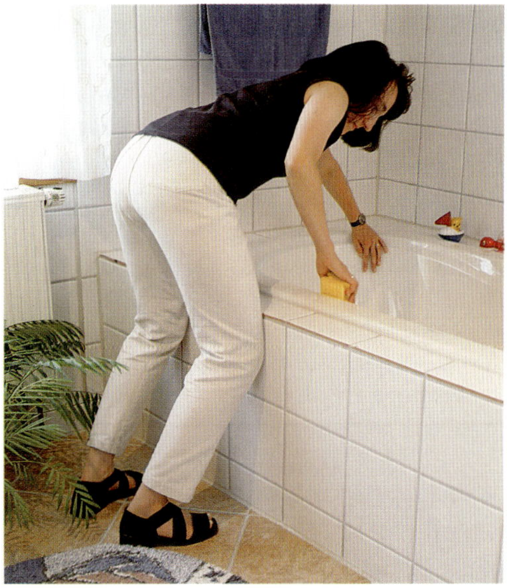

Die Badewanne putzen – mit Abstützen

Ihr Gewicht etwas nach hinten verlagern, sind dadurch schon etwas aufrechter und das Gewicht des Korbes schon fast über den Füßen. Dann brauchen Sie sich nur noch hochzustemmen.

3 Abstützen

Wenn Ihnen das Abstützen mit dem Unterarmen oder der Hand auf dem Oberschenkel zur Gewohnheit werden könnte, hätten Sie damit vielfache Möglichkeiten, die Haltearbeit des Rückens bei alltäglichen Verrichtungen zu unterstützen und die Hebelkräfte auf den Lenden- und Beckenbereich zu mindern. Sie können sich aber bei Tätigkeiten, die eine Vorneige erfordern, auch an Gegenständen abstützen. ❮

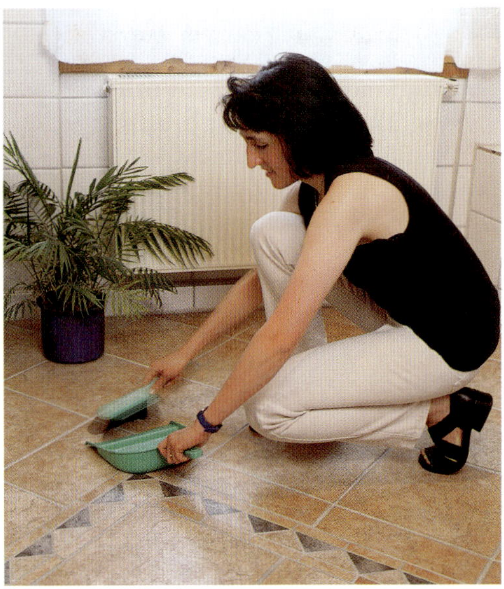

Kehren in der tiefen Hocke mit Abstützen

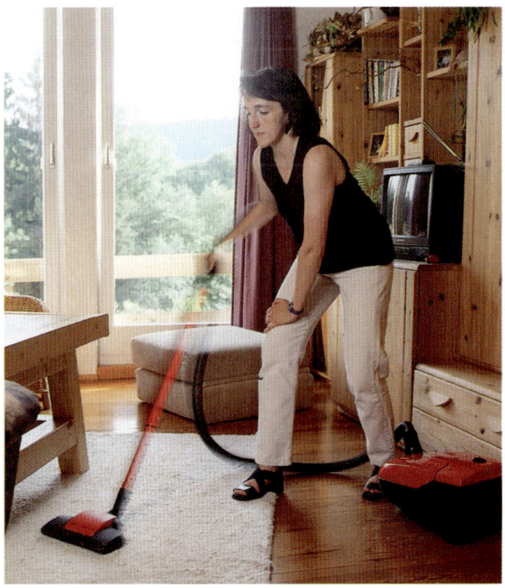

Staub saugen in guter Haltung

Der Beckenboden

Diese Muskelplatte schließt das Becken nach unten ab. Selten ist sie allein Schuld an Rückenbeschwerden, aber sie verspannt das Becken von innen und schließt es nach unten ab und bildet dadurch ein wichtiges biomechanisches Element in der muskulären Balance in dieser Region. Darüber hinaus haben 75 % aller Frauen irgendwann kurzfristig, 40 % im Alter langfristig Probleme mit einer Blasenschwäche. So muss über diese Muskulatur in diesem Zusammenhang gesprochen werden.

Wird aus medizinischen Gründen die Frage gestellt: »Haben Sie Probleme mit dem Wasserlassen oder -halten«, geschieht es immer wieder, dass mit einem schnellen und vehementen »Nein!« geantwortet wird. Bei der konkreten Nachfrage: »Geht nie ein Tröpfchen beim Husten oder Niesen ab?« kommt dann die Reaktion: »Ja, das passiert doch schon mal.« Es wird als normal abgetan oder die »Schwäche« nicht gern zugegeben.

Die Ursachen für die Tatsache an sich können vielfältig sein und sollten vom Arzt abgeklärt werden. Unbestritten ist, dass z. B. eine oder mehrere Geburten das Risiko, eine solche Störung zu bekommen, steigern, ebenso wie Asthma, chronischer Husten, häufiges Verdrängen des Urindranges, Unterleibsoperationen und Prostataprobleme. Schlechte, dauernd gekrümmte Haltung, die den Bauchraum einengt, zu enge Kleidung, falsches Bauchmuskeltraining tun ein Übriges. Spätestens in den Wechseljahren können sich leichte, schon vorhandene Beschwerden durch die hormonelle Umstellung verstärken oder es entstehen welche und werden zu einem Problem. Gleichgültig in welcher Ausprägung eine Problematik vorliegt, zur Vorbeugung, um leichte Beschwerden zu beseitigen oder um deutliche Beschwerden zu lindern, ist es sinnvoll, auch diese Muskeln zu kräftigen, allein um das Muskelgleichgewicht am Becken zu sichern. Manchmal können auch Probleme am Rücken dadurch verbessert oder beseitigt werden.

Das Becken kann sich isoliert gegen seine Umgebung bewegen. In dem Rahmen, wie es das kann, wird es im Alltag meist nicht zugelassen, weil das Halten und Stabilisieren im Vordergrund stehen. Beim Sitzen und beim Stehen muss die Muskulatur ständig gegen die Schwerkraft arbeiten, für Bewegungen muss sie aber auch loslassen können. Wird es nicht geübt, verliert man diese Fähigkeit.
Beckenbewegungen sind eine gute Vorbeugung gegen Harninkontinenz, weil mögliche Muskelungleichgewichte ausgeglichen werden, die häufig mit schuld an derartigen Beschwerden sind.

Unbekannte Regionen spürbar machen

▶ Legen Sie sich mit aufgestellten Füßen auf den Rücken und unterlagern Sie das Gesäß mit einem Kissen. Blinzeln Sie zuerst mit den Augen, dann mit der Scheide. Das wird etwas unbeholfener gehen als mit den Augen, was aber normal ist. Nun blinzeln Sie nacheinander mit dem Darmausgang und der Öffnung der Harnröhre. Registrieren Sie jeweils, wo es leichter oder noch schwerer fällt.

Schwanger und Rückenschmerzen?

In der Schwangerschaft lockern sich durch die Hormonumstellung die Kreuz-Darmbein-Gelenke, weil das Becken auf die Geburt vorbereitet wird. Das führt häufig zu Rückenbeschwerden in dieser Zeit. Natürlich kann es durch die veränderte Statik zusätzlich zu »Ischiasbeschwerden« kommen, aber oft sind die Rückenschmerzen auf die Iliosakralgelenke zurückzuführen.
Die Lockerung ist ein Grund, warum mit der Verordnung der Pille bei ganz jungen Frauen verantwortungsbewusst umgegangen werden sollte. Die Pille gaukelt dem Körper eine Schwangerschaft vor und so kann das Becken – wenn das Körperwachstum noch nicht abgeschlossen ist – durch die Einnahme breiter werden, als »die Natur es vorgesehen« hat.

Ü »Der Fahrstuhl«

1 Wie hoch kann er fahren?

› Wenn Sie sich diesmal auf den Rücken legen, machen Sie es sich gemütlich. Der Kopf kann unterlagert werden, vielleicht legen Sie sich eine Rolle unter die Knie und decken sich zu – so wie es Ihnen angenehm ist.
Ein gute Vorübung wäre, wenn Sie erst einmal blinzeln, *wie es auf der vorhergehenden Seite unter »Unbekannte Regionen spürbar machen« beschrieben ist.* Es kann auch ohne Unterlagerung des Gesäßes geschehen – mit Kissen fällt es nur meist leichter. Anschließend ziehen Sie Ihre Scheide in sich hinein – wenn Sie ein Mann sind, ziehen Sie die Region, die zwischen Harnröhre und Darmausgang liegt, »in sich hinein«. Stellen Sie sich vor, Sie fahren damit einen Fahrstuhl hoch und registrieren, wie viele Stockwerke er schafft. Wobei es gleichgültig ist, ob es eines oder acht sind. Es soll nur ein Maßstab sein, Ihr Maßstab, an dem Sie eine eventuelle Veränderung messen können, im Laufe der Übungen oder auf längere Zeit gesehen.

2 Der Fahrstuhl erhält »Hilfe von oben«

Wenn Sie sich mal wieder eine kleine Auszeit gönnen, legen Sie sich auf den Rücken, stellen die Füße auf, decken sich vielleicht mit einer Decke zu und beginnen den Fahrstuhl hochfahren zu lassen. Registrieren Sie, wie viele Stockwerke er heute erreicht. Dann führen Sie *die Atemübung »Dehnung durch Atmung« von Seite 67* eine Weile durch und vergleichen danach, wie weit er kommt. Es wird weiter gehen. Durch die vertiefte Atmung hat der Beckenboden Unterstützung vom Zwerchfell bekommen, das diese Muskelplatte gewissermaßen »mitzieht«, wenn es sich weiter nach unten senkt und dadurch auch höher steigt.

3 Die Krönung

Wenn Ihnen *die Atemübung »Dehnung durch Atmung« von Seite 67* gut gelingt und der Fahrstuhl Ihnen keine Mühe mehr macht, können Sie beides kombinieren. Der Fahrstuhl fährt hoch mit der Ausatmung und lässt mit der Einatmung locker. Mit der Zeit können Sie versuchen, das Kissen unter dem Gesäß wegzulassen. Noch später können Sie ein Bein gestreckt hinlegen und als weitere Steigerung beide Beine gestreckt liegen lassen.
Wenn Sie beim Durchführen dieser Übung sicherer geworden sind, können Sie sie im Sitzen ausprobieren, später dann im Stehen und Gehen. Es spricht z. B. nichts dagegen, an der Straßenbahnhaltestelle den Beckenboden zu trainieren; da ja nicht einmal das Gesäß dabei angespannt wird, ist es ganz diskret möglich.

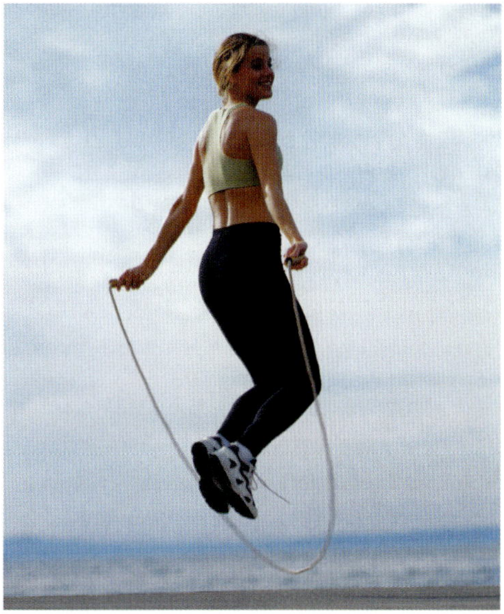

Die bestmögliche Beckenbodenkontrolle: bei dieser Tätigkeit den Fahrstuhl im obersten Stock halten zu können

Nicht klemmen und kneifen
Werden Übungen mit dem Beckenboden gemacht, ist es häufig noch üblich, dies unter gleichzeitiger Anspannung des Gesäßes und der Muskeln, die die Beine zusammendrücken, zu tun. Das ist nicht günstig, da dabei schwer zu spüren ist, wie viel Kraft wirklich für das »Hineinziehen« aufgebracht wird. Drücken Sie also besser nicht die Beine und das Gesäß zusammen, sondern lassen beides locker. Um dies zu kontrollieren, können Sie ab und zu die Hände an das Gesäß oder an die Innenseite der Oberschenkel legen, um die nicht gewünschte Mitarbeit zu registrieren.

4 Schnellhilfe

Wenn Sie Beschwerden haben und beim Heben oder Niesen kleine Harnmengen abgehen, dann fahren Sie mit einer Ausatmung den Fahrstuhl hoch und halten ihn im obersten Stock, während Sie die Last anheben und normal weiter atmen. Beim Niesen versuchen Sie schon ein paar Atemzüge vorher die Spannung am Beckenboden aufzubauen. Wenn es ganz eng wird, können natürlich auch das Gesäß angespannt oder die Oberschenkel zusammengedrückt werden.

Wenn Ihnen diese Tipps eine Hilfe sind, dann registrieren Sie über drei bis vier Wochen konsequenten Übens, ob sich die Anzahl der Stockwerke steigern lässt. Selbst wenn dies nur geringfügig der Fall ist, wissen Sie damit, dass Sie die Muskulatur noch beeinflussen können und anhaltendes Üben eine weitere Verbesserung bringen kann. ❮

Teamarbeit nutzen

Ein sinnvolles Beckenbodentraining sollte immer mit einer Atmungskontrolle geschehen. Wenn das Zwerchfell nach unten sinkt – was es bei der Einatmung tut –, erhöht es den Druck im Bauchraum. Deshalb wäre es unsinnig, beim Üben mit der Einatmung den Beckenboden anzuspannen. Hebt sich das Zwerchfell, kann der Beckenboden gut gehoben und in den Bauchraum hineingezogen werden. So kommt es zu einer besseren Anspannung.

Eine gut gekräftigte Bauchmuskulatur wirkt sich günstig auf die Kraft des Beckenbodens aus, da diese beiden Muskelgruppen von den gleichen Nerven versorgt werden. Die Bauchmuskelübungen sollten aber nicht so aussehen, dass der Oberkörper sich nach vorne krümmt und der Bauchraum eng gemacht wird. Das drückt den Beckenboden, wenn er schwach ist, heraus. Führen Sie dagegen *die Bauchmuskelübung von Seite 72, »Bauchmuskelkräftigung mal anders«,* durch, so wird die Funktion des Beckenbodens unterstützt.

Bauchmuskeltraining kann dem Beckenboden schaden

▸ Das finden Sie am besten selber heraus: Wenn Sie sich auf den Rücken legen und die Füße aufstellen, zählen Sie erst einmal, wie viele Stockwerke Ihr Fahrstuhl hochfahren kann. Nun führen Sie eine herkömmliche bauchmuskelkräftigende Übung durch. Während Sie die Anspannung für den Bauch halten, fahren Sie wieder den Fahrstuhl hoch und zählen erneut die Stockwerke. Es werden weniger sein, wenn sich nicht sogar der Fahrstuhl im Keller befindet. Der Druck im Bauchraum wird auf den Beckenboden weitergegeben. Falls er in einem schlechten Zustand ist, wird er mit jeder derartigen Übung überdehnt und kann so langfristig geschädigt werden. Die *Bauchmuskelübungen von Seite 71 ff.* vermeiden dies – allerdings sollten Sie auch dabei den Beckenboden kontrollieren und evtl. »dagegen halten« – also während des Übens den Fahrstuhl im obersten Stockwerk halten.

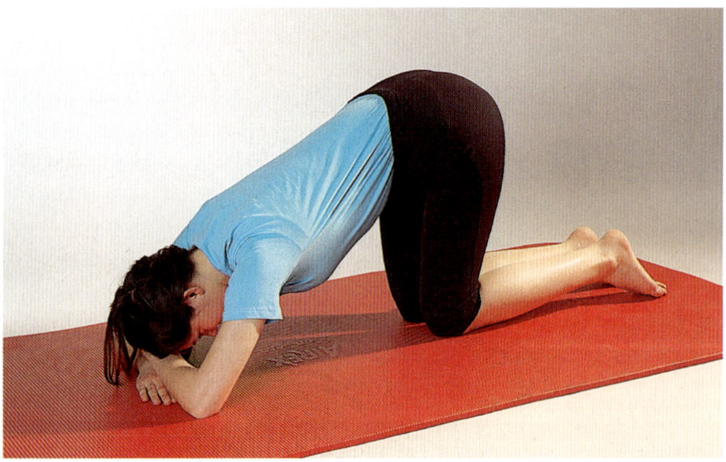

Eine Möglichkeit für den Beckenboden mit der Schwerkraft zu arbeiten: der »tiefe Vierfüßlerstand«

Die Wirbelsäule halten und bewegen

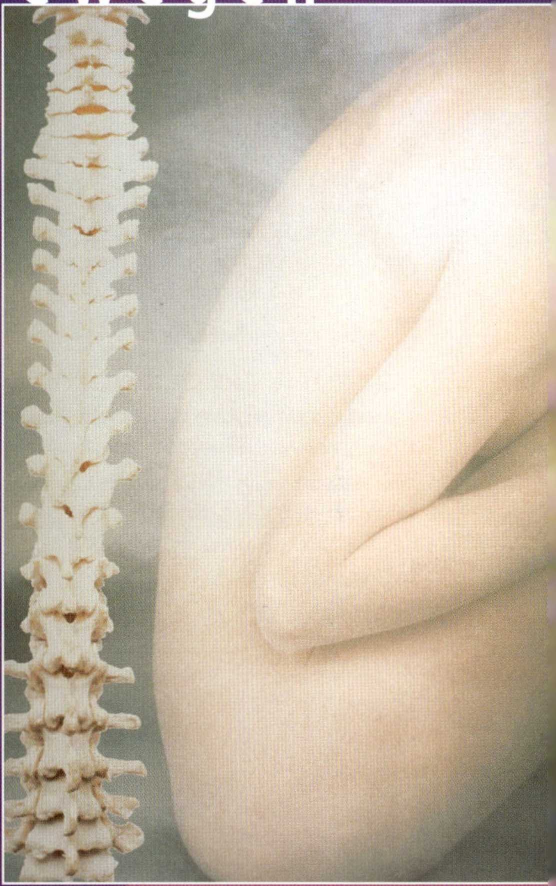

»Wir stehen alle unter demselben Antrieb, nur die Schlagworte widersprechen sich. Wir sind uneins über die Methoden, die wir ausgeklügelt haben, nicht über die Ziele: sie sind dieselben.«

Antoine de Saint-Exupéry

Ü Katzbuckeln will gelernt sein

1 Langer Rücken, kurzer Rücken?

› Legen Sie sich auf den Rücken und versuchen Sie folgenden Fragen nachzugehen: Wie erlebe ich den Kontakt zur Unterlage? Ist die Unterlage hart oder weich? Liege ich auf der Unterlage auf oder sinke ich in sie ein? Wo habe ich Kontakt zur Unterlage, wo nicht? Ist es vorstellbar, wie weit die Wirbelsäule dort vom Boden entfernt ist, wo kein Kontakt besteht? Ich liege, kein Muskel muss arbeiten, um mich gegen die Schwerkraft zu halten. Wissen meine Muskeln das? Macht mein Rücken sich lang? Hält mein Rücken sich kurz?

Registrieren Sie alle Gegebenheiten wertfrei. Vermutlich wird im Bereich des Halses und des unteren Rückens ein Freiraum zwischen Wirbelsäule und Unterlage bestehen. Wenn Sie sich das Gefühl merken, das Ihnen Ihr Körper auf der Unterlage vermittelt, können Sie es später bei anderen Gelegenheiten vergleichen.

2 »Der Katzenbuckel«

Legen Sie eine weiche Decke auf den Boden. Wenn Sie auf die Knie gehen und die Hände aufstützen, wird Ihr Rücken halbwegs ein Tablett darstellen. Die Hände befinden sich genau unter den Schultern, die Knie unter den Hüften. Der Hals bildet eine Verlängerung zur Wirbelsäule. Der Kopf ist also weder in den Nacken genommen, noch hängt er nach unten. Für die Handgelenke und Ellenbogen wird es leichter, wenn die Fingerspitzen fest auf den Boden gedrückt werden.
Wenn jetzt der Rücken rund gemacht wird, entsteht der Katzenbuckel. Lassen Sie anschließend den Rücken durchhängen, entsteht die Hängebrücke. Führen Sie diese Bewegungen abwechselnd langsam und nicht bis zum Anschlag durch.

Machen Sie spätestens dann eine Pause, wenn die Handgelenke sich melden oder die Ellenbogen sich nicht mehr gebeugt halten können. Wenn Sie während der Übung zwischen Katzenbuckel und Hängebrücke wechseln, spüren Sie nach, wie sich Ihr Rücken bewegt. Geschieht die Veränderung jeweils gleichzeitig in allen Abschnitten oder fängt es an einer Stelle an und greift auf die anderen über? Erfolgt überall gleich viel Bewegung oder gibt es Bereiche, die sich wie in einem Block bewegen?

3 »Sich auf hündische Art freuen«

Wenn Sie sich, wie in der »Katzbuckelübung« beschrieben, in den Vierfüßlerstand stellen, können Sie das Gesäß hin und her bewegen, wie es der Hund tut, wenn er sich freut. Tun Sie es aber viel langsamer und beobachten Sie, was im Rücken geschieht. Er bewegt sich jetzt zur Seite und nicht nach vorne und hinten. Sehr deutlich wird das nur in der Lendenwirbelsäule zu spüren sein. Wie ist es in Richtung Kopf, z. B. in der Brustwirbelsäule?

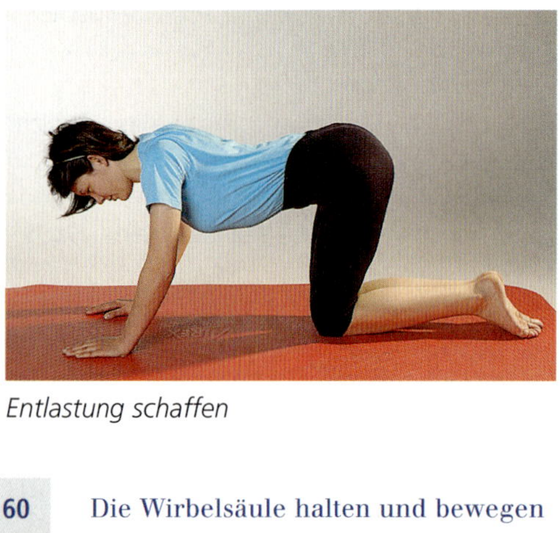

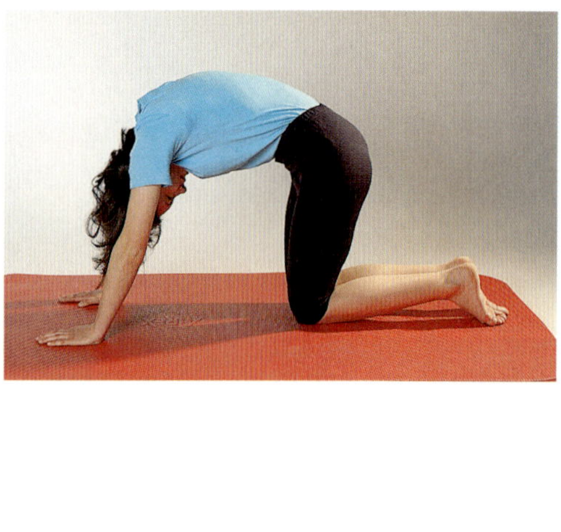

Entlastung schaffen

Sie können die Übung »Sich auf hündische Art freuen« immer mal wieder zwischendurch machen und so evtl. Veränderungen in Ihrer Fähigkeit, nachzuspüren, feststellen. Interessant könnte es sein, erst »Sich auf hündische Art freuen« durchzuführen, dann »Langer Rücken, kurzer Rücken« und zur Kontrolle »Sich auf hündische Art freuen« zu wiederholen.

4 Drehen

Wenn Sie sich, wie in »Der Katzenbuckel« beschrieben, in den Vierfüßlerstand stellen und eine Drehung in der Wirbelsäule erreichen wollen, brauchen Sie nur ein Knie etwas weiter in Richtung der Hand zu stellen. Zugegeben, dies ist eine sehr sanfte Drehung, die wahrscheinlich – wenn überhaupt – nur in der Lendenwirbelsäule zu spüren sein wird. Versuchen Sie es einige Male – das rechte Knie in die Nähe der rechten Hand – und registrieren Sie, ob die Rückenhälften dabei auch länger oder kürzer werden. Das Becken wird ein wenig zu der Seite kippen, an der Sie das Knie verstellt haben, also muss eine Drehung erfolgt sein. Ist es mit der Zeit deutlicher zu spüren? Wie geht es auf der anderen Seite? ❮

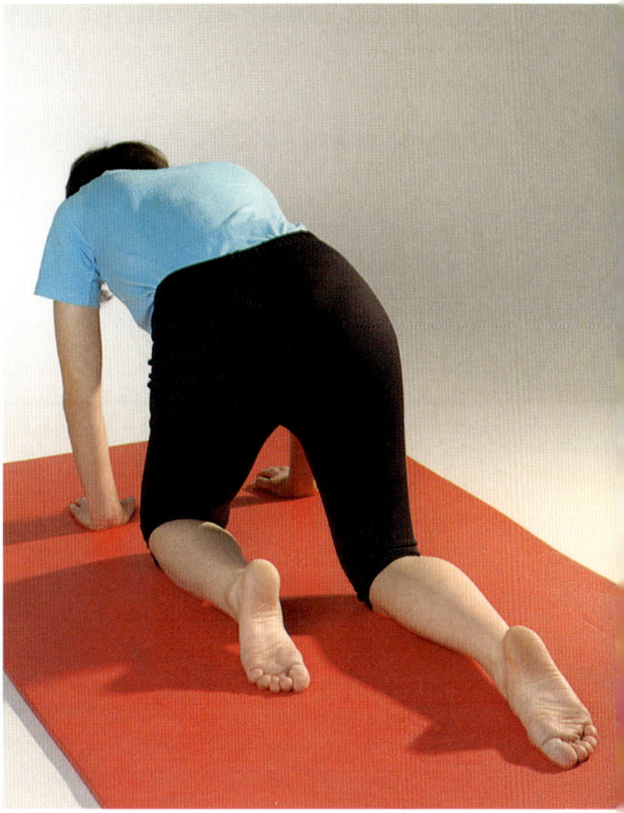

Drehen im unteren Rücken in Teilbelastung

Entlastung – Teilbelastung – Belastung

Unterschiedliche Ausgangsstellungen bedeuten für den Rücken an sich eine Entlastung, Belastung oder Teilbelastung.

- Entlastung:
  Die Rückenlage mit aufgestellten Füßen ist entlastend, weil die Muskulatur nicht gleichzeitig gegen die Schwerkraft arbeiten muss. Auch die Rückenlage mit gestreckt liegenden Beinen erfüllt diese Bedingung noch, aber je nach Form der Wirbelsäule könnte der Druck auf die Bandscheiben ein wenig zunehmen.
- Teilbelastung:
  Der Vierfüßlerstand bedeutet Teilbelastung. Wenn also Übungen in dieser Stellung durchgeführt werden, die hauptsächlich auf Bewegung ausgerichtet sind, ist das Ausmaß der Haltearbeit, die die Muskulatur gleichzeitig leisten muss, noch relativ gering.
- Belastung:
  Im Stand arbeitet die Muskulatur nahe der Wirbelsäule allein schon, um Sie gegen die Schwerkraft aufrecht zu halten. Werden also jetzt bewegende Übungen durchgeführt, addiert sich die Kraft, die für die Übungen aufgebracht werden muss, zu der Spannung, die für die Aufrechterhaltung nötig ist.
  Im Sitzen ist der Druck, der auf die Bandscheiben allein durch die Stellung ausgeübt wird, noch größer als im Stand.
  Im Stehen oder Sitzen zu üben ist deshalb nicht grundsätzlich schlecht, diese Aspekte sollten nur bewusst sein, damit die Ausgangsstellung entsprechend ausgewählt werden kann. Nach einem langen, anstrengenden Arbeitstag empfiehlt es sich also, in Rückenlage zu üben. Langfristig ist es gut, auch im Sitz oder Stand Übungen oder Korrekturen durchzuführen, weil diese Positionen im Alltag häufiger vorkommen.

Der Zauberstab und das Drumherum

Wirbelsäulengelenke

Die Wirbelsäule ist ein aus Bandscheiben und Wirbeln bestehender biegsamer, doppel-S-förmiger Stab, der durch starke Bänder zusammengehalten und auf dem oben der Schädel getragen wird. Es gibt sieben Hals-, zwölf Brust-, fünf Lendenwirbel, das Kreuzbein und das Steißbein. Das Kreuzbein besteht aus fünf miteinander verschmolzenen Wirbeln, an die sich die vier verkümmerten Wirbel des Steißbeines anschließen. Im Bereich des Kreuzbeines ist die Wirbelsäule in den Beckenring eingelassen und bildet an beiden Seiten das Kreuz-Darmbein-Gelenk.
Die meisten Wirbel bestehen aus dem Wirbelkörper, dem Wirbelbogen, der das Rückenmark umschließt. Nach hinten endet der Wirbelbogen in einem zum Rücken gerichteten Dornfortsatz – das sind die »Knubbel«, die Sie am Rücken sehen können. Zu beiden Seiten gehen von den Wirbelbögen die Querfortsätze aus. Es gibt jeweils feste Bänder vorne an den Wirbelkörpern, hinten und an den Dornfortsätzen.

Der erste Halswirbel – der Atlas – ist ein Knochenring ohne Wirbelkörper, er trägt den Kopf. Der zweite hat einen nach oben gerichteten Zapfen, um den sich Atlas und Kopf drehen. Wird von den Verhältnissen ganz oben am Kopf und vom Kreuz- und Steißbein abgesehen, hat im Prinzip fast jeder Wirbel je zwei Gelenke zu seinem oberen und unteren Nachbarn. Zwischen den Wirbelkörpern sind die Bandscheiben. Sie bestehen aus einem Gallertkern, der von Fasermassen umgeben ist, deren Gewebe in den Knorpelbelag der Wirbelkörperflächen übergeht, und die dadurch die Bewegungen einschränken.

In der Brustwirbelsäule gehen von den Wirbelkörpern zwölf Rippenpaare ab, von denen sieben direkt am Brustbein münden, und fünf »falsche« Rippen, deren vorderes knorpeliges Ende sich an das der höheren Rippen anlegt und die so indirekt mit dem Brustbein Verbindung haben. Die beiden letzten Rippen enden frei in der Bauchwand. Die sieben »echten Rippen« sind hinten mit den Wirbelkörpern und den Querfortsätzen und vorne mit dem Brustbein gelenkig verbunden.

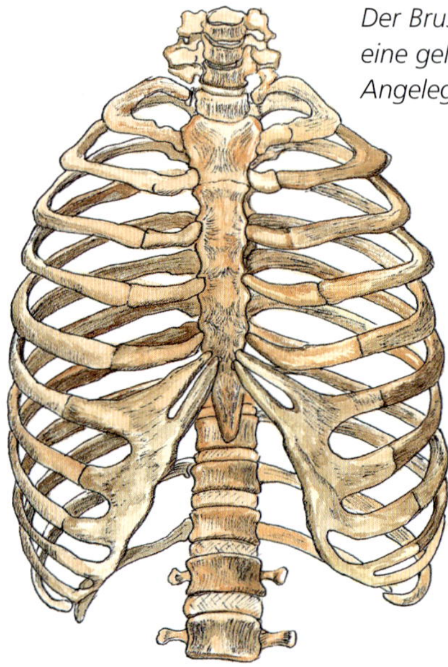

Der Brustkorb – eine gelenkige Angelegenheit

Warum steht das alles in einem Buch, in dem es um Gelenke geht? Stellen Sie sich vor, Sie führten eine Bewegung mit dem Rumpf durch, die den gesamten Brustkorb und die gesamte Wirbelsäule erfasst. Es werden folgende Gelenke – anatomische Abweichungen am oberen und unteren Ende nicht berücksichtigt – beteiligt sein:

Gelenkfortsätze der Wirbelkörper, je zwei zum oberen und unteren Wirbel (24 x 4)	**96**
Bandscheiben, obwohl sie jeweils zu beiden Seiten mit den Wirbelkörpern verbunden sind, nur einmal gezählt	**24**
Zwölf Rippenpaare, jeweils gelenkig an den Wirbelkörpern und den Querfortsätzen verbunden (12 x 2 x 2)	**48**
Sieben »echte Rippen«, die auch am Brustbein ansetzen (7 x 2)	**14**
Gesamt	**182**

182 Gelenke, das ist eine stattliche Anzahl. Wenn Sie Ihren Rücken bewegen, kommt also einiges in Bewegung. Selbst wenn die Rippengelenke nicht mitgerechnet würden, kämen 120 Gelenke zusammen. 182 kleine Kommunikationsflächen, von denen jede als Glied in einer Kette betrachtet werden kann. Die Stärke einer Kette richtet sich nach dem schwächsten Glied. Da das Gehirn in Bewegungen denkt und nicht in einzelnen Muskeln, könnte z. B. die Entzündung eines einzelnen Gelenkes das gesamte Bewegungsverhalten des Rückens verändern.

Einerseits müssen Sie nicht die Anatomie des Rückens bis in alle Einzelheiten beherrschen, um motiviert zu werden, sich um ihn zu kümmern, andererseits gibt es so viele intelligente technische Details, dass hier stichwortartig noch einige davon aufgezählt werden sollen:

- Die Größe der Wirbelkörper nimmt von oben nach unten zu.
- Die Bandscheiben machen 1/4 der Gesamtlänge der Wirbelsäule aus.
- Die Wirbelkörper sind teilweise keilförmig, die Bandscheiben sind teilweise keilförmig – die Form der Wirbelsäule wird also von beiden geprägt. Würden die Bandscheiben wegfallen, hätte sie eine völlig andere Form.
- Die Bewegungsmöglichkeiten der Wirbelsäule sind am Hals am größten, die Brustwirbelsäule ist relativ unbeweglich, die Lendenregion ist wieder beweglicher.
- Die Fähigkeit zu drehen, nimmt von oben nach unten ab.
- Die Fähigkeit zur Vor- und Rückbeugung und zur Seitneigung ist im Hals- und Lendenbereich am größten.

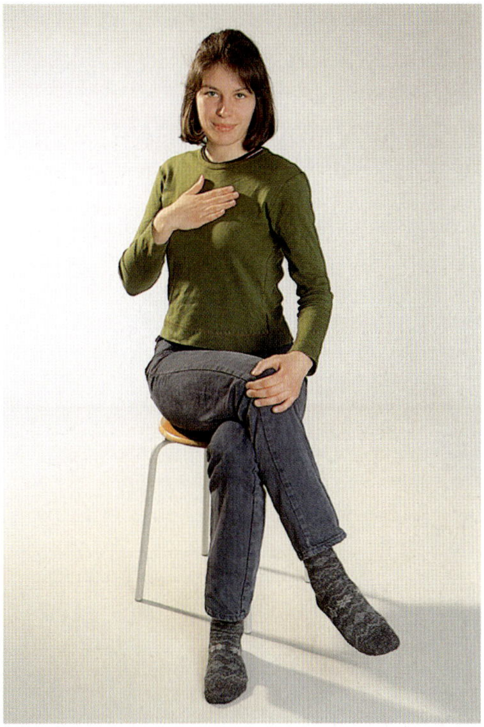

Bewusst machen ist ein Beginn für Veränderung

Versuch einer Analyse – Drehung I

- Wenn Sie sich auf einen Hocker setzen und versuchen etwas anzuschauen, das direkt hinter Ihnen ist, wird Ihr ganzer Körper beteiligt sein. Die Beine werden sich zur Seite bewegt haben, der Kopf, der Hals usw.: Alles leistet seinen Beitrag.
- Schlagen Sie einmal das rechte Bein über das linke und drehen sich nach rechts, dann werden Sie bemerken, dass sogar die Stellung des Beckens und der Hüfte eine Rolle bei diesem Tun spielt: Sie kommen weniger weit.
- Bleiben Sie so sitzen und umfassen jetzt mit der linken Hand das Knie und ziehen es etwas nach links, während Sie es dort halten, drehen Sie sich wieder so weit es geht nach rechts, als wollten Sie hinter sich schauen. Legen Sie die rechte Hand flach auf das Brustbein und ziehen Sie sanft mit der Hand mit, dann geht es etwas weiter. Verharren Sie so und drehen nur den Kopf nach vorne. Jetzt haben Sie den Hals gegen den Brustkorb bewegt. So isoliert fällt das im Alltag schwer. Registrieren Sie, wie es geht, vielleicht ist zu spüren, wo die Bewegung geschieht.
- Nachdem Sie das einige Male gemacht haben, bleibt der Kopf zur Seite gedreht und nur der Brustkorb bewegt sich nach vorne, so dass Ihr Oberkörper mit der Hand nach vorne zeigt. Jetzt haben Sie den Brustkorb gegen den Hals bewegt.
- Dies kann aber die Beweglichkeit einzelner Wirbelsäulenabschnitte bewusst machen. Wie geht es zur anderen Seite?

Die Muskeln

Sicher ist es vorstellbar, dass bei diesem technisch komplizierten Gebilde, wie es die Wirbelsäule ist, die Muskeln eine ähnlich raffinierte Anordnung zeigen.

Es gibt viele kleine Muskeln, die in der Tiefe, direkt an den Wirbeln angebracht sind. Sie ziehen zum Beispiel von Dornfortsatz zu Dornfortsatz – das sind die Ausläufer der Wirbel, die hinten am Rücken zu sehen sind. In manchen Rückenabschnitten liegen mehrere Schichten übereinander und sind, so wie sie liegen, für die Streckung gedacht. Dann führen Muskeln von einem Dornfortsatz zu einem Querfortsatz: Sie sind zwar sehr kurz, verlaufen aber schräg und sind für Drehungen zuständig. Die Muskeln, die von Querfortsatz zu Querfortsatz ziehen, sind – wenn sie auf beiden Seiten gleichzeitig angespannt werden – zum Strecken nötig. Bei einseitigem Gebrauch führen sie eine Seitneigung durch. Diese vielen kleinen Helfer sind hier erwähnt, weil ihr Vorhandensein helfen soll, *»Die Zuggurtung« auf Seite 52* zu verstehen.

Dann gibt es noch relativ gerade verlaufende lange Rückenmuskeln, die sich von unten nach oben erstrecken und in ihrem Verlauf an mehreren Dornfortsätzen »festmachen« Sie verlaufen schräg und sind je nach Lage jeweils für die Streckung oder Drehung zuständig. Manche Muskeln haben, je nachdem, ob Bewegungen einseitig oder symmetrisch erfolgen, mehrfache Funktionen.

Das Rückenmark und die Nerven

Die Wirbelbögen übereinander geschichtet ergeben den Wirbelkanal, in dem das Rückenmark verläuft und der die Verbindung vom Gehirn zur Peripherie und umgekehrt schafft. Durch seitliche Löcher in den Wirbelbögen treten »Ableger« des Rückenmarkes aus, 31 Nervenpaare, die dorthin reichen, wo sie ihre Gebiete zu versorgen haben.

Da das Rückenmark mit der Lendenwirbelsäule aufhört, zieht also ein sehr langer Nervenstrang bis zu den Füßen herunter, im Volksmund »Ischias« genannt. Anatomisch korrekt sind es mehrere sich aufteilende Fasern mit unterschiedlichen Namen, das ist aber von untergeordneter Bedeutung. Natürlich verzweigen sich alle Nervenfasern, um jeweils an ihre Einsatzgebiete zu gelangen.
So wird es vielleicht verständlich, dass Irritationen am Wirbel zum einen vor Ort Beschwerden machen können, zum anderen im Fuß – oder wenn es sich im Halsbereich abspielt, in der

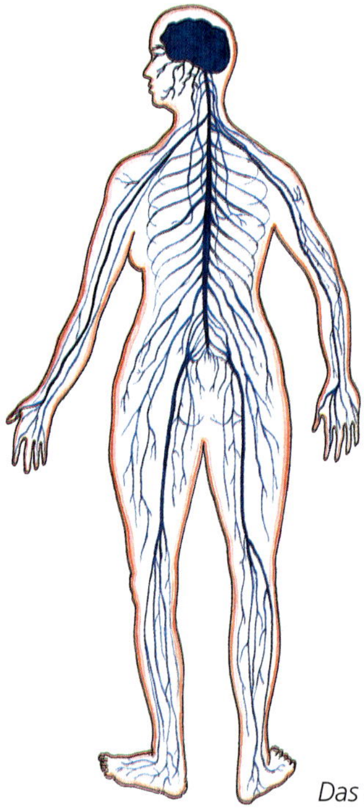

Das Nervensystem

Versuch einer Analyse – Drehung II

▶ Obwohl der Lendenbereich eines der beweglichsten Teile ist, lässt er sich – im Vergleich zur Hals- und Brustwirbelsäule – nur wenig drehen. Setzen Sie sich auf einen Hocker, die Füße hüftbreit, Knie über den Füßen und legen Sie beide Handflächen übereinander flach auf das Brustbein. Die Hände zeigen Ihnen an, dass die Brust »da bleibt, wo sie ist« und sich nicht bewegt. Nun schieben Sie im Wechsel ein Knie nach vorne heraus und ziehen es weiter »herein«, als würde der Oberschenkel mal länger und mal kürzer. Wenn die Hände dabei ruhig bleiben, haben Sie die Drehung, die in der LWS möglich ist, ausgelöst. Wie geht es auf der anderen Seite?

Hand –, weil der Nerv an seiner Wurzel »bedrängt« wird. Sind die Nerven gestört, kann das Schmerz, sonstige Gefühlsstörungen, Schwächen oder Lähmungen und Durchblutungsstörungen zur Folge haben.

Die Bandscheiben

»Ich hab's an der Bandscheibe« ist oft von Laien als Diagnose zu hören, wenn sie Rückenbeschwerden haben. Nun ist die Anwesenheit von Bandscheiben an sich eine sinnvolle Einrichtung. Wie kleine Schwämme puffern sie die Bewegungen zwischen den Wirbelkörpern. Beugen Sie sich nach vorne, werden die kleinen Kissen vorne zusammengedrückt. Beugen Sie sich nach hinten oder zur Seite, wird jeweils der Druck da größer, wohin Sie sich bewegen. Auch die Ernährung dieser Polster funktioniert nach dem Schwammprinzip. Nachts und in Entlastung *(siehe Seite 61: »Entlastung, Teilbelastung, Belastung«)* füllen Sie sich mit Flüssigkeit, von der sie sich auch ernähren. Wird die gallertartige Scheibe belastet, presst sich die Flüssigkeit heraus und auch Abfallstoffe werden so entsorgt. Das Ganze funktioniert wie eine Saug-Druck-Pumpe.
Dieses Prinzip macht deutlich, wie wichtig sowohl Bewegung als auch Entlastung auch für diesen Körperteil sind.

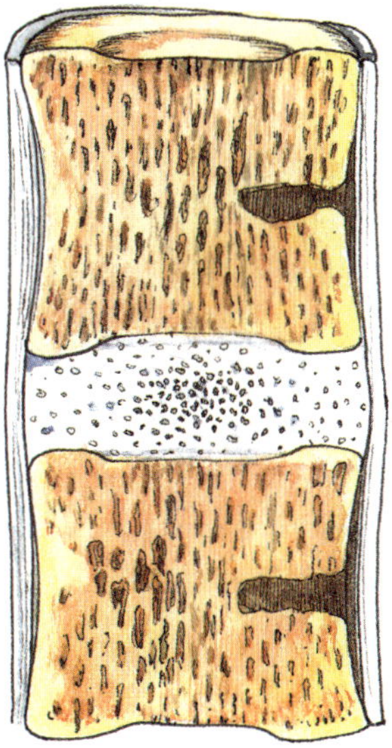

Die Ernährung der Bandscheibe funktioniert wie ein Schwamm

Der Kern der Bandscheibe schiebt sich bei Bewegung immer ein wenig hin und her, in der Regel in die Richtung, wo weniger Druck herrscht.
Nun kann es sein, dass an besonders belasteten Stellen der den Kern umgebende Faserring etwas brüchig wird. Es gibt kleine Risse, wie z. B. bei älteren Gummiringen. Dann kann sich bei heftigen Bewegungen Gewebe von dem Kern in diese winzigen Spalten drücken: Das ergibt eine Vorwölbung der Bandscheibe oder »Protrusion«. Reißt der Faserring und der Kern bricht durch ihn durch, ist das ein Bandscheibenvorfall oder Bandscheibenprolaps. Dieses Gewebe, das sich dann irgendwo befindet, wo es nicht hingehört, kann auf Strukturen drücken – schlimmstenfalls in den Raum reichen, durch den ein Nerv läuft – und so in dem Gebiet, das dieser Nerv versorgt, ausstrahlende Schmerzen hervorrufen.

Haben Sie schon einmal auf einer alten, qualitativ schlechten Matratze gelegen? Es wird da Kuhlen geben, wo ständig die Hauptbelastung ruhte. Wäre Sie beispielsweise in einem Dauertest mit einer Platte vom Gewicht eines Menschen belastet worden, hätte die Qualität mit der Zeit auch gelitten, aber es gäbe nicht diese punktuellen Verschleißerscheinungen. Wenn Sie sich jetzt einen etwas festen Schwamm vorstellen, der zwischen zwei festen Gegenständen immer an einer Stelle gepresst gehalten wird, seine Flüssigkeit dort verliert, der in diesem Zustand dann auch noch ständig wechselnden Bewegungen ausgesetzt ist: Da kann das Material schon einmal ermüden.

Eigentlich könnte das Thema mit zwei Tipps abgehandelt werden:
Halten Sie sich so, dass die natürliche S-Form der Wirbelsäule weitgehend erhalten bleibt.
Legen Sie sich im Alltag ab und zu mal hin.
Eine Schwierigkeit bei diesen sehr allgemein gehaltenen Ratschlägen mag sein, dass Sie vielleicht nicht immer genau wissen, wie der Rücken denn nun gehalten werden muss und dass die Gelegenheiten zum Hinlegen – im Arbeitsalltag – eher rar sind.

Biegespannung

Biegespannung bedeutet die Anwesenheit von Druck- und Zugspannung. Stellen Sie sich ein fest gerolltes Handtuch vor, das gebogen wird. An einer Seite wird eine Falte entstehen, da gäbe es Druckspannung, die andere Seite würde gleichzeitig gedehnt, es entstünde Zugspannung. Geschieht dies gehäuft an der Wirbelsäule, entsteht Schmerzaktivität im Körper, auch wenn es nicht als Schmerz zu spüren ist *(siehe Seite 52)* und Strukturen werden einseitig belastet. Wird die Wirbelsäule aufrecht gehalten, kann der Druck gleichmäßiger auf die Bandscheiben verteilt werden. Wird Druck unter gleichzeitiger Biegespannung ausgeübt, ist es, als würde eine Matratze ständig an einer ihrer Kanten belastet, wo mit der Zeit erhöhter Verschleiß zu erkennen wäre. Weiterhin wird die abfedernde Wirkung, die sich allein schon durch die Doppel-S-Form der Wirbelsäule ergäbe, verringert.

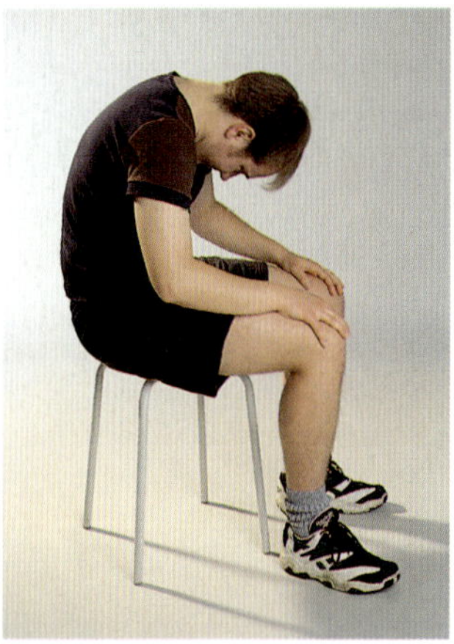

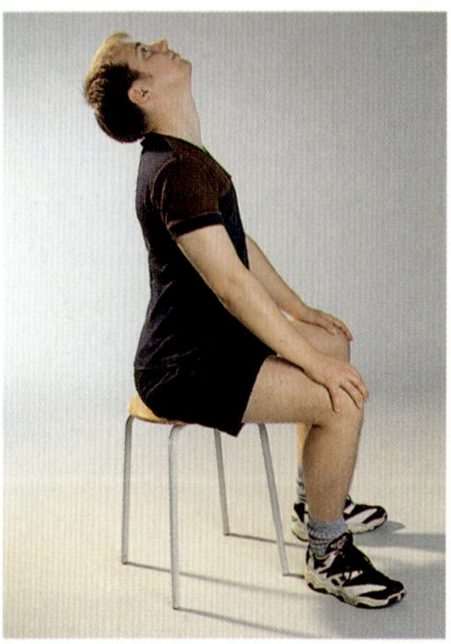

Beugung und Streckung im Rücken

Versuch einer Analyse – Beugung/Streckung

- Wenn Sie mäßig aufrecht auf einem Hocker sitzen und den Kopf nach vorne und hinten bewegen, den Rumpf dabei nicht mit einbeziehen, beugen und strecken Sie die Halswirbelsäule. Ein wenig ist zwar das Kopfgelenk mit beteiligt, das kann aber hier vernachlässigt werden. Ganz so isoliert sind Beugung und Streckung für den Rest der Wirbelsäule nicht möglich.
- Wird das Becken vor und zurück bewegt wie auf *Seite 25 unter »Dehnen«* beschrieben, beugt und streckt sich die Lendenwirbelsäule, obwohl sicher Ausläufer dieser Bewegungen bis in den Brustbereich wirken werden. Ebenso wird das der Fall sein, wenn Sie die Brustwirbelsäule rund machen und danach aufrichten. Die darüber und darunter liegenden Abschnitte werden sich nicht »raushalten« können.
- Versuchen Sie die Stirn so weit dem Bauchnabel zu nähern, wie es möglich ist, dann erreichen Sie die Beugung der kompletten WS. Beginnen Sie langsam und beugen Wirbel für Wirbel und registrieren Sie dabei, wo sich vielleicht Abschnitte »im Block« bewegen. Dann rollen Sie sich von unten nach oben wieder auf und gehen so weit nach hinten, wie es geht. Jetzt haben Sie die maximale Streckung, zu der Ihr Rücken fähig ist. Nehmen Sie den Kopf dabei nicht zu weit in den Nacken, damit Sie sich dort nicht weh tun.

Unterbrechung

- Sollten Sie Gelegenheit haben, sich tagsüber ab und zu hinzulegen, tun Sie es. Wie *auf Seite 61* beschrieben, ist die Wirbelsäule in dieser Stellung entlastet und braucht keine besonderen Biegungen hinzunehmen. Sie könnten ein wenig ruhen und sich räkeln, das würde auch den Muskeln gut tun.
- Wenn Sie kein geeignetes Lager finden, könnte ein Spaziergang die Lösung sein. Dann kommt sanfte Bewegung am Rücken an und bietet auch einen Ausgleich, besonders wenn Sie sonst viel sitzen. Versuchen Sie außerdem konsequent bei jedem Telefonat aufzustehen und hin und her zu gehen.

Ü Die Waage zwischen Geschmeidigkeit und Halt

1 Dehnung durch Atmung

› In Rückenlage auf nicht zu weicher Unterlage den Kopf flach mit einem festen Kissen oder gefalteten Handtuch unterlagert, spüren Sie nach, wie Sie liegen. Wenn Sie mögen, können die Fragen von *Seite 106, »Zusammenhänge entdecken«,* zu Hilfe genommen werden. Dies vor der nächsten Übung zu tun, kann helfen, Veränderungen, die sich durch die Atemübung vielleicht ergeben, hinterher besser wahrzunehmen.

Danach registrieren Sie, wie Ihre Atmung verläuft, ohne sie zu verändern: In welchem Rhythmus kommt und geht die Atmung? Wie lange dauert die Ausatmung, wie lange die Einatmung? Dauert eine der Phasen länger als die andere? Gibt es zwischen den beiden Phasen eine Pause? Haben Sie eine Vorstellung von dem Raum, den die Luft füllt, die in Sie einströmt? Ist es ein Würfel, eine Pyramide, eine große Kartoffel?

Während Sie Ihren normalen Atemrhythmus beibehalten, lassen Sie die Luft jetzt zum Mund herausströmen und zur Nase herein. Wenn Ihnen das nach einer Weile leicht gelingt, spitzen Sie den Mund während der Ausatmung wie zum Pfeifen und pusten Sie die Luft sanft durch die kleine Öffnung heraus. Pressen Sie nicht, gestalten Sie den Luftstrahl von Anfang bis zum Ende weich. Ist alle Luft draußen, schließen Sie die Lippen, die Einatmung erfolgt von alleine wieder durch die Nase. Wiederholen Sie das Ganze einige Male. Nach ungefähr zehn Atemzügen können Sie eine Pause machen, während der sie nichts zu beachten brauchen.

Die Übung – einschließlich der Pausen – kann nach Belieben wiederholt werden.

Frühestens nach fünf Minuten spüren Sie wieder nach, wie Ihre Atmung geht – sie wird tiefer sein, die Atemzüge pro Minute weniger. Strecken Sie dann die Beine wieder aus und vergleichen Sie die Lage Ihres Rückens mit der Lage zu Beginn der Übung. Vermutlich wird zu merken sein, dass er »weicher«, flacher liegt.

Ist dies nicht der Fall, bedeutet das keinen Fehlschlag, die Übung hat dann lediglich nicht ausgereicht, Ihre Rückenmuskeln zum Entspannen zu bringen. Eigentlich ist es ja viel erstaunlicher, wenn es funktioniert.

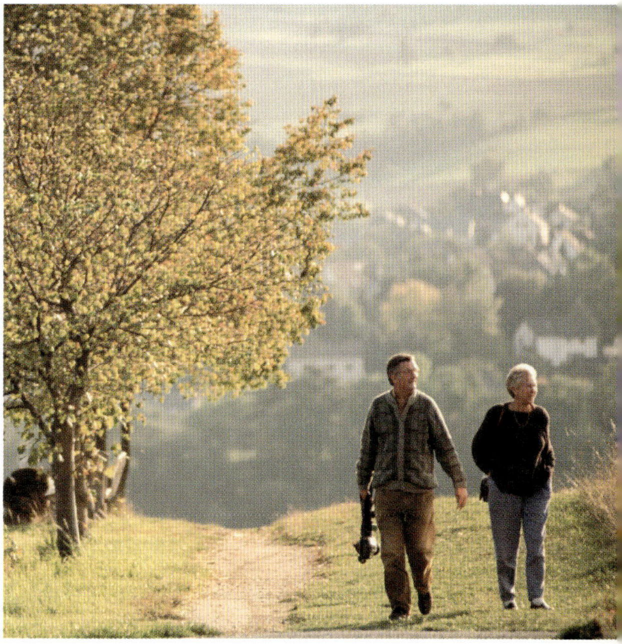

Atemzüge, die sich lohnen

Tiefe Atmung bewegt den Brustkorb

Der Mensch braucht ein gewisses Quantum an Sauerstoff zum Agieren. Das Atemzentrum im Gehirn sorgt dafür, dass sich im angemessenen Rhythmus die Rippen heben, der dadurch erweiterte Lungenraum saugt so Luft an. Geschieht das Anheben der Rippen in geringem Umfang, erfolgt dies dafür häufiger, damit die erforderliche Luftmenge verfügbar ist. Bei vertiefter Atmung bedarf es weniger Atemzüge, weil jeweils größere Luftmengen angesogen werden. Durch die größere Hubwirkung bewegen sich die Rippen in ihren Gelenken an Wirbeln und Brustbein umfangreicher, was wiederum ein »bewegendes« Element für den gesamten Brustkorb ist.

2 Dehnung durch die Halbmond- oder Sichellage

Die Ausgangsstellung ist die Rückenlage. Das linke Bein wird etwas weiter nach links gelegt, das rechte auch – aber wiederum nur so viel, dass das Becken noch auf dem Boden liegt und sich nicht rechts etwas abheben muss. Nun lassen Sie auch den Kopf etwas weiter nach links rutschen. So können Sie einfach eine Weile liegen bleiben, evtl. legen Sie den rechten Arm so weit vom Körper weg in Richtung Kopf, wie dies möglich ist, ohne Schmerzen in der Schulter zu erzeugen.

Wenn Sie eine Weile so gelegen haben, Kopf und Beine wieder in die Mitte geholt haben, spüren Sie nach, wie Sie liegen. Es wird ein seltsam »schiefes« Gefühl wahrzunehmen sein, das Sie möglicherweise sofort motivieren könnte, auch die andere Seite zu beüben.

Diese Übung dehnt die Brustkorbhälften und sorgt dafür, dass die Rippen sich auseinander spreizen. Wenn gleichzeitig die Atemübung der vorherigen Seite durchgeführt wird, hilft das größere Atemvolumen auch von innen her bei der Dehnung.

3 Aufstehen – Hinsetzen

Das Aufstehen vom Sitz kann einmal mit viel Biegespannung auf die Wirbelsäule gestaltet werden, aber auch mit weniger. Wenn Sie sich einige Tipps für diesen Vorgang zu eigen machen, könnten Sie auf das gesamte Leben verteilt Ihrer Körperachse einigen Stress ersparen. Dies geht ganz einfach, indem Sie den Oberkörper zwar nach vorne lehnen – so weit es nötig ist, um das Gewicht über die Füße zu bekommen – ihn aber nicht rund machen.

Lehnen Sie sich mit aufgerichtetem Oberkörper nach vorne, das Gesicht schaut nach vorne, der Scheitel strebt nach oben – ohne dass der Kopf in den Nacken gelegt wird – und zieht Sie so hinterher. Auf die gleiche Art und Weise geht es auch wieder zurück in den Sitz. Probieren Sie es aus. Auch wenn es am Anfang ein fremder Bewegungsablauf zu sein scheint, mit der Zeit wird er – wenn er einige Male geübt ist – selbstverständlicher und kann sich bei konsequenter Anwendung automatisieren.

Diese Form des Aufstehens schont einerseits den Rücken, andererseits kräftigt es die Rückenmuskeln, weil diese bei dieser Technik mehr anspannen. Die vielen kurzen Muskeln können nur richtig arbeiten, wenn der Rücken gestreckt ist und sie nicht überdehnt werden (*siehe Seite 52, »Zuggurtung«*). ❮

Tief geht meist schief

- Wenn Sie mal eine ruhige Minute erwischen, denken Sie mal: »Tief einatmen« und beobachten Sie, was geschieht. Der obere Oberkörper wird sich heben, vielleicht lehnen Sie ihn sogar ein wenig nach hinten und die ganze Luft wird in den oberen Brustkorb fließen. Wenn Sie noch etwas genauer spüren, werden Sie merken, dass der Bauch sich sogar während der Einatmung eng macht. Das ist nicht der Sinn einer tieferen und dadurch ruhigeren Atmung. Günstiger ist es, dies über eine kontrollierte und verlängerte Ausatmung zu erreichen. Dann ist auch gleich Platz für die neue Luft und die Atmung wird insgesamt harmonischer. Denken Sie also nicht an die Einatmung, sondern an die lange, lange, durchgängig sanfte Ausatmung.

»Das hatten wir schon!«

Folgende Übungen aus anderen Kapiteln beziehen auch den Rücken mit ein:

- *Seite 76: »Schraubenförmig erweitern«*
- *Seite 76: »Widerstand abbauen«*
- *Seite 106: »Zusammenhänge entdecken«*, das ist eine Übung, die mit allen anderen kombiniert werden kann.
- *Seite 107: »Verlängern«*
- *Seite 77: »Sanfte Abwandlung«* und fast alles aus dem *»Beckenkapitel«*.

Auch Auffassungen über Haltung veralten

»Brust raus, Bauch rein!« In dieser Aufforderung erschöpften sich in vergangenen Generationen die Anleitungen zu einer gesunden Körperhaltung. Dabei vermochte dieses Kommando vielleicht die langen Kerls vom Alten Fritz zum Appell in eine angemessene Haltung zu bringen, eine körpergerechte – für den Alltag geeignete – Haltung lässt sich damit nicht herbeizaubern.

Vielleicht kennt die eine oder andere von Ihnen auch noch den Besenstiel im Rücken, der zum Zweck der Korrektur mit beiden Armen dort gehalten werden sollte, um die Körperachse in eine Stellung zu bringen, die den Begriff »Achse« auch rechtfertigt.
Später – in den 50er-Jahren – verfeinerte sich die Haltungsschulung, indem in den Frauenzeitschriften und in den Ratgebern à la »Wie werde ich ein perfekter Teenager« empfohlen wurde, ein Buch auf dem Kopf zu tragen. Die Empfehlung zur Haltungsverbesserung machte schon Sinn, sie war aber nicht zur Steigerung der körperlichen Gesundheit gedacht, sondern sollte eher dazu verhelfen, die Grazie und den Liebreiz zu steigern. Immerhin näherte sich der Vorschlag mit dem Buch auf dem Kopf den heutigen Vorstellungen von einer praktikablen Haltungsschulung, die sich nicht im Erlernen einer Haltung erschöpfen, sondern immer Tätigkeiten unter Beibehaltung der Korrektur beinhalten sollten.

Verderben viele Köche den Brei?

Dank biomechanischer Erkenntnisse und Computertechnik, die interne Abläufe des Körpers nachstellen kann, weiß man heute allgemein mehr über funktionelle Vorgänge. Heutzutage wiederum gibt es mehrere verschiedene Ansichten von Experten, wie gesunde Haltung auszusehen hat.

Drei dieser Lehren werden hier vorgestellt. Nutzen Sie Ihr eigenes Wissen, mischen Sie es mit Ihrer Empfindung und sammeln Sie die klügsten Argumente, dann wird Ihnen ein individuelles Menü geboten.

Die Haltungen werden jeweils anhand des Stehens und des Sitzens vorgestellt und die Begründungen, warum sie empfohlen werden, erläutert. So mögen Sie selber entscheiden, welche der Argumente Ihnen am sinnvollsten erscheinen. *Dies geschieht auf den Seiten 48 bis 51.*

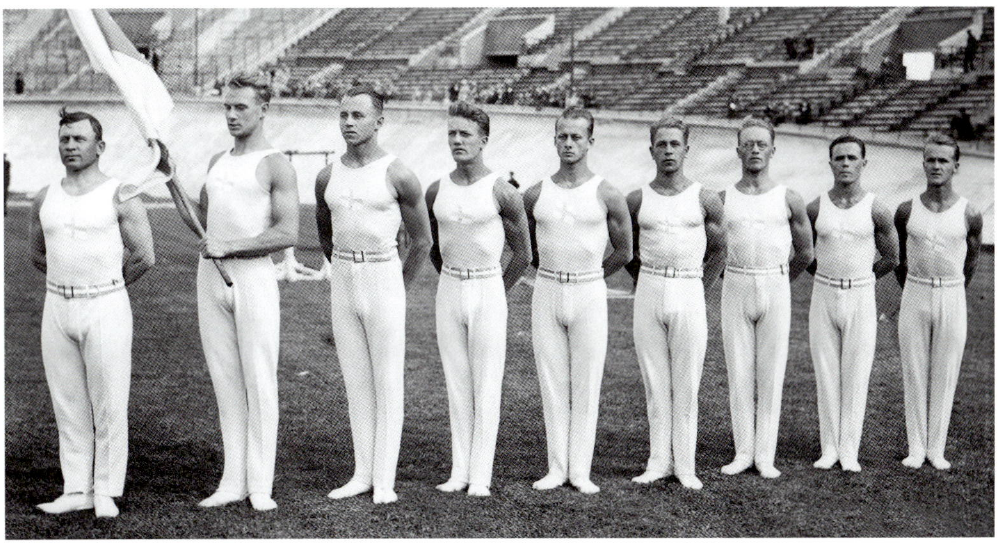

Haltungskorrektur antiquarisch

Ü Die ultimativen Rückenübungen

Die ultimativen Rückenübungen sind eigentlich gar keine Übungen, sondern Prinzipien im Alltag.

Wenn Sie oft auf Ihre Haltung achten, wird mit jeder Sekunde Muskulatur da gedehnt, wo sie sonst verkürzen würde, Muskulatur da gekräftigt, wo Sie sich sonst »hängen« ließen. Das Schwierigste ist es, im Alltag eine korrigierte Haltung zu bewahren, während man abgelenkt ist und arbeiten muss.

1 Haltung bewahren – auch in Bewegung

› Setzen Sie sich auf einen Stuhl oder Hocker und korrigieren Sie Ihre Haltung, wie unter *Nr. 2 oder Nr. 3 auf Seite 48/49* beschrieben. Jetzt bewegen Sie den Oberkörper nach vorne und hinten im Wechsel, ohne die Stellung des Rückens oder die der Beine zu verändern. Auch dabei werden die Muskeln schon gekräftigt. Zum einen allein durch die Haltung und noch einmal mehr, wenn Sie sich nach vorne neigen – die Rückenmuskeln – wenn Sie sich nach hinten lehnen – die Bauchmuskeln.

2 Den Bauch dehnen

In Rückenlage möglichst auf einer Decke auf dem Fußboden registrieren Sie, wie der Rücken liegt. Wo berührt er den Boden, wo nicht?

Dann führen Sie die Arme so weit über den Boden, dass sie über die 90° hinaus in der Nähe des Kopfes liegen – wenn nichts dabei weh tut. Registrieren Sie, wie jetzt Ihr Rücken liegt; er wird sich im Lendenwirbelsäulenbereich etwas weiter abgehoben haben.

Der Haltungstest nach Matthiaß

Wenn Sie sich aufgerichtet hinstellen, die Arme nach vorne strecken, dabei die Haltung 30 Sekunden beibehalten können, gelten Sie als haltungsgesund. Ist es keine 30 Sekunden möglich, wird dies als Haltungsschwäche definiert.

Nun drücken Sie Ihren Bauch heraus, tun dies aber nicht mit Hilfe des Rückens. Nur die Bauchdecke herausdrücken und trotzdem dabei weiteratmen. Immer wieder wird der Rücken dabei helfen wollen, er soll sich aber nicht durch eine Biegung nach vorne daran beteiligen, er bleibt so liegen wie zuvor.

Wenn Sie ein wenig experimentieren wollen, können Sie die Arme noch neben dem Körper lassen, den Bauch herausstrecken und dann die Arme nach oben nehmen. Der Bauch wird sich dann flacher machen wollen. Damit Sie wirklich nicht die Einatmung zu Hilfe nehmen, könnten Sie dabei singen oder reden. Das dehnt die gesamte Front des Körpers. Im Alltag wird die eher »kurz gehalten«.

Gelingt es mit der Zeit leichter, kann zusätzlich das Brustbein in Richtung Zimmerdecke und Nase gezogen werden, während der Bauch vorgewölbt ist. Das wird naturgemäß keinen großen Bewegungsausschlag geben, die Rückenmuskulatur wird aber dabei gefordert. Möglicherweise zeigt sich das, indem sich der Rücken jetzt hohler macht oder vielleicht sogar weh tut. Dann lassen Sie es.

3 Sanfte Dehnung für zwischendurch

Setzen Sie sich aufrecht hin und heben Sie einen Arm gestreckt so hoch, dass die Fingerspitzen zur Zimmerdecke zeigen. Strecken Sie sich jetzt, als wollte die Hand an etwas Hochhängendes herankommen. Tun Sie es langsam, fahren Sie gewissermaßen die Hand behutsam aus und verfolgen Sie vielleicht, wo die Verlängerung herkommt. Erst wird der Arm sich ganz lang machen, dann die Schulter etwas nachgeben, Stück für Stück der Rumpf. Je nachdem, wie Sie nachgeben, ist der Zug noch in der Taille der entsprechenden Seite zu merken.

Ist die Hand am Endpunkt angelangt, kann der Arm langsam heruntergenommen werden. Je nach Empfindung kann dies auf jeder Seite zwei- bis fünfmal durchgeführt werden.

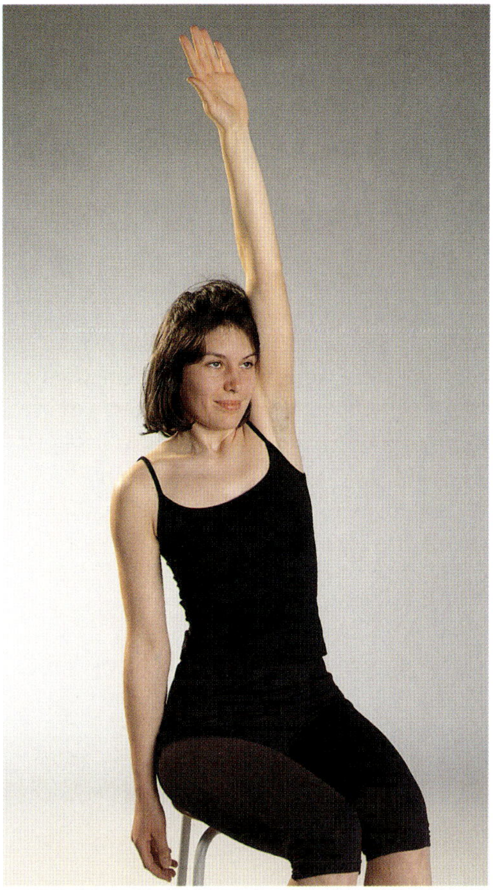

Sanfte Dehnung des Rumpfes für zwischendurch

Versuchen Sie danach darauf zu achten, dass der Scheitel sich zur Zimmerdecke schiebt.

Diese Übung kann gut im Arbeitsalltag oder beim Fernsehen zwischendurch geschehen. Sie ist nicht sensationell; wenn es aber ein anstrengender Tag war und Sie möglicherweise verspannt sind, dann soll nicht noch »eins draufgesetzt« werden.

4 Kräftigung der unteren Bauchmuskeln

Wenn Sie sichtbare Bewegungsausschläge wollen, ist diese Übung nichts für Sie. Wenn Sie aber Bauchmuskelübungen unter gleichzeitiger Berücksichtigung aller rückenschonenden Aspekte kennen lernen wollen, dann versuchen Sie folgende Übung: Legen Sie sich auf den Rücken und stellen Sie einen – diesmal gepolsterten – Stuhl so zurecht, dass Sie in Rückenlage Ihre Unterschenkel darauf legen können. Wenn Sie einen Hocker nehmen, legen Sie sich eine Decke oder ein Kissen darauf. In den Hüft- und Kniegelenken sollte ein rechter Winkel bestehen. Die Arme liegen etwas vom Körper abgespreizt und so gedreht, dass die Handflächen zur Zimmerdecke zeigen, sie drücken sich fest auf den Boden. Der Hals wird lang und drückt sich auch auf den Boden, ebenso die Lendenwirbelsäule.

Jetzt nähern Sie die Knie einschließlich der Unterschenkel der Zimmerdecke – versuchen Sie die Unterschenkel vom Stuhl abzuheben, ohne den Winkel in den Knien zu verändern. Die Oberschenkel schieben sich zur Zimmerdecke und ziehen den Unterbauch mit. Bitte seien Sie nicht entmutigt, wenn sich nichts rührt. Sie sind in zahlreicher Gesellschaft. Halten Sie die Spannung jeweils, während Sie bis neun zählen – am besten laut, damit Sie nicht die Luft anhalten – und lassen Sie dann alles locker. Wiederholen Sie das siebenmal. Wenn Sie die Spannung im Unterbauch in dem Sinne spüren, dass sich das Schambein dem Nabel leicht nähert, machen Sie es richtig.

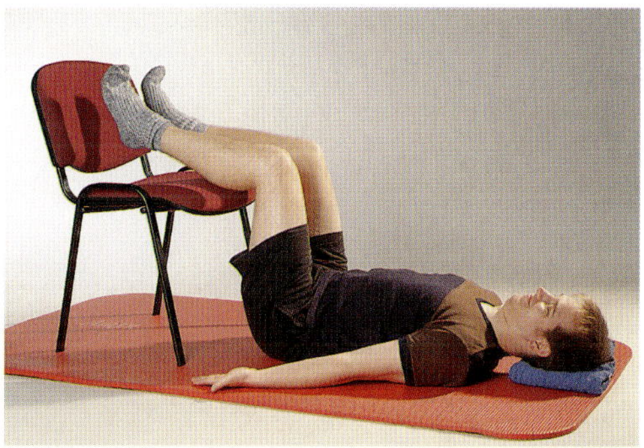

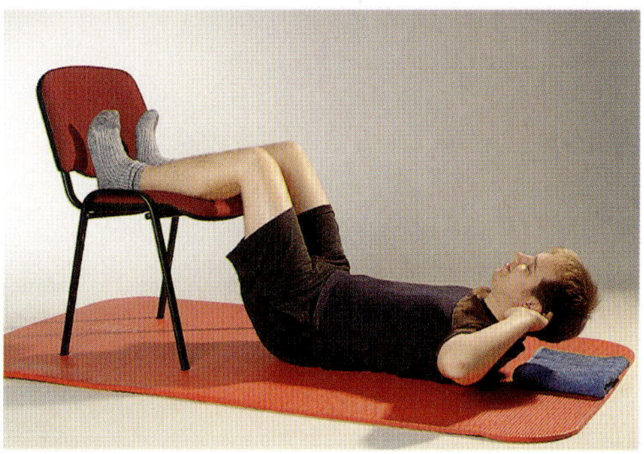

Bauchmuskelübung – rückenschonend

Beim Üben nicht noch »mehr von demselben«

Um ein gutes »Muskelkorsett« zu schaffen, das in der Lage ist, Bänder, Knorpel, Knochen und Bandscheiben in ihren Tätigkeiten zu unterstützen, muss auch die Bauchmuskulatur kräftig sein. *Die Übung Nr. 5 auf Seite 73 ist dafür schon geeignet.*

Erfahrungsgemäß besteht aber das Bedürfnis, den Bauch deutlich sichtbarer und spürbarer zu trainieren. Da im Alltag die Muskeln des Bauches oft angenähert sind, empfiehlt es sich, Bauchmuskelübungen nicht auf die gleiche Weise durchzuführen. Durch die klassischen Übungsanleitungen: Rückenlage, Füße aufgestellt, den Oberkörper auf unterschiedliche Weise nach vorne hochheben, nähern außerdem vorne die Wirbelkörper massiv an und die Bandscheiben werden – wie im Alltag – zusammengedrückt, der Kern wandert nach hinten. Wie kann es also gehen, ohne »mehr von demselben« zu geben? *(Siehe Seite 48 und 49: Argumente für die aufrechte Körperhaltung nach Brügger und nach Klein-Vogelbach)*

Haltungsschaden, Haltungsschwäche

Eine Haltungsschwäche gilt als Zeichen einer gefährdeten Gesundheit und kann durch Korrektur kurzfristig und durch entsprechendes Training langfristig ausgeglichen werden.

Ein Haltungsschaden ist knöchern fixiert, kann angeboren oder erworben sein und ist nicht mehr auszugleichen.

Es gibt noch den Begriff Haltungsverfall, der auch einen Krankheitswert darstellt. Trotzdem lohnt es sich auch in solchen Fällen zu üben, um einer weiteren Verschlechterung vorzubeugen oder sie zu verlangsamen.

Stoßdämpfer

Die Stoßdämpferwirkung der Bandscheiben wird auch beim ruhigen Sitzen gefordert. Immerhin beträgt die Gewichtskraft auch bei dieser Tätigkeit im Lendenwirbelsäulenbereich 180 kg. Heben Sie 20 kg mit gebeugtem Oberkörper hoch, landen wegen der Hebelkräfte zwischen dem fünften Lendenwirbel und dem Kreuzbein 300 kg. Diese Drücke sorgen dafür, dass Sie abends bis zu 3 cm kleiner sind, weil die Flüssigkeit quasi aus den Bandscheiben herausgepresst wurde. Nachts füllen Sie sich wieder auf.

5 Bauchmuskelkräftigung mal anders

Setzen Sie sich wie auf *Seite 48 in die »aufrechte Körperhaltung nach Brügger«* oder wie auf *Seite 49 »im Klötzchenspiel«* beschrieben auf einen Hocker. Wenn Sie jetzt vom Scheitel bis zu den Sitzhöckern so bleiben und sich etwas nach hinten lehnen, werden Sie spüren, dass nicht nur der Bauch, sondern die ganze vordere Muskulatur etwas zu tun bekommt. Wichtig ist es, nicht die Lendenwirbelsäule nach vorne zu biegen oder den Schultergürtel nach hinten zu lehnen.

Wird das Brustbein besonders intensiv nach vorne und oben bewegt – auch wenn es keine sichtbare Bewegung gibt –, der Bauch herausgeschoben, ohne dass der Rücken seine Stellung verändert, können Sie einen Fuß ganz wenig abheben. Es genügt wirklich ein Zentimeter.

Ist der Fuß wieder abgestellt, können Sie eine Pause machen oder den anderen Fuß noch abheben. Möglicherweise reicht schon die Rückneige und Ihr Bauch zittert, wenn ein Fuß abgehoben wird. Dann belassen Sie es beim Zurücklehnen. Falls diese Übung Ihnen zu leicht vorkommt, überprüfen Sie die Korrektheit Ihrer Haltung.

Der Vorteil bei dieser Art, die Bauchmuskeln zu betätigen, ist einerseits die gleichzeitige Verlängerung dieser Muskelgruppe, andererseits ist der Trainingseffekt durch Anspannung unter gleichzeitiger Dehnung intensiver. Außerdem ist es möglich, sie ohne große Vorbereitung zwischendurch einzuschieben.

Es ist die statische Variante von *Seite 71.* Wenn Sie zu Hause üben, wäre die dynamische Variante zu bevorzugen. Dafür ist die reine Haltearbeit z. B. am Arbeitsplatz praktikabler. ❮

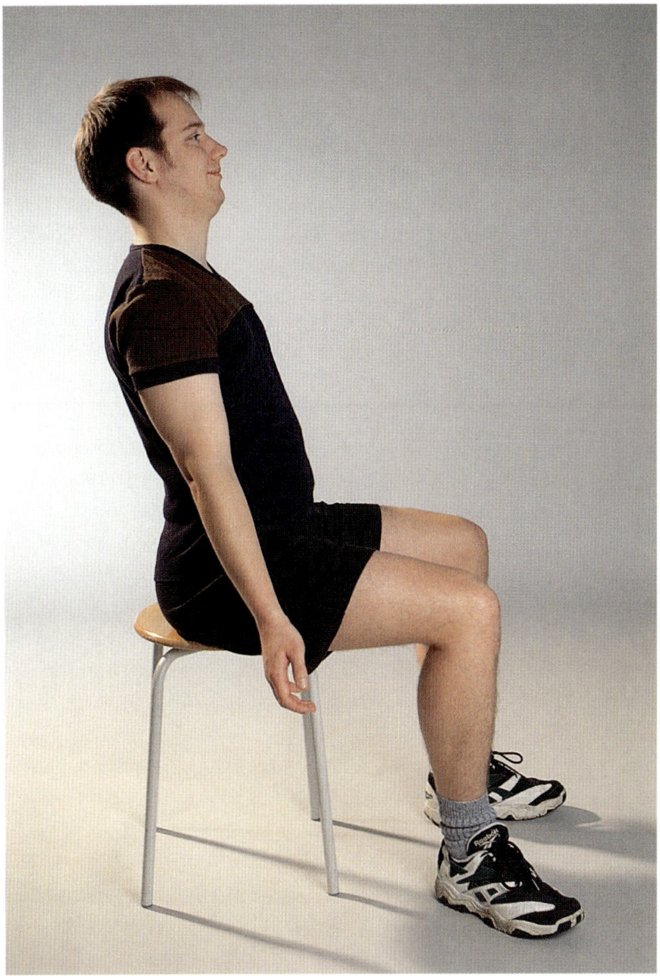

Bauchmuskelkräftigung mal anders

Kind, halt dich warm!

70 % der Muskelarbeit wird in Energie umgewandelt, die der Körper zur Aufrechterhaltung der Körpertemperatur braucht. Es bleiben also nur 30 % für Muskelaktivitäten übrig. Das ist mit ein Grund für das Frösteln, wenn Entspannungsübungen gemacht werden oder wenn Sie ein Entspannungsschläfchen hinter sich haben. Das bedeutet dann, dass Ihre Muskeln wirklich etwas zur Ruhe gekommen sind. Es ist auch ein Grund für das Zittern beim richtigen Frieren. Das Zittern soll die Muskeln in gesteigerte Aktion versetzen, um den Wärmehaushalt wieder zu regulieren. Die Gänsehaut dabei ist ein amüsanter Rest aus unserer »tierischen Vergangenheit«. Die kleinen Muskeln der Körperhaare bewirken ein Aufrichten unseres »Felles«, wie es die Tiere im Winter oder bei Kälte tun.

Wenn während eines Urlaubes in einer sehr warmen Gegend körperliche Beschwerden verschwinden, kann z. B. der Grund die Temperatur sein und nicht nur der Umstand, Urlaub zu haben. Bei großer Wärme müssen Muskeln weniger zur Beibehaltung der Temperatur arbeiten, entspannen sich und muskulär bedingte Leiden werden gelindert.

Im Lenden- und Halswirbelsäulenbereich hat der Mensch viele Schweißdrüsen. Die Hautoberfläche ist dort also häufig feucht. Verdunstet diese Feuchtigkeit, kühlt diese Körperregion verstärkt ab, was bei Anfälligkeit zu Beschwerden führen kann. Bei entsprechenden Beobachtungen empfiehlt es sich, diese Regionen – besonders nachts – bedeckt zu halten. Großmutter hatte also mit ihrem Rat gar nicht so unrecht!

Rad fahren

Was zu beachten ist, wenn ein Fahrrad eingestellt wird, steht auf *Seite 27*. Wenn Sie den Rücken in besonderer Weise schonen möchten, könnten Sie ein Fahrrad wählen, das eine extra Federung zwischen Sattel und Rahmen hat. Sollte Ihnen das zu weit gehen, lassen Sie etwas Luft aus den Reifen, das kann die Federwirkung erhöhen und es landen weniger Stöße am Rücken. Eine falsche Lenkereinstellung ist der einzige einschränkende Aspekt. Ansonsten ist es eine gute Art, auch den Rücken in Form zu halten – noch dazu wenn hin und wieder das Brustbein angehoben, der Nacken in Verlängerung gehalten, kurz: die Haltung korrigiert wird *(siehe Seite 70)*.

Schwimmen

Schwimmen ist uneingeschränkt zu empfehlen. Wenn Sie wollen, schlagen Sie auch Purzelbäume – nicht zu schnell – und drehen sich im Wasser. Durch den Auftrieb sind die Gelenke entlastet *(siehe Seite 42: »Schwimmen«)* und Bewegungen werden möglich, die auf dem Land nicht durchführbar wären.

Spazieren gehen, Wandern

Diese beiden Tätigkeiten sind gut geeignet, einen Ausgleich für sitzende oder einseitig belastende Tätigkeiten im Alltag zu schaffen. Wenn Sie einen Rucksack tragen – was grundsätzlich empfehlenswert ist –, wählen Sie einen mit breiten Trägern und vielleicht bei längeren Touren eine Konstruktion, die ein Abstützen des Gewichtes am unteren Rücken ermöglicht. Wenn es Ihnen gelingen sollte, z. B. beim Bergaufgehen den Rücken korrigiert zu halten, die Vorneige aus der Hüfte kommen zu lassen und nicht durch Einrollen im Oberkörper zu erzeugen, dann ist es gleichzeitig ein Rückenmuskeltraining und geht über den reinen Ausgleich hinaus.

Reiten

Wenn mehrere Reiter zusammen sind, werden sich immer wieder Streitgespräche über den Stil ergeben. Die Stilfrage wird aber erst bedeutungsvoll, wenn Beschwerden bestehen. Dann muss sowieso eine Absprache mit dem Arzt erfolgen. Ansonsten ist die erforderliche Haltungsdisziplin eine gute Schulung.

Schlafen

Noch vor etwa zehn Jahren wurden harte Matratzen empfohlen. Heute sieht das anders aus: Die Matratze soll den Körper in allen Rundungen unterstützen können, muss also dafür anschmiegsam sein. Eine gewisse Festigkeit des Materials soll gleichzeitig ein Durchliegen bis auf den Untergrund verhindern. Sehr günstig sind Latex- oder gute Schaumstoffmatratzen, deren Festigkeitsgrad auf das Körpergewicht abgestimmt sind. Bei Federkernen sind Taschenfederkernmatratzen zu bevorzugen, weil die o. g. unterstützende Wirkung, auf die einzelnen Körperabschnitte abgestimmt, möglich ist. In der Fachsprache spricht man von »punktelastisch« im Unterschied zu »flächenelastisch«. Flächenelastizität kann mit der Hand oder durch Daraufsitzen getestet werden, den Grad der Punktelastizität können Sie nur herausfinden, indem Sie sich darauf legen. Der Lattenrost kann fest sein, sehr komfortabel, aber nicht nötig sind federnd gelagerte Latten. Spätestens wenn die Matratze die Form Ihres Körpers beibehält, auch wenn Sie nicht darauf liegen, ist es Zeit für eine neue. Viele Geschäfte sind bereit, die Matratze in eine Kunststoffhülle verpackt zum Ausprobieren auszuleihen. Beurteilen Sie die Matratze frühestens nach einer Woche, schlafen dann noch einmal auf Ihrer alten – dann haben Sie den Vergleich.

Tipps zu Kopfkissen finden Sie auf Seite 125.

Umfassend:
Die Schultern bewegen

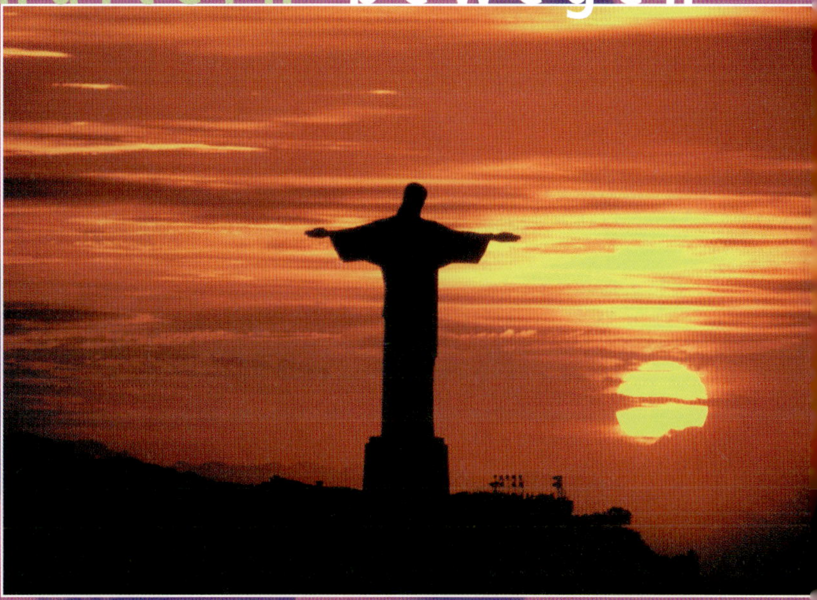

»Wir bedürfen eines kleinen Kreises, um groß zu sein, und sind klein, wenn wir die Welt umfassen wollen; unser Geist, der Sonnenbahnen berechnet, reicht doch wiederum nicht weiter wie unsere Arme, und wer es leugnet, überschätzt sich, und wer sich überschätzt, ist – klein.«

Theodor Fontane

Ü Möglichkeiten des Schultergelenkes

1 Test

› Legen Sie sich auf eine Decke auf den Bauch und lassen Sie die Arme so neben dem Kopf liegen, dass sie ein offenes »V« bilden, also legen Sie sie nicht dicht neben die Ohren. Die Füße fest herunterdrücken. Den Bauch ein wenig anspannen. Die auf der Decke liegende Stirn wird nur ganz wenig abgehoben, so dass Sie fast noch die Decke spüren. Wenn Sie jetzt die Arme geringfügig abheben, die Daumen zur Decke zeigend, versuchen Sie festzustellen, ob es mit einem Arm schwerer fällt als mit dem anderen.

Fällt diese Beobachtung schwer, heben Sie die Arme einzeln nacheinander ab. Sind trotzdem keine Unterschiede zu spüren, wählen Sie willkürlich einen Arm für die nächste Übung aus. Ansonsten nehmen Sie den Arm, der sich schwerer von der Unterlage löst.

2 Schraubenförmig erweitern

Drehen Sie sich jetzt auf den Rücken, stellen Sie die Füße auf und legen Sie ein Knie auf die Gegenseite des Armes, mit dem Sie üben wollen. Wenn Sie den rechten Arm zur Übung gewählt haben, legen Sie also das linke Knie links ab. Der Rumpf wird sich etwas verdrehen. Sie versuchen mit den Schultern so weit »auf dem Rücken« liegen zu bleiben, wie es möglich ist.

Den Arm führen Sie jetzt nach links oben oder rechts oben, als wollten Sie ihn auf den Boden legen, so dass er eine Diagonale zu dem Knie bildet, das auf der anderen Seite auf dem Boden liegt. Der Arm wird mehr oder weniger in die Luft ragen.

Wenn Sie jetzt eine Weile so liegen bleiben, wird es an der vorderen Achsel oder am Arm ganz oben ziehen. Artet es zu einem richtigen Schmerz aus, können Sie ein Kissen so unter den weggestreckten Arm legen, dass die Dehnung noch zu spüren, aber nicht direkt schmerzhaft ist.

So richtig wirkt die Übung erst, wenn Sie 20 Minuten so liegen bleiben. Bei derartigen »passiven« Dehnungen gibt die Muskulatur erst nach 20 Minuten dauerhaft nach.

Wenn Ihnen das zu lang erscheint, kann der Arm aktiv etwas weiter in Richtung Fußboden gedrückt und so das Verfahren abgekürzt werden. Aber auch das empfiehlt sich erst nach zehn Minuten Liegezeit.

Wenn der Arm wieder nach vorne geholt wird, tun Sie das mit viel Spannung. Machen Sie eine Faust und ziehen Sie den Arm Richtung Bauch, als müssten Sie ein ganz festes Gummiband

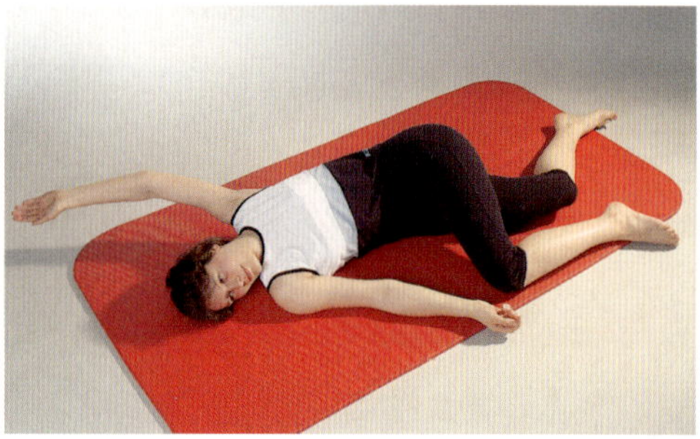

Schraubenförmig erweitern

überwinden. Tun Sie das nicht, kann es etwas wehtun. Selbst wenn das Zurückführen etwas schmerzt, wird es schnell wieder vergehen und ist kein Zeichen für eine Verletzung. Das ist lediglich der Preis dafür, dass diese Übung ansonsten sehr gemütlich ist, weil man nur »herumliegt« – evtl. bei schöner Musik?

3 Widerstand abbauen

Wenn Sie sich jetzt wieder auf den Bauch legen, die Arme abheben, wie Sie es vorhin getan haben, registrieren Sie, ob der »beübte« Arm immer noch schwerer ist als der andere. Wiederholen Sie das Abheben einige Male, dann wird die Rückenmuskulatur gleich gekräftigt.

Wenn auch der andere Arm noch leichter werden soll, führen Sie die Übung auch für die andere Seite durch.

4 Sanfte Abwandlung

Eine sanfte Variante, wenn bei der vorherigen Übung der Arm sehr weit vom Boden entfernt war, ist, sich einfach auf den Rücken zu legen, die Füße aufzustellen und die Arme neben den Kopf auf die Decke zu legen. Die Ellenbogen müssen nicht gestreckt sein. Die Oberarme sollten aber über die 90° hinaus, eher neben dem Kopf als neben den Schultern, liegen. Möglichst 20 Minuten so liegen bleiben. Zum Schluss die Arme mindestens viermal fest

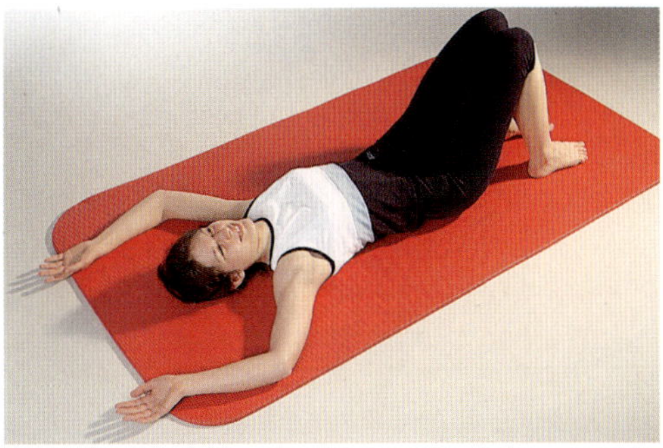

Sanfte Abwandlung

nach hinten gegen den Boden drücken, jeweils bis neun zählen, locker lassen und beim Zurückholen neben den Körper wieder feste Fäuste machen und schwer ziehen, als müsste das straffe Gummiband überwunden werden, damit es nicht so wehtut. Die Spannungen nach hinten gegen den Boden »sichern« von der Rückenmuskulatur her die erreichte Dehnung, indem die Muskeln, die die Arme nach hinten ziehen würden, entsprechend der Dehnung gekräftigt werden.

5 Blockieren – Deblockieren

Setzen Sie sich auf einen Stuhl und schlagen Sie das rechte Bein über das linke. Die linke Hand umfasst das rechte Knie und zieht es so weit nach links wie es geht und hält es dort fest. Der Rücken hält sich krumm und der Kopf hängt nach vorne. Wenn Sie jetzt den rechten Arm gestreckt so heben, als wollte er senkrecht zur Zimmerdecke zeigen, wird das kaum gehen.

Lassen Sie den Arm hochgehoben und lösen Sie langsam die Blockaden auf: Kopf anheben, Rücken strecken, die linke Hand zieht nicht mehr am Knie, das rechte Bein stellt sich neben das linke, die Beine stellen sich weiter auseinander, das Becken kippt ein wenig, den Rücken etwas hohler machen.

Wenn der Arm die ganze Zeit sein Ziel – sich der Decke zu nähern – weiterverfolgt hat, wird er bei jedem vorgenannten Schritt dem etwas näher gekommen sein.

Was half bei der Deblockierung? Die Halswirbelsäule? Die Brustwirbelsäule? Die Lendenwirbelsäule? Die Hüften? Das Becken? Alle! Der ganze Rumpf muss nachgeben können, wenn der Arm sich heben will. ❮

Hätten Sie's gewusst?
Eine einzelne Problematik im Schultergelenk selbst hat in der Regel eine nur geringe Bewegungseinschränkung zur Folge. Die Begründung ist durch die Übung »Blockieren – Deblockieren« nachzuempfinden *(siehe Seite 80, »Bewegungsvielfalt«).*

Ausprobieren

- Wenn Sie nirgends auch nur eine Andeutung von Dehnung spüren, entscheiden Sie, ob sich hinterher vielleicht doch ein befreiender Effekt einstellt, nachdem Sie eine Weile so gelegen haben.
- Wenn die Übungen zu schwer fallen, geben Sie jeweils so weit nach oder unterlagern die Arme mit einem Kissen oder einer gefalteten Decke, bis es nicht mehr der Fall ist. Die Dehnung darf zu spüren sein, soll aber nicht schmerzen.

Um sich greifen

Das ging doch mal!

Wenn es Sie am Rücken an einer unerreichbaren Stelle juckt, ist das an sich schon eine unbehagliche Situation. Diese missliche Sachlage kann aber noch durch die Erkenntnis gesteigert werden: »Es gab Zeiten, da kam ich dahin.«
Es ist ganz normal, dass Gelenke mit zunehmendem Alter schrittweise einen geringeren Bewegungsausschlag bekommen. Aber Sie können es vermeiden, freiwillig und frühzeitig Terrain aufzugeben.

Gürtel, der nichts hält

Der Beckengürtel wird seinem Namen gerecht. Er ist ein mehr oder weniger fest geschlossener Ring. Der Schultergürtel dagegen endet auf dem Rücken mit den Schulterblättern im Nichts. Vorne ist der Ring zwar geschlossen, aber die Schlüsselbeine münden am Brustbein, bilden also keinen eigenen Ring. Wer immer diesen Begriff geprägt haben mag, Sie können dankbar sein, dass der so genannte Schultergürtel mehr der Beweglichkeit als dem Halt dient.

Was geht?

Im Schultergelenk kann sich der Arm beugen und strecken, abspreizen und heranziehen und aus- und eindrehen. Das stellt fast alle Bewegungen dar, die am Körper möglich sind – wenn man von einigen besonderen Bewegungsformen absieht.
Beugen und strecken heißt für die Schulter, den Arm nach vorne hochheben – beugen und nach hinten führen – strecken.
Abspreizen bedeutet, den Arm zur Seite hochheben, heranziehen, ihn über den Bauch zur Körpermitte führen.
Drehen bezeichnet die Bewegung, die der Arm ausführt, wenn man ihn hängend nach außen oder innen dreht.
Ist er nach vorne weggestreckt (90 ° Beugung), kann er aus dieser Stellung noch nach hinten oder vorne geführt werden.
Im Alltag werden diese Richtungen selten so isoliert angestrebt, wie sie hier beschrieben sind, da zielgerichtetes Tun komplexe Bewegungsabläufe erfordert.

Reichweite einsetzen

- Setzen Sie sich auf einen Stuhl und stellen Sie sich vor, eine gute Fee hätte Ihnen versprochen, Sie dürften von einer riesigen Goldwand so viel haben, wie Sie mit Ihrer Hand an Fläche umfahren könnten. Sie würden vermutlich ganz unbescheiden den Ellenbogen bei Ihrer ausholenden Bewegung gestreckt lassen, um ein möglichst großes Feld einzukreisen.
- Nun versuchen Sie, am Körper so viele Regionen wie möglich mit Ihrer Hand zu erreichen, als müssten Sie sich waschen und hätten nur den einen Arm zur Verfügung und könnten sich ansonsten nicht bewegen. Vergessen Sie auch die Ohren, die Haare, den Rücken und den gleichseitigen Arm nicht.
- Versuchen Sie beide Bewegungsfolgen auch mit dem anderen Arm. Welchen Arm würden Sie letztendlich für die beiden Aufgaben wählen? Welcher hat mehr Reichweite? Welcher führt die Bewegung mit mehr Leichtigkeit aus?

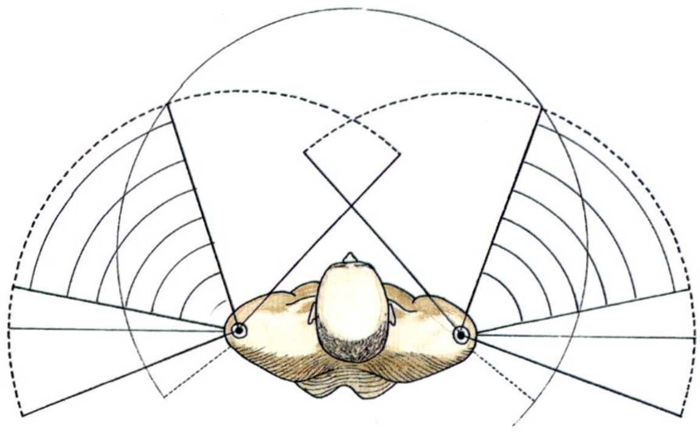

Gesichtsfeld und Begriffsfeld – horizontale Schulterbewegungen

Ü Lockeren Halt unterstützen

1 Natürliche Schulterpolster schaffen

› Stellen Sie sich in die Mitte einer Türfüllung. Nachdem der Stand ein wenig auskorrigiert wurde, führen Sie die hängenden Arme so weit zur Seite, dass beide Handrücken gegen die Türrahmen drücken können.

Jetzt empfiehlt es sich, noch einmal das Brustbein etwas nach vorne oben zu heben, die Schulterblätter V-förmig nach unten zur Mitte zu ziehen und den Hals zu begradigen, als wollten Sie ihn nach hinten gegen eine imaginäre Wand drücken.

In dieser Haltung drücken Sie die kompletten Handrücken seitlich gegen die Türlaibung so fest Sie können, ohne die Haltung aufzugeben, zählen bis neun, lassen alles locker und wiederholen dann alles viermal. Vergessen Sie während der Anspannung nicht, normal weiterzuatmen. Möglicherweise wollen sich die Ellenbogen beugen. Das ist zwar nicht schlimm, die Übung erreicht dann aber eine andere Muskelgruppe.

Registrieren Sie, wie der ganze Rücken mitarbeitet. Deshalb ist es auch günstig, ihn korrigiert zu halten, damit er nicht in einer ungünstigen Haltung verfestigt wird. Außerdem hat er dann auch gleich seine Portion abbekommen.

2 »Alles auf einmal«

Sie können die Tür schließen und wirklich den Hals nach hinten dagegen drücken. Wenn Sie einmal dabei sind, gehen Sie vielleicht in den dynamischen Stand, wie *auf Seite 24* beschrieben, drücken aber jetzt gleichzeitig die Lendenwirbelsäulenregion und die Halswirbelsäule gegen die Tür und ziehen den Bauch ein. Dann hat fast alles etwas davon.

Eine Abwandlung dieser Übung für den Rücken finden Sie *auf Seite 107,* wenn Sie diese im Sitzen mit dem Rücken an der Wand durchführen. Für die Schulter würde dabei dann mehr die rückwärtige Muskulatur angesprochen, während hierbei die Muskulatur an der Schulter gekräftigt wird, die für die seitliche Armhebung zuständig ist. Das ist der mittlere Anteil des Deltas – so heißt der Muskel, der im Wesentlichen die Schulterkontur ausmacht.

3 »Engel im Schnee«

Legen Sie sich auf den Rücken, wie Sie es vielleicht als Kind im Schnee gemacht haben. Die Arme bleiben aber kurz vor der »seitlichen Waagerechten« liegen, etwa 75 ° vom Rumpf entfernt.

Jetzt stellen Sie sich vor, sie wollen den Kopf des Schultergelenkes der Pfanne nähern. Das ist eine Übung, die eigentlich mehr im Kopf als an der Schulter geschieht. Sie ergibt keine sichtbare Bewegung, ist also auch schwer zu kontrollieren. Versuchen Sie Folgendes zu beachten: Die Arme bekommen keine Aktivität in die Richtung zum weiteren Abspreizen oder Heranziehen. Die Ellenbogen beugen sich nicht beim Anspannen. Die Schultern ziehen sich nicht Richtung Ohren, als würde mit ihnen gezuckt.

Diese Übung aktiviert alle Muskeln, die den Kopf in der Pfanne zentrieren. Ihr Schwerpunkt liegt weniger auf der Kräftigung, die gering ist, als vielmehr auf der Bahnung dieser wichtigen Gemeinschaftsarbeit. ‹

Im Alltag

Dies ist wieder eine Halteübung, die nicht die Beweglichkeit fördert. Dafür ist sie für den Alltag gut geeignet und kann evtl. auch am Arbeitsplatz zwischendurch geübt werden.

Aktionsradius mit Trick

Lockere Verbindung

Das Schultergelenk ist weitgehend muskelgeführt. Das bedeutet, die knöchernen Anteile und Bänder geben keinen wesentlichen Halt.

Die so genannte Pfanne ist sehr flach und bildet eine birnenförmige Grube. Nur das obere Pfannendach gibt beim Aufstützen mit den Armen eine knöcherne Führung und nur ein Drittel des Oberamkopfes hat mit der Pfanne Verbindung.

Die Pfanne und das Pfannendach sind Ausläufer des Schulterblattes, das Schlüsselbein bildet einen »Abstandshalter nach vorne« für das Schulterblatt und stützt sich dazu am Brustbein ab.

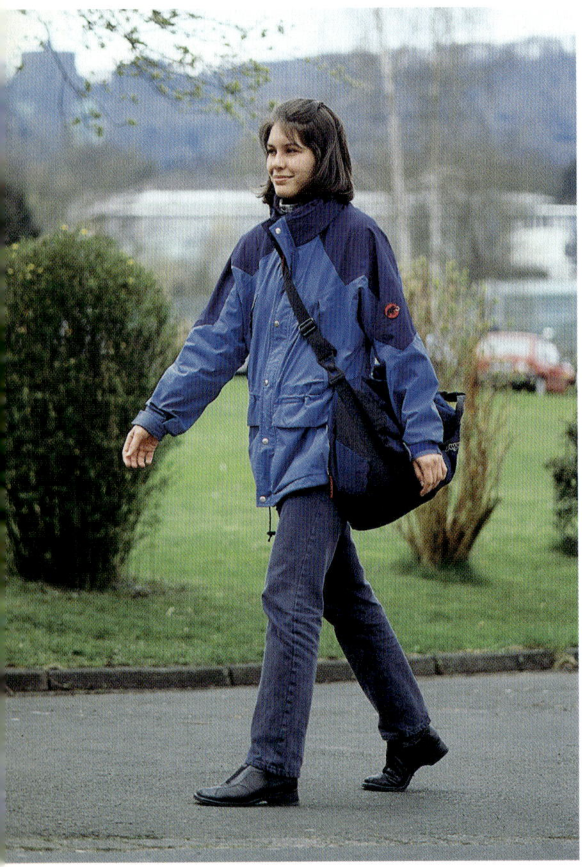

Kräftig ausschreiten und pendeln

Bewegungsvielfalt

Das Schultergelenk ist das beweglichste Kugelgelenk. Trotzdem ist noch ein Trick dabei. Wenn Sie jemand fragte, in welchem Gelenk die Bewegungen des Armes geschehen, würden Sie vermutlich antworten: »im Schultergelenk«. Um diese Bewegungen möglich zu machen, bedarf es aber insgesamt etwa 33 Gelenke, möglicherweise sogar noch mehr.

Die Gelenke zwischen Schlüsselbein und Brustbein	**2**
Das Gelenk zwischen Schlüsselbein und Schulterblatt	**1**
Die Gelenke zwischen den Wirbelkörpern: (5 x 2)	**10**
Die Gelenke zwischen den Rippen und den Wirbelkörpern (6 x 2)	**12**
Wenn sich die Rippen bewegen, müssen sie das auch vorne am Brustbein tun (3 x 2)	**6**
Das Schulterblatt muss auf den Rippen gleiten können, wenn sich der Arm über ein gewisses Maß hinaus bewegen will	**1**
Das eigentliche Schultergelenk	**1**
Gesamt	**33**

Mal wieder pendeln

Auch mit den Armen kann man pendeln, wie man es eigentlich genauso gut nur noch mit dem Unterschenkel kann. Das Schultergelenk hat es meist nicht so nötig, weil es nicht so großer Druckbelastung ausgesetzt ist wie das Knie. Trotzdem: frei gehen, möglichst ohne Tasche, kräftig ausschreiten und dabei zulassen, dass die Arme deutlich pendeln – das kann sehr befreiend wirken. Versuchen Sie es. Die Schulter wird dabei zwar nicht bis an ihre Grenzen bewegt, aber der Stoffwechsel wird angeregt. Außerdem werden die benachbarten Gelenke, die Wirbelsäule mit dem gesamten Brustkorb, einbezogen, das Schulterblatt muss gleiten.

Gut ummantelt

Die Sicherheit an diesem Gelenk gewährleisten also im Wesentlichen Muskeln und Sehnen, die es so vollständig umhüllen, dass nur von der Achselhöhle aus der Oberarmkopf zu tasten ist. Die Verantwortung für den Halt, kombiniert mit der Vielfalt und den großen Radien der Bewegungsmöglichkeiten, erfordert eine sehr fein aufeinander abgestimmte Muskelarbeit. Sind z. B. Hüfte und Knie ständig dem Körpergewicht ausgesetzt und dem möglicherweise manchmal nicht gewachsen, so ist die schulterumgebende Muskulatur sehr empfindlich gegenüber muskulären Ungleichgewichten. Einseitige Belastung ist genauso riskant wie Ruhigstellung. Dies alles sind gute Gründe, sowohl durch Dehnung als auch durch Kräftigung die Muskulatur bei ihren Aufgaben pflegend zu unterstützen.

Ungleichgewichtiges

Viele verschiedene Muskeln wirken auf die Schulter. Da der Arm ein langer Hebel ist, sind massive Kräfte im Spiel. Wenn Sie sich einen Speerwerfer vorstellen, der seinen Wurf durchführt, wird es vorstellbar.
Würde der Arm über längere Zeit ruhig gestellt, könnte er mit der Zeit nicht mehr nach außen gedreht oder nach vorne hochgehoben werden, weil die Muskeln, die nach vorne ziehen und nach innen drehen, überwiegen. Da die meisten Tätigkeiten nach vorne orientiert sind, ist dies von der Natur sinnvoll eingerichtet. Weil er außerdem in Ruhe am Körper bleibt – egal ob im Liegen oder Stehen –, würde er zusätzlich verlernen, sich hochzuheben.

Die für hinten und oben zuständigen Muskeln sind in der Regel eher kurz, haben weniger »Macht«. Das hört sich nach einem aussichtslosen Kampf an, ist es aber nicht, da lange Muskeln in der Regel leichter zu dehnen sind. Die beste Vorsorge gegen drohende Dysbalancen ist, täglich wenigstens einmal das Gelenk so weit zu bewegen, wie es das zulässt. So beugen Sie Verkürzungen vor und behalten die Kontrolle über die Bewegungsmöglichkeiten. Eine Kräftigung der eher »unterlegenen« Muskeln komplettiert die Vorsorge.

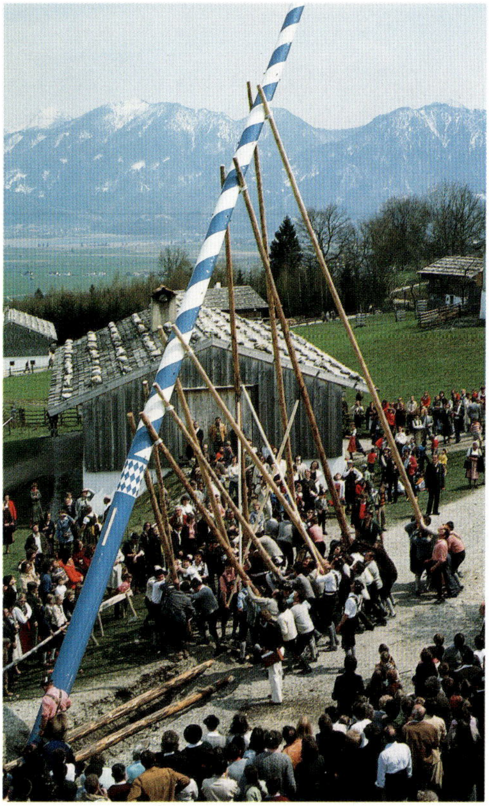

Anfälligkeit für Dysbalancen

Zu dehnende Materialien

Will man Muskeln dehnen, gibt es zwei verschiedene Strukturen zu berücksichtigen. Einmal das Material, das aus Bindegewebe besteht – es umhüllt die eigentlichen Muskelfasern wie kleine Schläuche – und die Sehnen, die Enden der Muskeln. Diese Substanz reagiert am ehesten auf Verlängerung, so wie man sich gemeinhin Dehnungen vorstellt. Die Beschaffenheit der anderen, der sehr raffiniert aufgebauten Muskelfaser, die sich eigenständig verkürzen kann und so die Muskelanspannung erzeugt, vermag verschiedene Einwirkungen zur Dehnung zu verarbeiten. So kann dieses Material z. B. schon dehnfähiger werden, wenn sich der gegenüberliegende Muskel so fest anspannt, wie er kann. Es muss also nichts mit dem eigentlichen Muskel geschehen. Eine grundsätzliche Regel kann Hilfe in dieser Methodenvielfalt sein: nie einen Muskel dehnen, ohne den gegenüberliegenden zu kräftigen. Daran können Sie sich selber orientieren, wenn Sie gute Dehnübungen erkennen wollen.

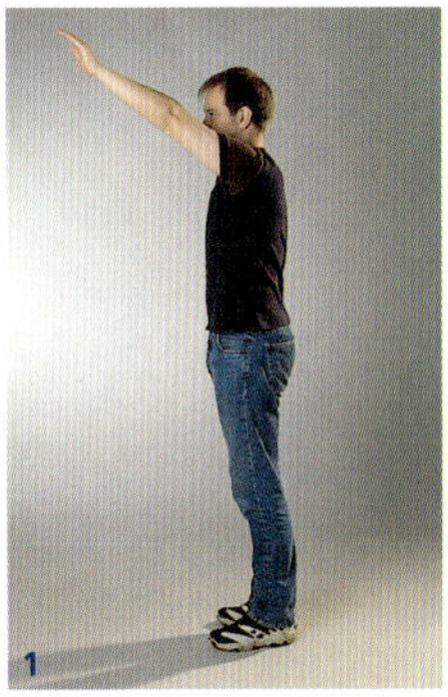

Beugung
Arm nach vorne hochheben, dass er fast eine Senkrechte zur Decke bildet

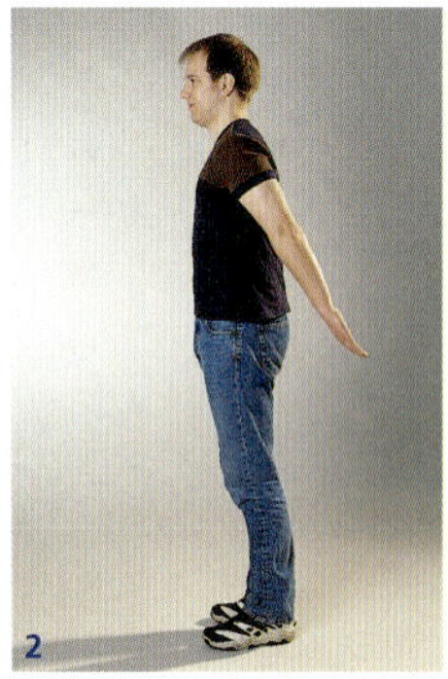

Streckung
Arm nach hinten führen; circa 40°

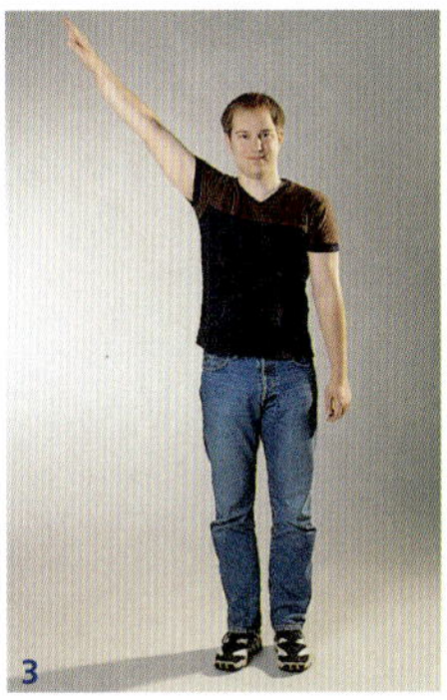

Abspreizen
etwas über die Waagerechte; etwa 135°

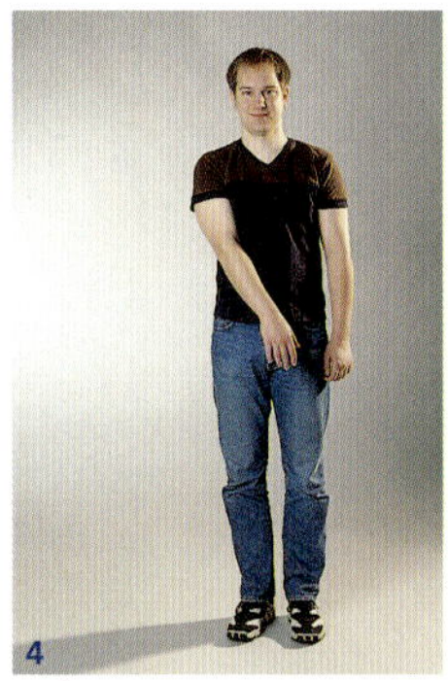

Heranziehen
vorne über den Körper ziehen, bis der Ellenbogen etwa am Nabel ist; 40°–50°

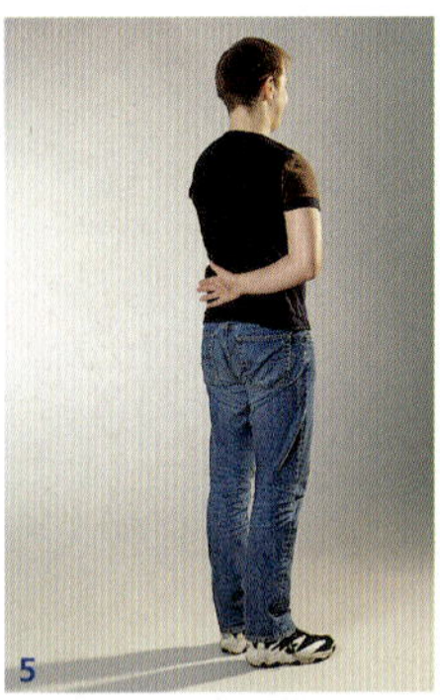

Innenrotation
wenn der Unterarm im Ellenbogen angewinkelt »ins Kreuz« gelegt werden kann

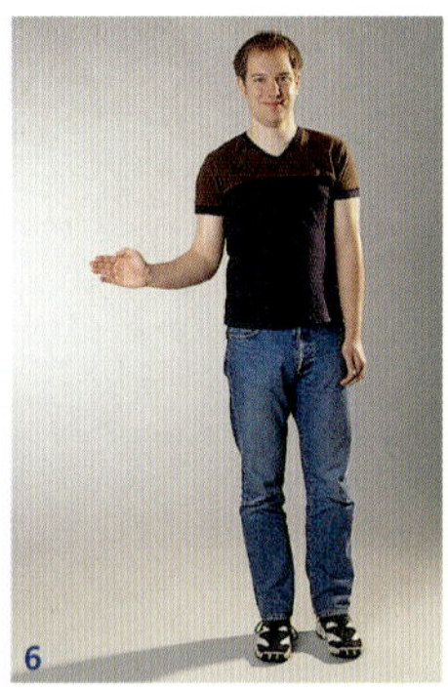

Außenrotation
Oberarm am Körper, Ellenbogen beugen, so dass der Unterarm nach vorne zeigt, Unterarm nach außen führen; ungefähr 40°–60°

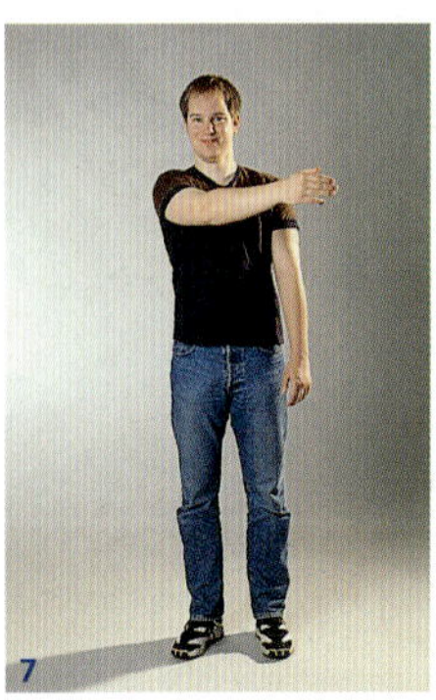

Horizontales Heranziehen
Arm nach vorne waagerecht halten und vorne über die Brust zur anderen Seite führen, 40°–50°

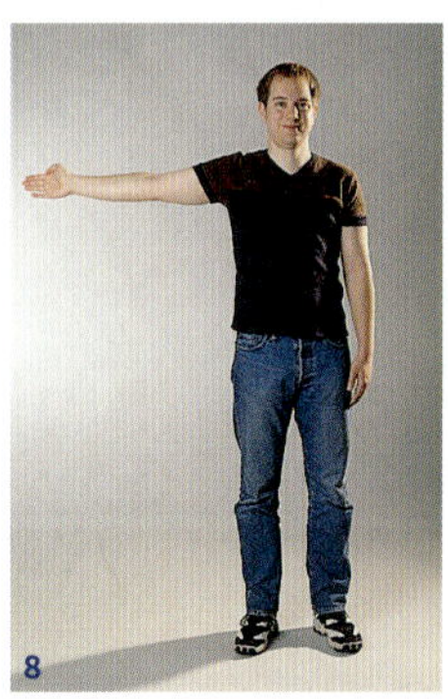

Horizontales Abspreizen
Arm nach vorne waagerecht hochheben, Arm über die Seite in dieser Höhe nach hinten führen; etwa 135°

Um Ausweichbewegungen zu vermeiden, sollte der Oberkörper beim Durchführen dieser Bewegungen aufrecht sein. Die Gradangaben zur Beweglichkeit sind Richtwerte. Wenn Sie überbeweglich sind, ist *die Übung »Schraubenförmig erweitern« auf Seite 76* nicht empfehlenswert, die *Übung »Engel im Schnee« auf Seite 79* dagegen besonders günstig.

Schultergelenkfreundliches in Sport und Alltag

Rad fahren

Für die Schulter ist es günstig, die Konstellation Sattel und Lenker so zu wählen, dass das Gewicht des Oberkörpers nicht im Wesentlichen auf den Händen ruhen muss (*siehe auch Seite 94).*

Günstig ist es, wenn die Hände am Lenker sein können, ohne Gewicht zu übernehmen – so kann wahlweise mal gestützt und mal entlastet werden. Problematisch ist der zusätzliche Aspekt, den Rücken nicht zu sehr den Stoßbewegungen auszusetzen, was sich zwangsläufig ergibt, wenn Sie zu aufrecht sitzen. Vielleicht können durch »Lenkerhörnchen« Variationsmöglichkeiten geschaffen werden, die vermeiden helfen, durchgängig dieselben Strukturen zu belasten. So kann dann mal weiter in der Hüfte gebeugt der Rücken entlastet werden, auf einer weniger holperigen Strecke kann durch Anfassen an den Hörnchen der Stütz von den Armen genommen werden. Vertrauen Sie Ihrem Gefühl. Auf jeden Fall ist es gut für die schulterumgebende Muskulatur, wenn während des Stützens darauf geachtet wird, die Schultern nicht zusätzlich »hochzuziehen«. Das wird am besten umgangen, indem Sie versuchen, die Schulterblätter nach unten zur Mitte zu ziehen. Dabei wird der Hals länger und aufgerichtet und es kommt kein zusätzlicher Druck auf die Gelenke zwischen Rippen und Brustbein *(siehe Seite 108f.).*

Schwimmen

Eine ideale Sportart für die Schulter ist das Schwimmen. Es ist eine gute Kombination zwischen Kräftigung und Dehnung. Wenn Sie versuchen, Ihren Stil bezüglich der Armbewegungen etwas zu verfeinern, wird dieser Effekt erhöht. Das gilt für alle Schwimmstile.

Kampfsportarten

Siehe Seite 27. Was für das Knie gilt, gilt auch für die Schulter.

Wurf- und Stoßdisziplinen

Naturgemäß sind im Moment des Abwurfes einer Kugel, eines Speeres, Hammers, Schlagballes usw. die Bewegungen allein auf das Ziel gerichtet, die Distanz zwischen sich und dem jeweiligen Gerät so groß wie möglich zu gestalten. Das heißt, es wird nicht bewusst auf den schonenden Gebrauch eines Gelenkes geachtet, höchstens auf die Technik, die o. g. Effekt ermöglichen soll. In der Regel sind Menschen, die derartige Sportarten ausüben, gut im Training und die Muskulatur hält es aus. Trotzdem sind kleine Muskelfaserverletzungen oder Störungen an den Sehnen nicht selten, besonders wenn in mittleren Jahren durch geringer werdendes Training die Muskulatur nicht mehr so flexibel ist. Die kleinen, im Moment vielleicht unbemerkten Irritationen können Dysbalancen in der schulterumgebenden Muskulatur hervorrufen, die langfristig Beschwerden machen, ohne dass direkt ein sichtbarer Befund vorliegt. Ist dies der Fall, bleibt nur, die einseitige Belastung zu vermeiden, aber trotzdem für Beweglichkeit zu sorgen.

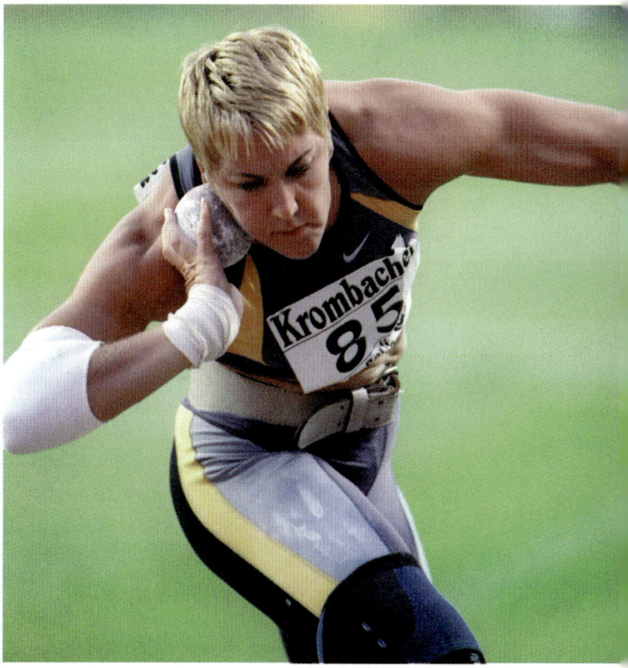

Auch für Trainierte auf die Dauer belastend

Stürze

Es ist nicht zu hoffen, dass Sie »Stürze« zu Ihrem Sport machen, aber sie sind nun mal oft die Folge sportlicher Betätigung. Ist die Schulter untersucht und lässt sich kein Befund wie Bruch, Riss im Knochen, Abriss eines Muskels usw. finden, ist es sehr empfehlenswert, dem Erhalt der Bewegungsfähigkeit erhöhte Aufmerksamkeit zu schenken. Oft wird die Schulter trotzdem wegen der Beeinträchtigungen in solchen Situationen geschont. Dadurch gerät Ihr Stoffwechsel durcheinander, weil bestimmte Bewegungen schmerzhaft sind. Werden diese vermieden, verringert sich der Ausschlag zunehmend. Es wird also ein Kreislauf in Gang gesetzt, der trotz kleiner Ursache eine zunehmend große Wirkung hat. Für diese Situation empfehlen sich die *Dehnübungen von Seite 76,* selbst wenn sie schmerzhaft sind, damit wenigstens einmal am Tag das volle Bewegungsausmaß ausgeschöpft wird und so erhalten bleibt. Dies gilt nicht, wenn eine akute Entzündung oder Erkrankung vorliegt, für die Sie dann in der Regel auch klare Anweisungen vom Arzt haben.

Alle Tätigkeiten, die häufig wiederholende Bewegungen der Schulter erfordern

Gleichgültig, ob sich in Beruf oder Freizeit gleichförmige Bewegungen anhäufen: Sie können das Muskelgleichgewicht der Schulter durcheinander bringen. Da diese Tätigkeiten in der Regel nicht zu vermeiden sind, können langfristig nur Tipps zur rechtzeitigen Wahrnehmung gegeben werden. Dazu ist es gut, die Bewegungsfähigkeit des Bewegungsausmaßes zu registrieren, die Muskulatur durch Pflege dehnfähig zu halten *(siehe Seite 81)* und durch konsequente Korrektur der Körperhaltung unnötigen zusätzlichen Stress zu vermeiden. *(Siehe Seite 78,»Gürtel, der nichts hält«)* Kurzfristig empfiehlt es sich, Pausen – wenn dies möglich ist – zu machen, die Stellung so zu verändern, dass nicht immer in genau die gleiche Richtung agiert werden muss, evtl. wechselweise den anderen Arm einsetzen.

Aufstützen

Wie oben im Text schon erwähnt, *(Seite 81, »Gut ummantelt«),* ergibt sich lediglich beim Aufstützen knöcherner Kontakt zwischen Oberarmkopf und Pfannendach. Das Aufstützen wird im Zusammenhang mit der Entlastung des Rückens oft empfohlen. Das soll hier auch nicht zurückgenommen werden. Trotzdem ergeben sich oft Gelegenheiten, in denen unbedacht gestützt wird, ohne gleichzeitigen entlastenden Effekt. In der Regel schadet das nicht, nur bei Beschwerden sollten diese Gelegenheiten auf ein notwendiges Maß beschränkt bleiben.

Gehen mit Unterarm-Gehstützen

Diese besondere Situation soll hier erwähnt werden, weil sie oft zum Ausgangspunkt für »auffällige Schultern« wird. *Berücksichtigen Sie die Haltungstipps auf Seite 53.*

Enge Zusammenhänge

Das gesamte Entlastungsmaterial aus dem Kapitel über den Schultergürtel dient auch der Schultermuskulatur. *Siehe Seite 115.*

Entlastung

Schulterarthrosen sind selten. Diese gute Nachricht erfordert, bei der vorbeugenden Pflege dieses Gelenkes ein besonderes Augenmerk auf den Erhalt der Beweglichkeit zu richten, denn Schulterbeschwerden sind nicht selten. »Entlastung« bedeutet bei diesem Gelenk also nur zu einem geringen Teil »Wegnahme von Druck«. Vielmehr heißt es, das Zusammenspiel der Muskeln zu beobachten und die Wahl der Übungen so zu treffen, dass über ein gewisses Maß an Kräftigung hinaus ein größerer Anteil an Dehnung sinnvoll ist. Dem Übergewicht der langen leistungsfähigen Muskeln, die mit viel Potenzial den Arm nach innen drehen und nach vorne ziehen, sollte eine kräftige Muskulatur – die nach außen drehende, nach außen hochhebende – gegenübergestellt werden. Sinnvoll gewählte Übungen, die diese beiden Aspekte verbinden, können dabei helfen.

Die Ellenbogen sinvoll gebrauchen

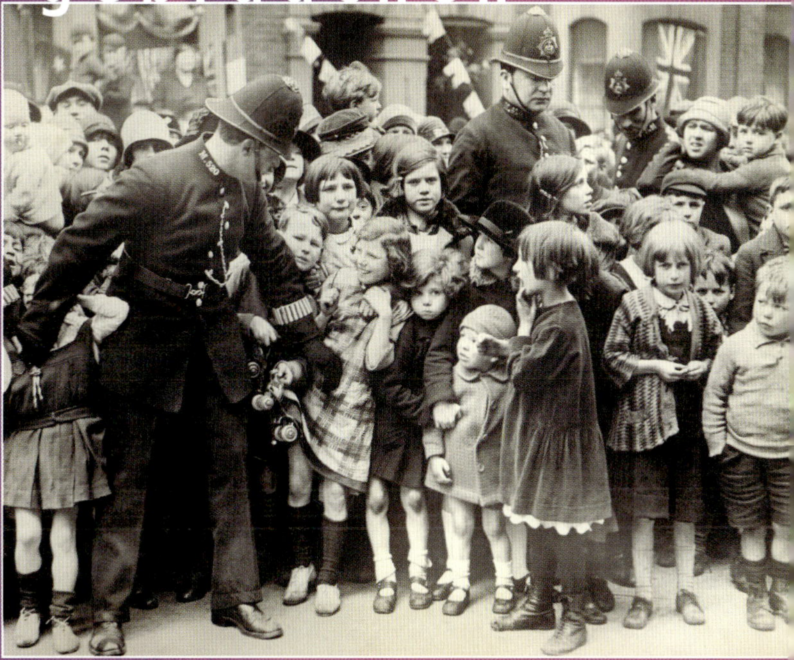

Der Ellenbogen ist ein – im wahrsten Sinne des Wortes – herausragendes Gelenk.

Ü Was ist möglich?

1 Beugen und strecken

› Wenn Sie den Unterarm eines hängenden Armes so drehen, dass die Handfläche in die gleiche Richtung schaut wie die Ellenbogenbeuge – beides wird dann nach vorne zeigen – und Sie anschließend den Ellenbogen beugen und strecken, beobachten Sie, wie weit die Bewegungen gehen. Bildet Ihr Arm in der Streckung eine Gerade oder ergibt sich eine so genannte Überstreckung? Da gibt es deutliche und individuelle Unterschiede. Die Beugung geht in der Regel so weit, dass der Unterarm den Oberarm berührt. Führen Sie es einige Male durch, damit Sie die Bewegungsausschläge mit der anderen Seite vergleichen können.

2 Ein- und ausdrehen

Um die Drehung zu prüfen, winkeln Sie den Unterarm an und drehen ihn, so dass die Handfläche mal nach oben, mal nach unten schaut. Wenn Sie den Unterarm währenddessen betrachten, ist zu ahnen, wie sich die Speiche – der Unterarmknochen, der auf der Daumenseite liegt – um die Elle »wickelt«, wenn sich der Unterarm nach innen dreht. Das wird so weit gehen, bis die Handinnenfläche zum Boden, vielleicht darüber hinaus, nach außen zeigt. Die Elle ist der Knochen, der auf der Kleinfingerseite von der Hand zum Ellenbogen geht. Beim Aufdrehen wird es so weit gehen, dass die Handfläche und die Ellenbogenbeuge in die gleiche Richtung zeigen, in dieser Stellung liegen die beiden Knochen, die den Unterarm bilden, parallel zueinander *(siehe Seite 88)*.

3 Die Vorderseite des Oberarmes kräftigen

Legen Sie eine Handfläche einfach unter einen Tisch und tun so, als wollten Sie ihn hochheben.
Vergewissern Sie sich erst, dass der Tisch nicht so leicht ist, dass es Ihnen wirklich gelingt. Verfahren Sie wie bei allen Halte- oder Spannungsübungen: die Anspannung halten, während Sie bis neun zählen, eine doppelt so lange Pause machen und das Ganze mit jeder Seite fünf- bis sechsmal wiederholen.

4 »Der Geheimtipp«

Wenn Sie sich auf eine Couch oder ein Sofa setzen, einen Arm strecken, dass die Rückseite der Hand oder des unteren Unterarmes neben Ihrem Bein an der Sitzkante zu liegen kommt, werden die Handfläche und die Ellenbogenbeuge nach vorne zeigen. Der Ellenbogen sollte noch leicht gebeugt sein. Nun tun Sie so, als wollten Sie mit dem Handrücken das Sofa nach hinten wegschieben, die Spannung halten, während Sie bis neun zählen, locker lassen, die Übung mit dem anderen Arm durchführen, wieder mit dem ersten Arm üben usw., bis beide Arme fünf- bis sechsmal gespannt haben. Damit wird die rückwärtige Muskulatur des Oberarmes gekräftigt – der Trizeps – der Ellenbogenstrecker.

5 Stützkraft

Hier ist noch eine Übung zur Kräftigung der Rückseite der Oberarme:
Stellen Sie drei Hocker oder Stühle bereit. Den einen nehmen Sie, um sich darauf zu setzen, die anderen beiden stellen Sie seitlich etwas hinter sich, damit Ihre Hände sich darauf stützen können. Der Oberkörper neigt sich etwas

Noch ein Geheimtipp

› Mit zunehmendem Alter ist zwangsläufig ein gewisser Verlust an Festigkeit des Gewebes zu verzeichnen. Eine Folge davon zeigt sich beim Winken mit nicht bekleideten Oberarmen. Irgendwann ist vielleicht festzustellen, dass die Bewegungsausschläge der Hand bei gemäßigtem Winken möglicherweise geringer sind als die Bewegungsausschläge der etwas schlaffen Rückseite des Oberarmes. Wenn Sie dies für sich etwas herausschieben wollen, kann Ihnen u. a. diese Übung dabei helfen, weil sie die Muskeln der Rückseite des Oberarmes – die Ellenbogenstrecker – aufschult und das Gewebe so in seiner Festigkeit unterstützt wird.

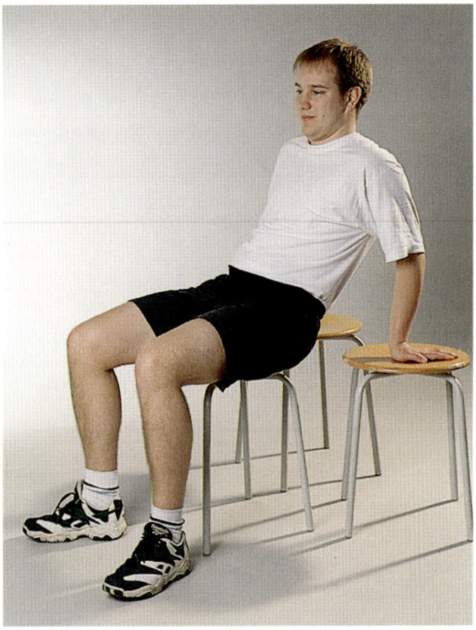 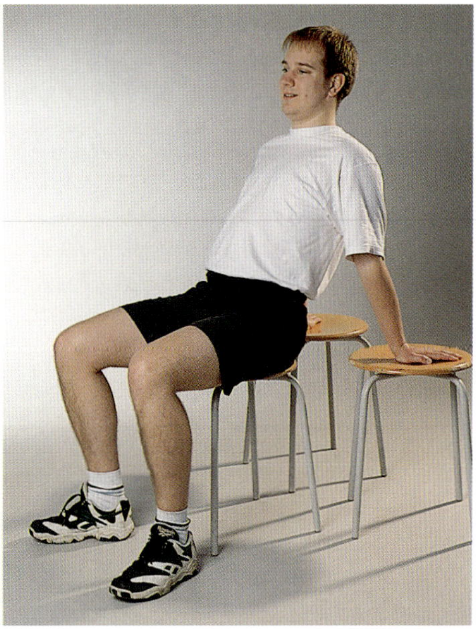

Kräftigende Übungen für den Trizeps

nach hinten, die Fingerspitzen zeigen weder zur Seite noch nach hinten, sondern irgendwo dazwischen. Geben Sie Gewicht auf die Hände und beugen Sie die Ellenbogen geringfügig. Während der gesamte Rücken einschließlich Hals sich gerade macht, das Brustbein nach vorne und oben strebt, beugen und strecken Sie wechselweise die Ellenbogen. Allerdings sind diese Übungen nicht schonend für die Ellenbogen-, Hand- und Schultergelenke. Sollten Sie an einem dieser Gelenke Probleme haben, bleiben Sie bei der Übung »Geheimtipp«.

6 »Gehen Sie!«

Suchen Sie sich eine Strecke in der Wohnung, auf der Sie ungehindert einige Meter gerade hin und her gehen können. Tun Sie dies mehrmals und registrieren Sie, was Ihre Arme dabei tun. Pendeln sie gleichmäßig? Erfolgt die Bewegung in der Schulter, im Ellenbogen oder in beiden Gelenken? Fühlen die Arme sich schwer oder leicht an, locker oder fest?
Wenn Sie alle Fragen durchgegangen sind, führen Sie die *Übung »Geheimtipp« von Seite 86* durch, gehen Sie wieder hin und her. Wie fühlt es sich jetzt an? Gibt es einen Unterschied zu vorher? Wenn nicht, macht es nichts. Sollten die Arme jetzt aber leichter oder lockerer sein, empfiehlt es sich, die rückwärtige Armmuskulatur häufiger zwischendurch anzuspannen oder die Ellenbogen ab und zu kräftig durchzustrecken – die Hand kann dabei gleich mitmachen und sich aufbiegen. Eigentlich kann sich der Rücken auch gleich mit strecken. ❮

Seitenunterschiede

▸ Da die Muskeln – auch wenn es die gleichen sind – auf jeder Seite unterschiedliche Kräfte haben, empfiehlt es sich, mit jeder Seite getrennt zu üben. Wenn Ihr Körpergefühl gut ist und Sie spüren, was jeder einzelne Muskel an Kraft aufzubringen vermag, können Sie auch mit beiden Seiten gleichzeitig spannen und trotzdem jeden Muskel seinen Möglichkeiten entsprechend fordern. Sie wären dann schneller fertig.

Isolierte Bewegungen – nur zum Forschen

So isoliert, wie in der Übung »Ein- und ausdrehen« ohne Beteiligung des Oberarmes werden Sie den Ellenbogen im Alltag nie bewegen. Es dient hier nur zur Verdeutlichung der technischen Möglichkeiten. Die Komplexität der normalen Bewegungen lässt manchmal die Einzelleistungen eines Gelenkes vergessen.

Das musikalische Gelenk

Drei Gelenke in einem

In der Gelenkkapsel, von der das Ellenbogengelenk umschlossen ist, enden drei Knochen. Das ist etwas Besonderes. Unten von der Hand her enden dort die Elle und die Speiche sowie das untere Ende des Oberarmknochens. Die Elle liegt an der Kleinfingerseite des Unterarmes, die Speiche an der Daumenseite. Rein anatomisch betrachtet befinden sich also drei Gelenke im Ellenbogen: zwischen Oberarm und Elle, zwischen Oberarm und Speiche und zwischen Elle und Speiche.

Von der Funktion her kann man dort beugen und strecken, das geschieht im Wesentlichen nur zwischen Oberarm und Elle, die am Ellenbogen länger als die Speiche ist. Unten zur Hand hin reicht die Speiche näher an das Gelenk. Der Unterarm kann sich aus- und eindrehen, das geschieht zwischen Elle und Speiche. Die Elle hat nach oben hin einen zangenförmigen Ausläufer, der bei Streckung in eine dazu passende Grube des hinteren Oberarmes gleitet. Das macht es zu einem Scharniergelenk mit knöcherner Führung. Das obere Ende der Speiche weist ein Köpfchen auf, das mit einer Schlaufe umgeben und so an der Elle gehalten wird. Mit dem Köpfchen kreist es an diesem Nachbarknochen und ermöglicht die Drehung des Unterarmes.

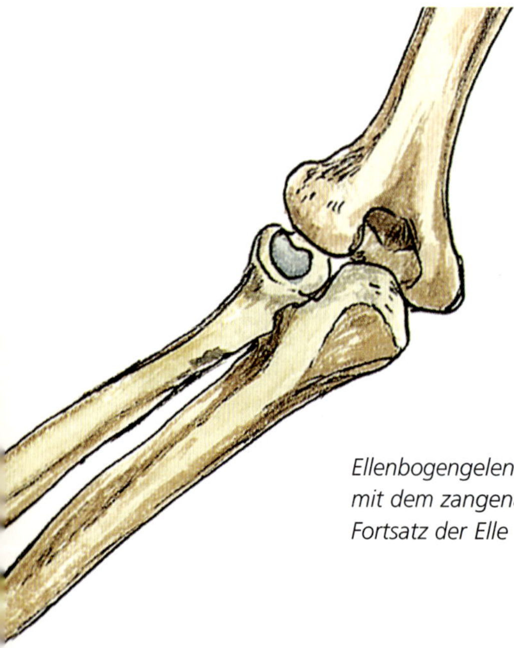

Ellenbogengelenk mit dem zangenartigen Fortsatz der Elle

Ist der Arm gestreckt, ergibt er von außen gesehen eine Gerade. Manche Menschen können ihn ein wenig »überstrecken«. Das kommt bei Frauen häufiger vor und gilt als Anpassung an das breitere Becken, damit beim Gehen besser daran vorbei gependelt werden kann. Aktiv kann der Arm bis zu einer Beuge von 140 ° bewegt werden, dann behindern die Weichteile eine weitere Annäherung, passiv kann der Unterarm noch ein wenig weiter an den Oberarm gedrückt werden.

Die Bewegungsmöglichkeiten des Ellenbogens erweitern in großem Umfang den Aktionsradius der Hand.

Ist der Arm gestreckt und Sie schauen ihn von innen her an, wo sich die Ellenbogenbeuge befindet, bildet er keine Gerade, sondern der Unterarm weicht ein wenig nach außen ab. Wieder ist dies bei Frauen meist etwas ausgeprägter.

Die relativ starre Knochenführung kann leichter geschädigt werden als die federnden und geschmeidigeren Verbindungen an Füßen und Händen. Läuft die Schulter Gefahr, eine Ausrenkung zu erleiden, weil sie locker angebracht ist, so ist der Ellenbogen diesbezüglich gefährdet, weil er so starr ist *(siehe auch Seite 92, »Wissenswertes zum Thema Ellbogen«)*. Im Gelenkverbund des Armes wird dieses Gelenk am meisten eingesetzt, weil es sowohl die Bewegungen der Schulter als auch die der Hand unterstützt und erweitert. Büßt der Ellenbogen seine Bewegungsfähigkeit ein, kann dies kaum durch andere Gelenke kompensiert werden. Langfristig würden auch die Muskeln der Hand nur mit Einschränkungen zu gebrauchen sein.

Da die knöchernen Anteile des Gelenkes sehr frei liegen, sind auch die von der Halswirbelsäule bis zu den Fingerspitzen ziehenden Nerven nicht durch Muskeln gepolstert. Deshalb geht es auch »durch und durch«, wenn beim Anstoßen der Nerv getroffen wird und Sie Ihren »Musikantenknochen« spüren.

Die Muskeln

Sehr vereinfacht dargestellt, liegen am Oberarm vorne die Ellenbogenbeuger, also auch der Bizeps, hinten die Ellenbogenstrecker, der wichtigste von ihnen heißt Trizeps. Sie münden unterhalb des Ellenbogens am Unterarm. Von der Hand her ziehen die Muskeln über das Handgelenk und münden auch knapp unterhalb des Gelenkes. Wenn Sie einen Unterarm so auf den Tisch legen, dass die Handfläche zur Zimmerdecke zeigt, können Sie mit der anderen Hand von innen, ganz knapp unter der Ellenbogenbeuge, seitlich die Handbeuger »packen«. Sie liegen ein klein wenig weiter zur Innenseite des Armes. Wenn Sie meinen, sie in der Hand zu haben, kann durch Einrollen der Hand kontrolliert werden, ob Sie sie wirklich erfasst haben, weil das Muskelpaketchen in Ihren Fingern dann fester wird. Auf der anderen Seite, seitlich, aber ein wenig zur Rückseite hin, sind die Handstrecker zu fassen. Die können Sie zum Anspannen bringen, indem Sie die Hand hochziehen.

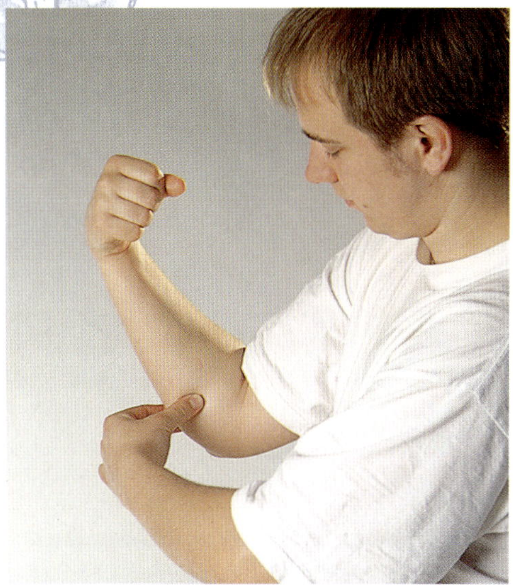

Die Muskelbäuche der Handbeuger

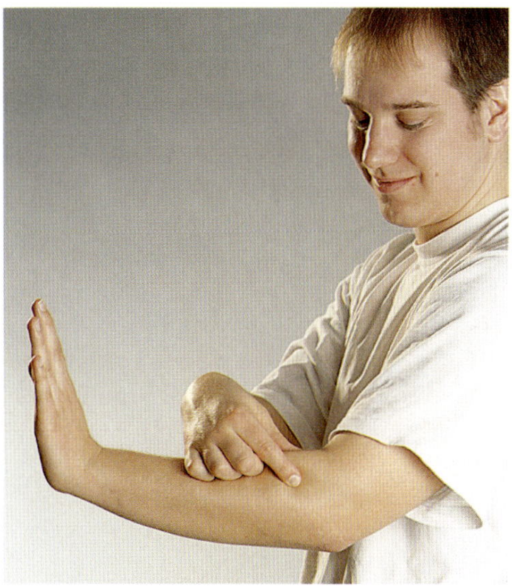

Die Muskelbäuche der Handstrecker

Bewegungserweiterung

- Betrachten Sie Ihre Ellenbogen vor einem Spiegel. Sind sie leicht gebeugt oder bilden Sie eine Gerade? Wenn das der Fall ist, wird diese Übung zumindest keine sichtbaren Folgen haben. Sie schadet aber nicht und bietet eine Kräftigung der rückwärtigen Oberarme durch eine dynamische Übung.
- Halten Sie einen Arm so, dass sich eine Handinnenfläche fast vor Ihrem Gesicht befindet. Die Handfläche der anderen Hand legt sich gegen den Handrücken der erhobenen Hand, übt Druck aus, den der gebeugt gehaltene Arm überwinden muss, während er sich streckt. Die andere Hand bildet also einen Widerstand, den der übende Arm überwinden muss. Führen Sie das dreimal durch und betrachten Sie Ihren Ellenbogen wieder im Spiegel. War er vorher etwas gebeugt, hängt er möglicherweise jetzt etwas gerader. Nachdem Sie das Gleiche mit dem anderen Arm gemacht haben, können Sie es noch einige Male wiederholen.
- Natürlich kann auch der Bizeps so beübt werden: Sie führen einfach eine Hand zur Schulter, während die andere Widerstand gibt. Da im Alltag die beugenden Einflüsse überwiegen, ist es günstig, die Anzahl der Bewegungen so zu verteilen, dass die Streckung gegen Widerstand häufiger durchgeführt wird als die Beugung.

Einrasten

Wie es bei fast allen Gelenken der Fall ist, können die knöchernen Strukturen geschont werden, wenn die Muskeln ein aktives Korsett für sie bilden. Gelegentlich ist dauerhaftes Abstützen mit den Armen nötig, z. B. am Strand oder beim Picknick, wenn die Sitzposition gewechselt werden soll. Auf *Seite 22* ist erläutert, wie das Bein das Körpergewicht fast ohne Muskeleinsatz halten kann, wenn die Knochen sozusagen übereinander ausgerichtet in den Gelenken »eingerastet« werden und dann auf dieser starren Säule das Gewicht ruht. So ist das auch beim Nach-hinten-Abstützen mit den Armen im Sitz möglich. Es wird dann so sein, dass das Gewicht hauptsächlich auf den Handballen ruht, die Ellenbogen maximal durchgestreckt und die Schultern weit in Richtung Ohren hochgezogen sind. Prinzipiell ist gegen diese Stellung nichts zu sagen, wenn alle Gelenke am Arm gesund sind. Trotzdem kann mit ein wenig Achtsamkeit durch die gleichzeitige Aktivierung der Muskulatur eine Überanstrengung von Bändern, Knochen und Knorpel vermieden werden.

Der Tennisellenbogen

Mit der Bezeichnung dieses Krankheitsbildes wird dem Ellenbogen Unrecht getan. Es handelt sich um eine Problematik der Handstrecker, die dicht unter dem Ellenbogen ansetzen. *Entsprechend den Ausführungen von Seite 89* ist diese Muskelgruppe oft den so genannten »häufig wiederkehrenden Bewegungen« ausgesetzt. Das gilt übrigens auch für die Handbeuger – das kann zum Werfer- oder Golferellenbogen führen, der allerdings seltener vorkommt. *Wie auf Seite 37 beschrieben,* können Strukturen durch einseitige wiederholende Belastungen geschädigt werden und dadurch Beschwerden machen. Sind die Ansätze gereizt, wird der Arzt mit Recht Schonung verordnen.

Wenn diese Stelle nicht entzündet ist, können Sie versuchen, sich mit einer heißen Rolle eine zusätzliche Linderung zu verschaffen. *Ihre Anwendung wird auf Seite 92 unter »Wissenswertes zum Thema Ellbogen« beschrieben.*

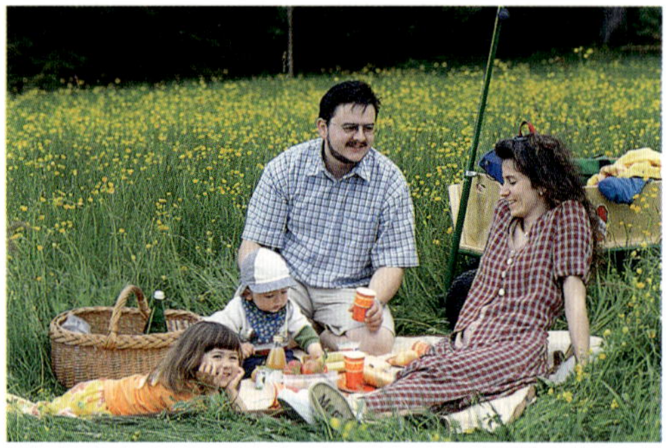

Freizeit – Stress für Ellenbogen und Handgelenke

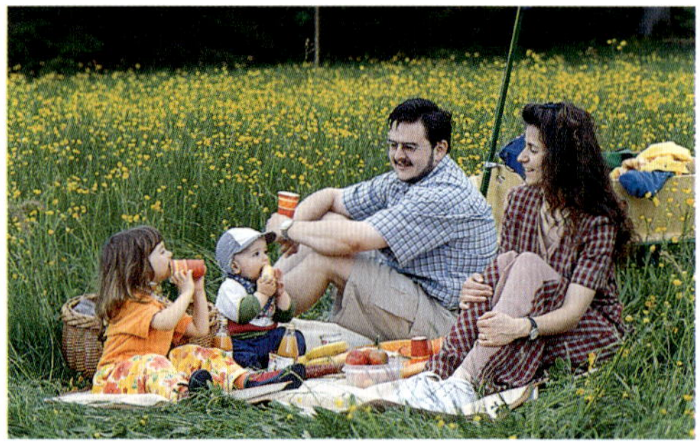

Freizeit – mit minimiertem Stress für Hand- und Ellenbogengelenke

Ausrasten

Wenn Sie sich auf den Boden setzen und die Hände hinter sich aufstützen, experimentieren Sie ein wenig, wo die Hände einen guten Platz finden. Sollen sie mehr seitlich, weiter hinten, näher am Körper ruhen? Testen Sie, was Ihnen bequemer erscheint. Danach registrieren Sie, wie viel Druck auf den Handgelenken zu spüren ist und drücken Sie anschließend die Finger fester auf den Untergrund. Für die Handgelenke wird es dann leichter. Jetzt können die Ellenbogen »ausrasten«, indem sie ein klein wenig gebeugt werden. Wenn sich zusätzlich das Brustbein nach vorne und oben bewegt, der Hals in Verlängerung des Rückens gehalten und der Kopf etwas nach oben herausgeschoben wird, mag es im ersten Moment anstrengender erscheinen. Durch den verstärkten Einsatz der Muskeln ist es das auch – Handgelenke, Ellenbogen und Schultern werden aber dadurch in Ihrer Tragearbeit unterstützt und erfahren so eine Entlastung. Da sich dabei auch der Rücken aufrichten wird, ist es gleichzeitig eine gute Haltungsschulung.

Eine Entzündung wäre daran zu erkennen, dass die entsprechende Stelle wärmer als die Umgebung ist. Hitze bewirkt bei überanstrengter und gereizter Muskulatur einen schnelleren Abtransport der Schlackenstoffe, die sich durch die ständige Anspannung angesammelt haben. Das Lymphsystem ist für die Entsorgung zuständig und wird dadurch aktiviert. Hat sich das Ganze schon zu einer Entzündung entwickelt, wäre das kein guter Rat. Probieren Sie es, wenn keine Erwärmung zu tasten ist und brechen Sie die Aktion ab, wenn Sie das Gefühl haben, es bekommt Ihnen nicht.

Auch wenn es schwer zu glauben ist: Das häufigere Einnehmen einer aufrechten Haltung kann oft auch Linderung bringen.

Sollte Ihr Ellenbogen nie durch einen Unfall geschädigt worden sein und Sie keine Krankheit haben, die direkt auf die Gelenke zielt, werden Sie ihn als friedlichen Weggefährten erleben. Er hat nicht bei jeder Handlung und bei jedem Schritt Lasten zu tragen, ist hauptsächlich für Bewegung zuständig und für die normalen Wechselfälle aller Tätigkeiten bestens konstruiert.

Wie ihm unnütze Anfechtungen erspart werden können, ist auf Seite 93, »Ellbogengerechter Alltag«, und auf Seite 94, »Ellbogenfreundlicher Sport«, nachzulesen.

Schlicht

Die einfachste Form, die Oberarme zu trainieren, ist das Hanteltraining. Dabei wird eine Hantel wiederholt unter Anbeugung des Ellenbogens bis zur Schulter geführt und langsam wieder heruntergelassen. Da im Alltag die Orientierung nach vorne im Vordergrund ist, sollte im Gegenzug immer auch der rückwärtige Arm bedacht werden. Das geht auch im Sitzen, es wird aber schwierig, Ausweichbewegungen zu verhindern. Besser ist es, sich in Bauchlage auf einer Couch oder einem Bett so zu lagern, dass der Oberarm noch unterlagert ist, der Unterarm herunterhängt und dann die Hantel langsam so angehoben wird, bis der Ellenbogen fast gestreckt ist. Es ist besser, die Anzahl der Übungen in die Streckung immer überwiegen zu lassen, um dem alltäglichen Gebrauch etwas entgegenzusetzen. *Zum Tempo und zur Anzahl der Wiederholungen ist etwas auf der folgenden Seite, »Kraftakte«, zu lesen.*

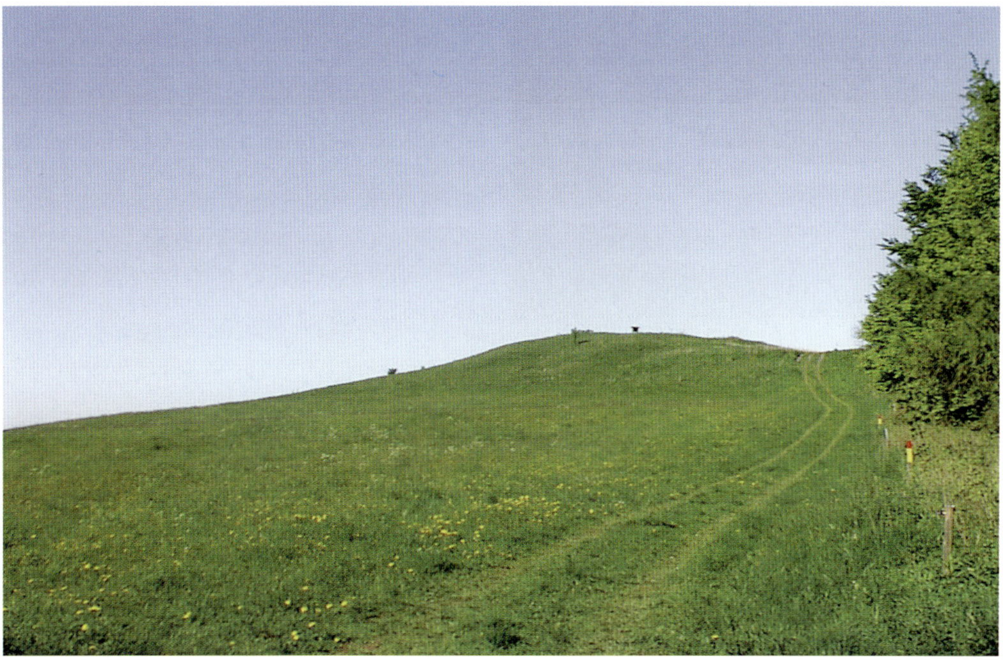

Der »Ellenbogen« – höchster Berg der thüringischen Rhön

Unfälle und Arthrose-Risiken

4,5 Millionen Unfälle geschehen jährlich zu Hause und in der Freizeit. Sind die äußerlich sichtbaren und deutlich spürbaren Folgen eines Unfalles verheilt, können im Verborgenen Prozesse an den Gelenken in Gang gesetzt worden sein, die erst nach beschwerdefreien Monaten oder Jahren eine Schädigung des Gelenkes offensichtlich machen. Insgesamt kann ein Drittel aller Arthrosen als Folge eines Unfalles eingestuft werden. Dies alles steht bewusst hier im Kapitel, da auch Ellenbogenarthrosen häufig ihre Ursache in einem Sturz haben, der oft lange zurückliegt. Bei Kindern gehören Verletzungen am Ellenbogen zu den häufigsten, z. B. durch einen Sturz auf den ausgestreckten Arm beim Inline-Skating. Viele Unfälle wären durch die Einhaltung ganz einfacher Prinzipien zu vermeiden. Deshalb sind einige Tipps zur Minderung von Unfallrisiken *auf der folgenden Seite unter »Ellbogengerechter Alltag«* nachzulesen.

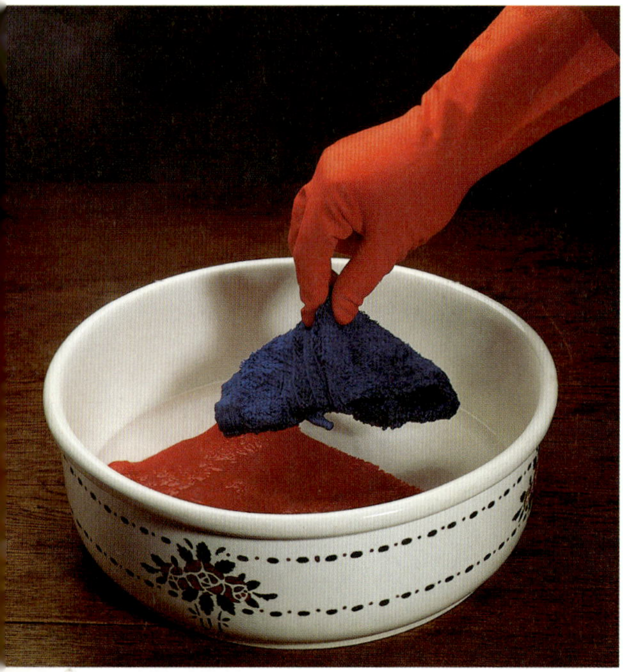

Die »heißen Waschlappen«

Kraftakte

In der jüngeren Vergangenheit tauchten rätselhaft viele junge Patienten mit Ellenbogenbeschwerden in den Praxen der Orthopäden auf. Es dauerte eine gewisse Zeit, bis herausgefunden wurde, dass es sich dabei in der Regel um Personen handelte, die regelmäßig in Fitnessstudios trainierten. Das deckt sich mit den auf *Seite 101, »Im Dutzend billiger«,* erwähnten Beobachtungen.

Die »heiße Rolle« für Singles

Füllen Sie eine Schüssel mit heißem Wasser und legen Sie zwei Frotteewaschlappen hinein. Weil das Wasser so heiß sein soll, dass die bloße Hand es nicht aushalten könnte, ziehen Sie sich einen Haushaltshandschuh an. Nun fassen Sie mit spitzen Fingern – weil der Handschuh nur geringfügig schützt – einen der Waschlappen, drücken ihn aus, damit er nicht tropft und tupfen ganz kurz und wiederholt auf die zu behandelnde Stelle. Sowie Sie das Gefühl haben, Sie können eine ganze Sekunde auf der Stelle verweilen, ohne dass es Ihnen zu heiß ist, legen Sie den Waschlappen ins Wasser, nehmen den nächsten usw. Vielleicht haben Sie in der Nähe einen Behälter mit weiterem heißen Wasser, damit Sie nachschütten können, wenn das Wasser in der Schüssel zu kühl wird.
Hitze ist nicht das Gleiche wie Wärme. Wärme fördert die Durchblutung, während die Hitze die Lymphtätigkeit anregt. Gereizter Muskulatur, die durch Dauereinsatz zu viele Schlackenstoffe angesammelt hat, kann damit manchmal mehr geholfen werden. Es kann auch auf verspannter Nackenmuskulatur angewendet werden. Eine wichtige Voraussetzung ist, zu prüfen, ob keine Entzündung vorliegt. Wenn nicht, können Sie die Anwendung bis zu dreimal am Tag wiederholen.

Ellenbogengerechter Alltag

Tipps zur Unfallverhütung

Unfallverhütung beginnt im Kopf. Hektik ist eine der eigentlichen Ursachen für Unfälle. Wenn Sie innerlich unruhig oder in Hektik sind oder sich gesundheitlich nicht wohl fühlen, dann stellen Sie Ihren Zeitplan darauf ein.

Auch die Vertrautheit der häuslichen Gegebenheiten kann zu Unachtsamkeiten führen, weil Sie sich nicht vorstellen können, dass die Teppichkante, die Sie zu unzähligen Gelegenheiten unbeschadet überwunden haben, einmal eine Stolperkante sein könnte.

Achten Sie auf Stolperstellen in der Wohnung (Kabel, verrutschende Läufer oder Brücken, Teppichkanten, die von Stühlen hochgewölbt werden können) und beseitigen Sie sie. Dann kann auch nichts passieren, wenn Sie es mal eilig haben. Fällt in der Küche etwas herunter oder gibt es eine feuchte, fettige Stelle, ist es ratsam, diese sofort zu säubern; später denken Sie vielleicht nicht mehr daran oder ein anderes Familienmitglied rutscht aus.

Benutzen Sie sichere Trittleitern, wenn Sie Fenster putzen oder Gardinen anbringen. Wenn Sie putzen, stecken Sie sich kein zu hohes Ziel, machen Sie einen Plan und absolvieren das Programm möglichst in mehreren Etappen, vielleicht sogar auf mehrere Wochen verteilt.

Übrigens heißt es, der »Trieb« zum Frühjahrsputz habe noch etwas mit unserer »tierischen« Vergangenheit zu tun. Die Tiere, die einen Winterschlaf halten, beginnen mit zunehmender Temperatur und längerer Lichteinwirkung munter zu werden und reinigen ihr Nest, um es von den winterlichen Rückständen zu beseitigen. Es gibt Stimmen, die sagen, die Einhaltung eines solchen Zeitplanes sei in heutiger Zeit nicht mehr nötig.

Kochen, Tisch decken, einkaufen

Darüber ist etwas auf Seite 103, »Gleichmäßig verteilen«, zu lesen. Ergänzend könnte noch die entlastende Wirkung eines Einkaufswagens erwähnt werden. Es gibt viele verschiedene Ausführungen und sie sind längst nicht mehr nur das Zubehör älterer Menschen. Ein gut sitzender Rucksack mit breiten Trägern ist ebenfalls eine Alternative zu zahlreichen Taschen und Tüten.

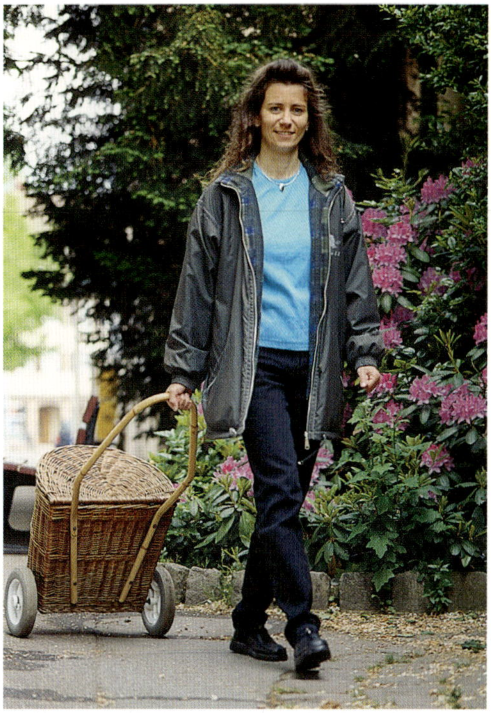

Bequem einkaufen – kein Privileg älterer Menschen

Widersprüche

- Sollten Sie Gründe haben, den Ellenbogen in besonderer Weise zu schonen, dann haben viele Tipps in diesem Buch dem zuwidergehandelt. Die Skistöcke beim ausdauernden Wandern zur Entlastung der Knie und Hüften z. B. gehen zu Lasten der Ellenbogen. Ebenso das Abstützen beim Aufstehen und Hinsetzen und bei anderen Tätigkeiten, das den Rücken entlasten soll. Sogar beim ruhigen Sitzen wäre es empfehlenswert, die Unterarme nicht auf einer Lehne abzulegen oder zumindest darauf zu achten, dass die Ellenbogen direkt dies nicht tun.
- Leider kann es Ihnen nicht abgenommen werden, aus allen Vorschlägen eine auf Sie persönlich zugeschnittene, sinnvolle Mischung herauszufinden.

Ellenbogenfreundlicher Sport

Rad fahren

Die verschiedenen Angaben zur optimalen Einstellung eines Fahrrades sind auf Seite 27 nachzulesen. Der wichtigste Aspekt für den Ellenbogen ist die Wahl und die Stellung des Lenkers. Ist er so gewählt, dass nicht dauernd gestützt werden muss, können die Arme entlastet werden. Vielleicht entscheiden Sie sich darüber hinaus noch für eine gefederte Gabel. Wenn dann noch die Reifen etwas weniger mit Luft gefüllt und dadurch etwas weich sind, können Sie nicht mehr tun.

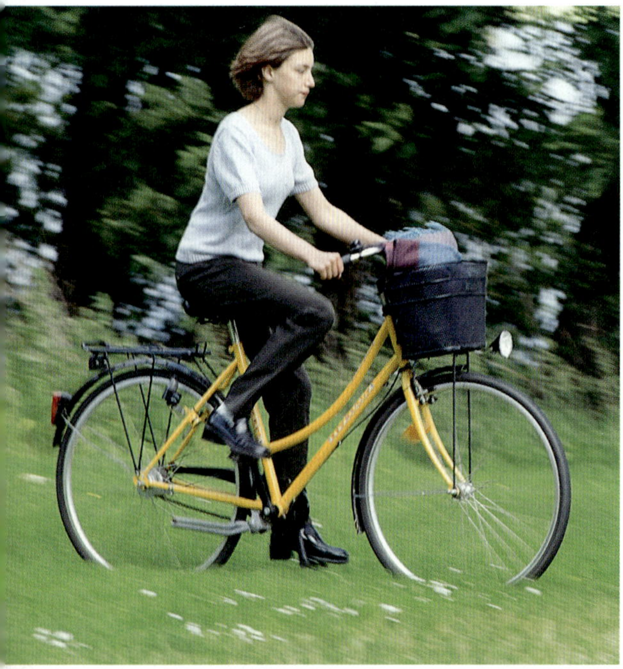

Radfahren komfortabel – auch für die Arme

Tennis, Tischtennis, Squash, Badminton, Golf

Diese Sportarten stellen hohe Anforderungen an die Gelenke des Armes und sollten nur ausgeführt werden, wenn sie keine Beschwerden machen.

Schwimmen

Bisher galt Schwimmen immer als erste Wahl bei den Empfehlungen. Falls Sie keine Beschwerden am Ellenbogen haben und sich nur vorbeugend um ihn kümmern wollen, bleibt das auch so.
Aber für den Fall, dass der Ellenbogen geschont werden muss, könnten sich je nach Schwimmstil und Tempo Belastungen ergeben. Beim normalen Brustschwimmen werden Sie u. U. die Arme gegen den Wasserwiderstand strecken. Wie der Reibungswiderstand vom Tempo abhängt, ist auf *Seite 38 unter »Auftrieb und Reibungswiderstand«* nachzulesen. Wenn Sie ganz korrekt schwimmen, die Arme nach vorne strecken und sie dann gestreckt über die Seite nach hinten neben den Körper führen, hat die Muskulatur um den Ellenbogen nur Haltearbeit zu leisten. Das ist im Falle einer Ellenbogenproblematik besser. Ein Ausweg ist es also, ganz langsam zu schwimmen, die Technik korrekt durchzuführen und zu beobachten, ob sich Schmerzen ergeben.

Skilanglauf

Unabhängig von eventuellen Beschwerden ist es gut, wenn der Stockeinsatz so erfolgt, dass die Spannung beim Durchziehen nach hinten nicht nur aus dem Ellenbogen geschieht, sondern immer durch bis auf den Rücken geht. Dann ist alle Kraft auf mehr Muskeln gleichmäßig verteilt und der Ellenbogen ist nicht allein für die Streckung gegen Widerstand zuständig. Wenn Sie beim Laufen darauf achten, werden Sie spüren, was gemeint ist. Das Laufen wird dann auch harmonischer aussehen und Ihr Rücken ist automatisch – trotz Vorneige – gerader.
Auch dieser Tipp gilt nicht, wenn der Ellenbogen geschädigt ist. Dann ist dieser Sport nicht empfehlenswert.

Handlich:
Mit Fingern spielen

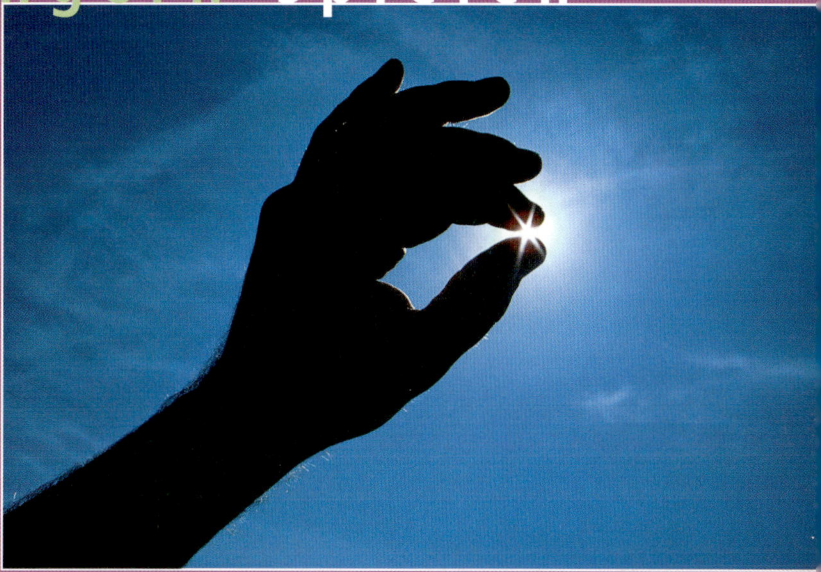

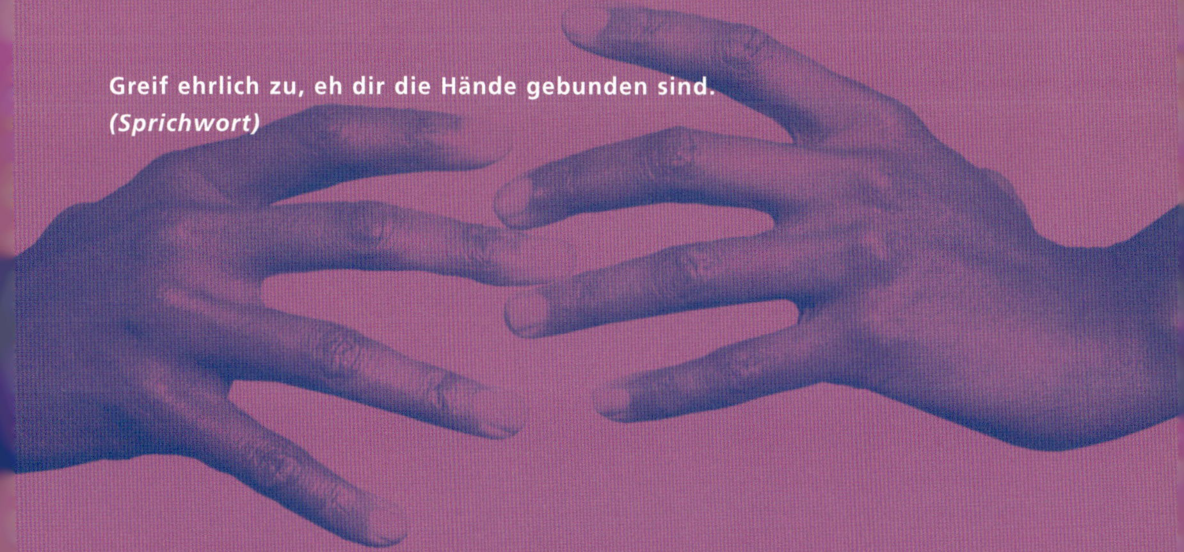

Greif ehrlich zu, eh dir die Hände gebunden sind.
(Sprichwort)

Ü Finger spielen lassen

1 Strecken

› Legen Sie eine Handfläche mit leicht gespreizten Fingern flach auf eine Tischplatte. Heben Sie einen Finger nach dem anderen einzeln ab, während die anderen liegen bleiben. Registrieren Sie, wie leicht oder schwer das geht. Können die Nachbarfinger jeweils ruhig liegen bleiben? Geht es mit der Zeit leichter? Kann die andere Hand es besser? Vielleicht finden Sie jemanden, der mitmacht und Sie können vergleichen, wie unterschiedlich es bei jedem aussieht.

2 Beugen

Jetzt liegt die Hand mit dem Handrücken auf – der Tisch sollte jetzt Couchtischhöhe haben – und Sie heben wieder einen Finger nach dem anderen gestreckt von der Unterlage ab. Die anderen Finger bleiben jeweils möglichst ruhig liegen, nur der Daumen wird keinen Tischkontakt bekommen. Wie geht das? Fällt es leichter als in die andere Richtung zu »üben« oder schwerer? Obwohl die Beugung in den Fingergrundgelenken einen größeren Bewegungsausschlag hat, fällt es möglicherweise trotzdem schwerer als in die Streckung zu üben. Wie gut gelingt es dem kleinen Finger? Wie geht es mit der anderen Hand? ‹

Auch das kann geübt werden

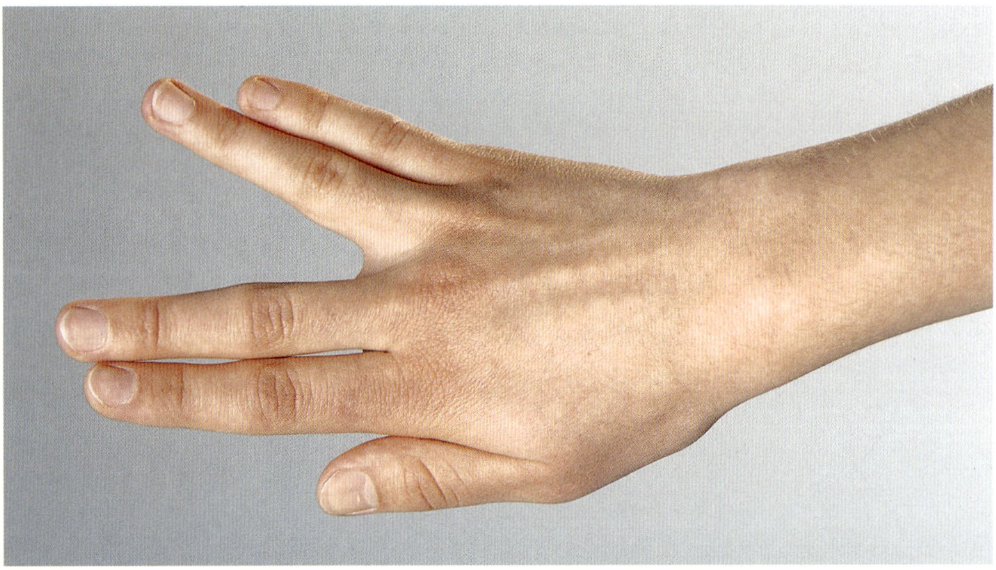

Magisches Handwerkszeug

Keinem weiteren Körperteil werden so viele Fähigkeiten zugeschrieben wie den Händen: geben, nehmen, heilen, helfen, schlagen, streicheln, trösten, dirigieren, abwehren, heranziehen, zupacken, ruhen, zeigen, führen, bitten, beten ...

Dürers Hände z. B. heißen wirklich »Betende Hände«, wobei das Augenmerk hier darauf gerichtet werden soll, wie diese Tätigkeit diesem Körperteil zugeschrieben wird, obwohl Hände in Betstellung ja nur Ausdruck eines Tuns desjenigen sind, der es ausführt. Der sprachliche Umgang wertet insgesamt die Hände auf, indem er ihnen viel mehr Eigenständigkeit zugesteht, als sie in Wirklichkeit haben. Ist das so? Haben sie in Wirklichkeit mehr Eigenleben, als dass wir sie unserem Willen unterwerfen könnten?

Kahn im Mondschein

Es fuhr ein Kahn im Mondschein
im Dreieck um das Erbsenbein,
Vieleck groß – Vieleck klein,
der Kopf, der muss ein Haken sein.

Die Hand besteht aus mindestens 27 Knochen. Es gibt außerdem so genannte Sesambeine, die frei in Sehnen oder Gelenkkapseln eingelagert sind, um einen reibungslosen Ablauf zu sichern. Finger, Mittelhand, Handwurzel – lautet die offizielle Einteilung dieser Ansammlung von Knochen, die in der Summe so etwas Charakteristisches wie die Hand ergeben. Die Finger, so wie sie sich zeigen, bestehen jeweils aus drei Knochen, deren Gelenke gut sichtbar sind. Der Daumen macht eine Ausnahme, er hat ein Glied weniger. In der Mittelhand setzt sich im Verborgenen fort, was an den Fingern zu sehen ist: fünf Strahle aus Röhrenknochen, die leicht zur Handfläche hin gewölbt sind. Die verborgene Fortsetzung ist möglicherweise zu tasten, wenn Sie an der Handkante der Kleinfingerseite entlang mit festem Druck in Richtung Handgelenk tasten, bis eine Kerbe zu spüren ist. Dort ist die Mittelhand zu Ende und die Handwurzel beginnt. Vielleicht kommen Sie besser zurecht, wenn Sie in Verlängerung eines Fingers auf dem Handrücken einem der Knochen tastend folgen, bis »es unklar« wird.

Die Handwurzel besteht aus zwei Reihen von je vier Knochen: Kahnbein, Mondbein, Dreiecksbein ... Jetzt werden Sie den Text des oben stehenden Gedichtes verstehen. Zwischen diesen poetisch benannten Knochen bestehen zwar Gelenkflächen, sie sind auch gegeneinander geringfügig beweglich, aber nicht im eigentlichen Sinne wie Gelenke zu bewegen. Dieser federnde Halt, der durch straffe Bänder gewährleistet ist, gibt mehr Spielraum für Abstützen, Abfangen und Bewegungen, als wenn diese Region aus einer starren Knochenplatte bestünde.

Zum Arm hin sind drei dieser Knochen in Verbindung mit dem unteren Ende der Speiche des Unterarmes und einer Knorpelscheibe, die die

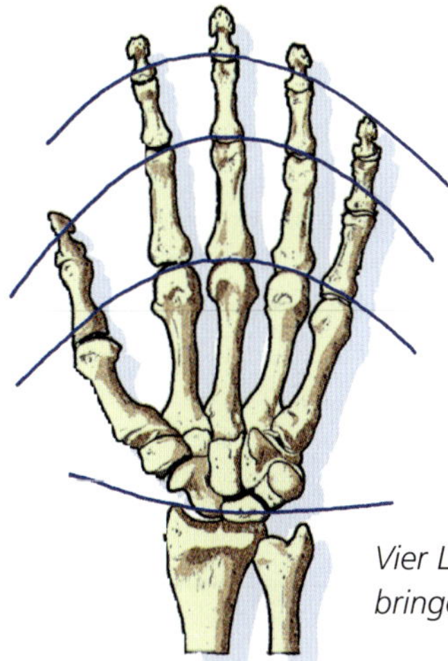

Vier Linien bringen Ordnung

Verbindung zur Elle bildet. Die drei Knöchelchen auf der einen, Elle und Speiche auf der anderen Seite bilden das Handgelenk.

Wollen Sie Ordnung in die Bewegungsmöglichkeiten der Hand bringen, stellen Sie sich vier quere Linien vor:
Das Handgelenk – ein so genanntes Ellipsoidgelenk, da sind Beugung und Streckung möglich, sowie zu beiden Seiten Seitwärtsbewegungen.
Die Fingergrundgelenke sind etwa in der Mitte der Hand, wo die Finger beginnen. Es sind eigentlich Kugelgelenke, aber eigenständig sind nur Beugen und Strecken und Seitwärtsbewegungen möglich. Drehen könnte man sie aufgrund der Anordnung der Bänder und Muskeln nur passiv.
Die Fingergelenke, die gut sichtbar sind und zwei gedachte quere Linien ergeben, können nur gebeugt, wieder zur geraden Hand und nicht darüber hinaus gestreckt werden.

Eine Sonderstellung hat der Daumen. Er hat zur Handwurzel eine viel beweglichere Verbindung als die anderen Finger. Durch ein Sattelgelenk sind für ihn drei Bewegungsrichtungen möglich, Beugen und Strecken, Abspreizen und Heranziehen, außerdem kann er in die Opposition, indem er seine Kuppe an den Kleinfingerballen bringt und wieder zurück. Wenn Sie diese Bewegungen alle verbinden, können Sie so in etwa einen Kreis mit dem Daumen beschreiben.

Verschiedene Arten zu winken

Es scheint kaum vorstellbar, dass dieses vielfältig einsetzbare »Werkzeug« mit so schlichten Bewegungsformen auskommt: im Handgelenk hoch und runter, ein wenig nach rechts und links, in den Grundgelenken hoch und runter, etwas spreizen, in den beiden letzten Gelenken der Finger sogar nur in einer Richtung, in die Krümmung. Vielleicht ist Ihnen bei *Übung Nr. 2, Seite 96,* aufgefallen, dass Sie den kleinen Finger kaum in die Beugung bewegen konnten, ohne gleichzeitig seine Annäherung an den Daumen verhindern zu können. Vielleicht könnte es der eine oder andere unter Aufbietung größter Willenskraft, aber wozu auch. An der Hand sind mehrere solcher »Verknüpfungen« zu bemerken.

Als sensiblem Greif- und Tastorgan ist der Hand ein sehr großes Gebiet im Gehirn zugeordnet. Es gibt eine berühmte Darstellung, bei der ein Männchen konstruiert wurde, dessen Körpermaße der Größe der jeweils zuständigen Gehirnareale entsprechen. Dieses Männchen hat riesige Hände und kann so die Bedeutung der feinmotorischen Fähigkeiten dieses Körperteiles anschaulich machen. Wer sich einmal in den Finger geschnitten hat, weiß, welche Einschränkungen schon eine so kleine Verletzung mit sich bringt.

Von dem ganz besonders huldvollen Winken – den Handrücken zu den Zuschauerinnen, die Hand steif und nur den gebeugten Ellenbogen im Wechsel etwas beugen und strecken – einmal abgesehen, reichen die Bewegungsmöglichkeiten der Hand, diesen Vorgang auf verschiedene Weise durchzuführen: die Hand einfach hoch und herunter bewegen – die kindliche Variante. Den Unterarm hochheben, die Hand mit der Handfläche zu den Zuschauerinnen nach rechts und links bewegen – die etwas vornehmere Variante.

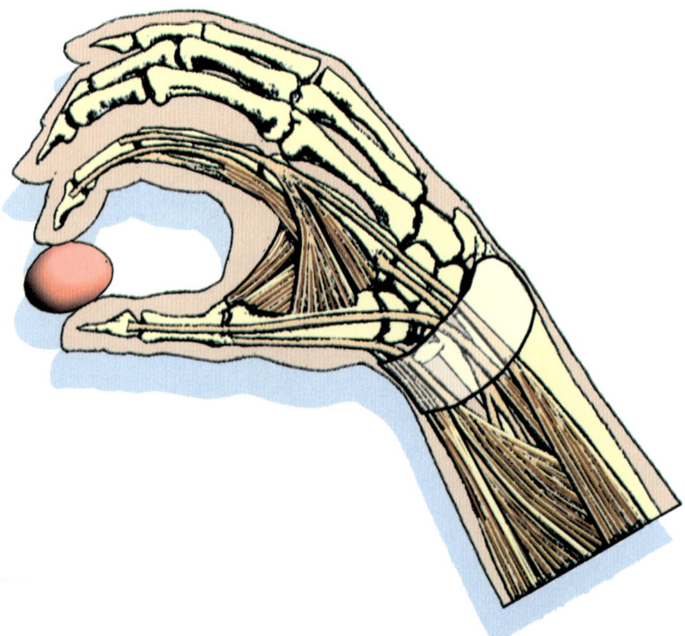

Die zahlreichen Knochen der Hand

»Ente«

- Stützen Sie den Ellenbogen auf und knicken Sie das Handgelenk in die Beugung, so als würde der innere Unterarm an der seitlichen Wand eines Würfels und die Handfläche flach auf dessen oberer Fläche liegen. Bei einem Schattenspiel ergäbe das eine Ente. Der Handrücken bildet jetzt einen rechten Winkel zum Unterarm, die Finger sind gestreckt und in Verlängerung des Handrückens. Wenn Sie nun eine feste Faust machen, werden Sie sehen, wie der Handrücken sich etwas hebt – der rechte Winkel lässt sich beim besten Willen nicht einhalten.
- Durch die Beugung werden die Sehnen des Handrückens so gedehnt, dass sich die Hand etwas hochheben muss, weil »das Material nicht reicht«.

Ü »Handhabungen«

1 »Die Blüte geht auf«

› Stützen Sie die gebeugten Ellenbogen dicht nebeneinander auf einem Tisch auf und legen Sie die Unterarme und Handflächen aneinander, so dass sich die daumenseitigen Handkanten vor Ihrem Gesicht befinden. Nun lassen Sie die Handflächen auseinander gehen, ohne die Finger zu krümmen und ohne die Handgelenke voneinander zu lösen. Machen Sie es mehrmals hintereinander und betrachten die Hände dabei. Die Handfläche wird sich hohl machen wollen – verhindern Sie das. Ist die Luftfigur symmetrisch?

Als Nächstes dürfen die Finger sich krumm machen, dann werden die Hände weiter auseinander gehen und kein »V« mehr bilden, sondern ein »U«. Geht hierbei auch eine Hand weiter? Wenn ja, ist es die gleiche?

Diese kleine Übung ist kein Training im eigentlichen Sinne, sie kann aber Seitenunterschiede bewusst machen und Funktionsmöglichkeiten verdeutlichen.

2 »Trockenwäsche«

Wenn Sie Ihre Hände bewegen, als würden Sie sie waschen, wird das nach einem festgelegten Schema geschehen. Führen Sie dies mit der Zeit immer langsamer durch und betrachten Sie dabei, wie Sie es machen. Dann versuchen Sie »alles umgekehrt« durchzuführen. Dieser Vorgang ist so individuell, dass hier nur schwer Beispiele beschrieben werden können.

Sie werden merken, wie schwer es ist, die abgewandelten Bewegungen durchzuhalten. Derartig fest eingefahrene Bewegungsmuster sind nur schwer zu ändern. Da sie meist unbewusst durchgeführt werden, macht es der Körper allein und wenn der Kopf sich dann dazuschaltet, kommt alles durcheinander. Es ist aber eine gute Möglichkeit, sich dessen bewusst zu werden. Das Händewaschen ist nur ein harmloses Beispiel für die mangelnde Kontrolle über alltägliche Bewegungsmuster. Registrieren Sie einfach, wie leicht oder schwer Ihnen diese Übung fällt. Wenn Sie mögen, können Sie es hin und wieder beim richtigen Händewaschen wiederholen. Das hat keinen direkten Einfluss auf die Dehnung oder Kräftigung von Muskeln, kann aber das Hirnareal, das für die Hände zuständig ist, »aufmuntern« und die Feinmotorik fördern.

3 Die chinesischen Kugeln

Es gibt Kugeln aus Metall oder Porzellan, die beide in der Hand umeinander bewegt werden sollen, ohne dass sie sich berühren. Sie erzeugen dabei einen Ton, der beruhigend wirken kann. Die Kugeln gibt es in verschiedenen Größen und Ausführungen. Es liegt meist eine Beschreibung bei, der man die Herkunft und die ursprüngliche Bedeutung entnehmen kann. Hier soll noch einmal erwähnt werden, dass es vielleicht keinen Sinn macht, diese Form der »Handpflege« zu betreiben, wenn Sie Kunststopferin sind und den ganzen Tag Ihre Hände auf ähnliche Weise zu bewegen haben. Aber dann wird Ihre Wahl von ganz alleine auf eine andere Anregung fallen.

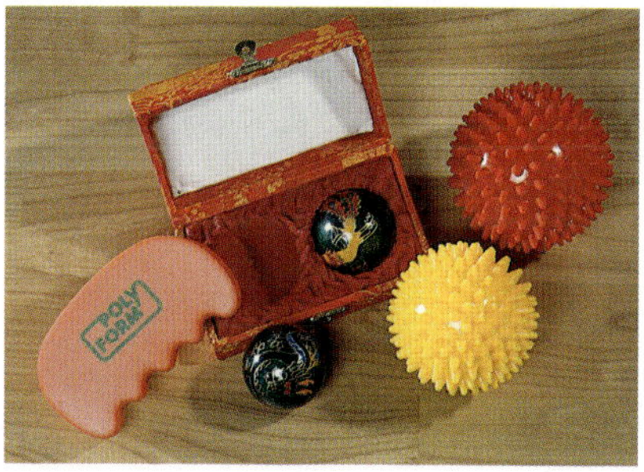

Weitere Helfer beim handlichen Tun

4 Der Igelball

Der Igelball ist mittlerweile in Apotheken und Spielzeugläden zu haben. Mit ihm können Sie Körperteile abrollen und durch seine »Stacheln« übt er eine kleine Prickelmassage durch. Das regt die Sensibilität an und das Gefühl für die Haltung oder Stellung des jeweiligen Körperabschnittes. Im Falle der Hand können Sie sowohl den Handrücken als auch die Handfläche mit diesem Ball abrollen.

5 Für gute Betriebstemperatur sorgen

Bewusstes spannungsreiches Bewegen ist das beste Mittel gegen kalte Hände. Gelingt es trotzdem nicht, gibt es folgende Schnellhilfe: Lassen Sie lauwarmes Wasser in ein Waschbecken laufen und legen Sie die Hände hinein. Es erscheint anfangs wahrscheinlich eher kühl, das ist richtig so. Mit der Zeit fügen Sie stufenweise ziemlich heißes Wasser hinzu. Wenn so ein Schwapp heißes Wasser hinzugegossen wurde, warten Sie jeweils eine Weile, bis Sie nicht mehr das Gefühl haben, das Wasser sei wärmer als die Hände. Zum Schluss wird das Wasser im Becken fast heiß sein, ohne dass Sie es als unangenehm empfinden. Spülen Sie die Hände ganz kurz mit kaltem Wasser ab, wenn Sie dieses «ansteigende Handbad» beenden, damit sich die Gefäße zusammenziehen können. Vielleicht kann die Durchblutung der Hände mit der Zeit damit umprogrammiert werden. Beobachten Sie die langfristige Wirkung. Wichtig ist jedenfalls, dass Sie die kalten Hände nicht mehr hinnehmen. Vielleicht helfen die Übungen »Trockenwäsche«, »Chinesische Kugeln« oder »Igelball« für zwischendurch. ❮

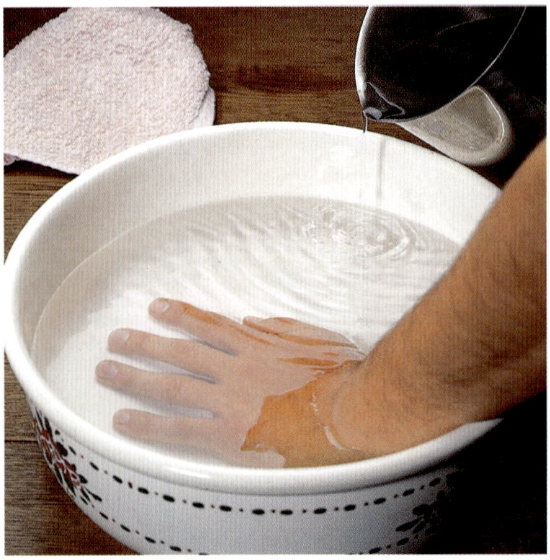

Ein ansteigendes Handbad macht warme Hände

Die Opposition macht uns menschlich

Halbaffen haben eine Ganzhandkontrolle. Sie umgreifen Insekten mit allen Fingern und vollführen großräumige Armbewegungen. Dies wird im Mittel- und Kleinhirn organisiert. Bei den Menschenaffen ist die Greifmotorik auf das Detail fixiert. Sie können kleine Körner und Hautpartikel mit opponierbarem Daumen greifen. Bei ihnen wird dies vor allem in der Großhirnrinde gesteuert. Die Feinmotorik dieser Affenart ist ausgeprägt und ähnelt der des Menschen. Je weiter sie entwickelt ist, desto dichter ist auch die Nervenversorgung der Finger durch die Großhirnrinde. Die schräge Stellung des Daumens zu den anderen Fingern gibt es ausschließlich bei den Menschen. Die neurologische Versorgung ist im Laufe der Entwicklung »aufgerückt«, indem sie zunehmend von einem Hirnanteil, der für bewusste Handlungen zuständig ist, erfolgt. Möglicherweise war es die Entwicklung des Daumens, die die Entwicklung der Denkfähigkeit ermöglicht hat.

Kalte Hände

Es ist verblüffend, wie oft bei einem Händedruck der Satz: »Meine Hände sind kalt – das ist nun mal so«, zu hören ist. Wer schon einmal bei Menschen zu Besuch war, die aus ökologischen oder ökonomischen Gründen eine zu geringe Raumtemperatur haben, weiß, wie stark dies den Behaglichkeitsfaktor beeinflussen kann. Von der fehlenden Behaglichkeit abgesehen, sind kalte Hände das Zeichen für eine mangelhafte Durchblutung. Blut bringt »das Benzin« für Muskelaktivität und »entsorgt« die Abfälle. Sind Körperteile ständig schlecht durchblutet, gewöhnen sich dort die Gefäße möglicherweise daran und der Zustand wird dadurch »festgeschrieben«. Dies ist nicht einzusehen. Bei so feiner und differenzierter Arbeit, wie sie die Hände ausführen, sollten sie auch immer gut ernährt werden.

Hände hoch

▸ Stellen Sie sich neben einen Tisch und stützen Sie die Handfläche auf. Die ganze Handfläche einschließlich des Ballens soll Kontakt haben, die Hand so weit wie möglich hochgebogen sein, ohne dass es weh tut. Der Ellenbogen darf sich dabei ein wenig beugen. Heben Sie aus dieser Stellung die Handfläche weiter vom Tisch ab – auch wenn es fast nur in Gedanken geht – ohne mit dem Unterarm auszuweichen und die Finger zu beugen. Die Anspannung ist das Wichtigste. Das dehnt die Handgelenksbeuger, indem es die Handstrecker gleichzeitig kräftigt.

Im Dutzend billiger

In den 60er-Jahren gab es einen amerikanischen Spielfilm, der »Im Dutzend billiger« hieß. Es ging um eine Familie mit vielen Kindern, deren Familienoberhaupt von Beruf Rationalisierungsfachmann war. Die große Anzahl der Familienmitglieder und der daraus resultierende Arbeitsaufwand regte ihn an, Prinzipien der Arbeitsplatzgestaltung auf seinen Haushalt zu übertragen. Die Nahrungsmittel wurden nur in Großpackungen gekauft – daher der Titel des Filmes. Aber was hat das mit der Hand zu tun?

Auf eine amüsante und unauffällige Art und Weise wurden in diesem Film die Segnungen der Fließbandarbeit angepriesen. Die Arbeitsschritte wurden so geordnet, dass viele gleiche Handgriffe für eine entsprechend angesammelte Tätigkeit genutzt werden konnten. Was im Haushalt vielleicht noch Sinn macht, macht am Fließband einen eigentlich leichten Handgriff, wenn er mehrere tausend Male am Tag ausgeführt wird, zu einer Gefährdung für die Sehnen und Muskeln.

Früher war die Arbeit körperlich schwerer. Wenn aber z. B. Tuch hergestellt wurde, war es ein Prozess, der den Anbau des Leins, die Ernte, die Herstellung des Garnes und das Weben beinhaltete. Später, als Tuch in Fabriken erzeugt wurde, fielen durch Einsatz von Maschinen körperlich belastende Tätigkeiten weg, dafür blieben immerwährend gleiche Bewegungsabläufe übrig.

Die russischen Ärzte Obolenskaja und Goljanitzki haben schon 1927 über krankhafte Veränderungen in Muskeln, Sehnen und Sehnenscheiden durch mechanische Überbeanspruchung berichtet. Sie untersuchten Arbeiterinnen in einer Tee-Verpackungsfabrik und stellten bei Neulingen oder bei Arbeitsbeginn nach längeren Pausen besonders häufig Sehnenscheidenentzündungen bei den Aufschütterinnen und Papierfalterinnen fest. Manche Bewegungen wurden in einem Arbeitsalltag 7600- bis 25000-mal durchgeführt.

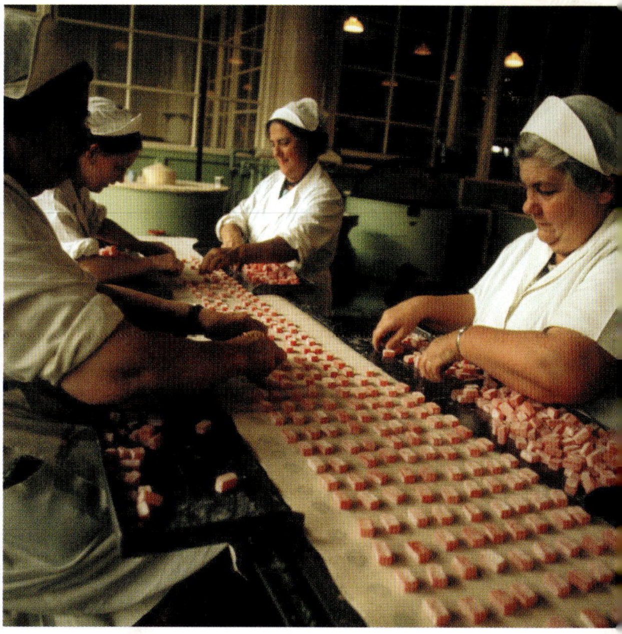

Bis zu 25 000-mal die gleiche Bewegung

In Tierexperimenten an Kaninchen wurden die Folgen durch einförmige, sich ständig wiederholende Bewegungen beobachtet.
Mit bloßem Auge sichtbar wurde:

nach 1 Stunde	keine Veränderungen
nach 2 Stunden	Ödeme in den Häuten, die die Muskeln umgeben, Zunahme von Gelenksflüssigkeit in den beteiligten Gelenken
nach 4 Stunden	beträchtliche Ansammlung von Gelenksflüssigkeit in den Sehnenscheiden

Mikroskopisch wurde sichtbar:

nach 1 Stunde	geringe Ödeme im Bindegewebe
nach 2 Stunden	wie nach einer Stunde, aber stärker
nach 4 Stunden	Schwellung des Sehnengewebes, des Bindegewebes und der Sehnenscheiden; in der Muskulatur waren Bindegewebe und Muskelfasern ödematös aufgequollen

Dieser Versuch zeigt, dass unabhängig von offensichtlichen Belastungen, die direkt als Überbeanspruchung empfunden werden, mechanische Reizungen an unsichtbaren Stellen des Bewegungsapparates entstehen können.

Warum steht das alles hier, wo Sie doch Ihren Arbeitsplatz kaum umgestalten können? Sie könnten vermeiden, auch noch in der Freizeit derartige Effekte zu erzielen. Natürlich können Sie bei der Hausarbeit versuchen, zu »rationalisieren« und z. B. in einem Arbeitsgang den Müll herunterbringen, die Wäsche zum Aufhängen in einem Eimer mit herunternehmen, den Briefkastenschlüssel gleich mitnehmen und sich dadurch zwei weitere Gänge ersparen. Aber das Auspuhlen der Erbsenernte, um sie zum Einfrieren vorzubereiten, müsste nicht auf einmal geschehen. Die Stricksocken haben eine Woche länger Zeit, damit Sie sich längere Pausen dazwischen gönnen können. Wenn Sie schon am Arbeitsplatz stundenlang vor dem PC sitzen, könnte es vielleicht in der Freizeit hin und wieder vermieden werden. Ausgleich schaffen, die Art der Belastungen verändern, den an der Arbeit beanspruchten Körperteilen in der Freizeit Ruhe gönnen – das dient nicht nur den regional entlasteten Strukturen, sondern kann insgesamt Beschwerden lindern, weil das Gehirn weniger Schadensmeldungen erhält *(siehe auch Seite 90, »Tennisellenbogen«)*.

Besser ist es, häufiger mal zwischendurch ein paar Teile zu bügeln als einen großen Haufen auf einmal. Versuchen Sie die Rationalisierung auf die psychischen, physischen und zeitlichen

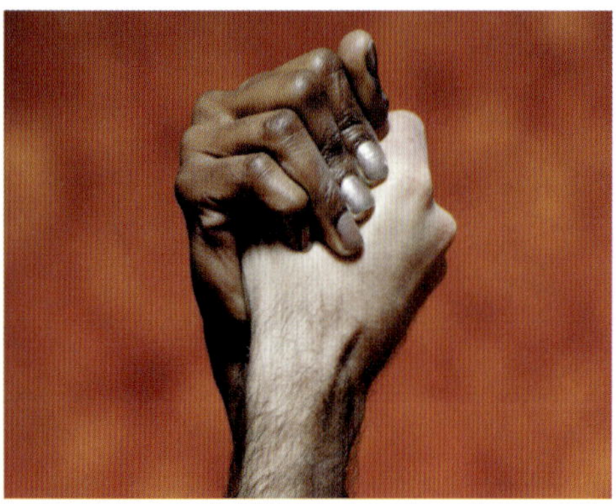

Handkräftigung der besonderen Art

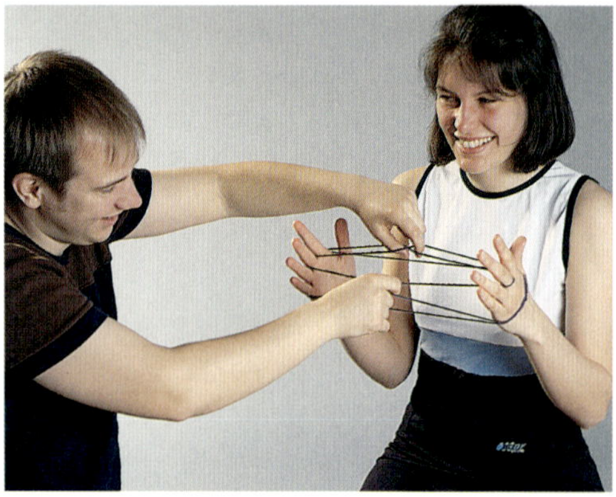

Alte Fingerfertigkeiten wieder entdecken

Aspekte gleichermaßen zu verteilen. Manchmal brauchen Sie vielleicht das Gefühl, etwas unbedingt schnell erledigen zu müssen, weil es Ihnen sonst Druck macht – dann setzen Sie ruhig alle zeitsparenden Faktoren ein. Wenn es aber nicht ganz so dringend ist, kann es auch Sinn machen, die Auswirkungen auf den Körper im Auge zu behalten, bestimmte Tätigkeiten zeitlich aufzuteilen oder einfach Ruhepausen einzulegen, obwohl es vielleicht »Mutter anders machen würde«.

Das Fadenspiel

Können Sie sich erinnern? Bestimmt haben Sie als Kind auch irgendwann das »Fadenspiel« gespielt. Ein zum Kreis geknoteter Faden wurde mit beiden Händen gehalten und zu verschiedenen Mustern »gewoben«, die eine Partnerin abnehmen muss und während der Abnahme ein neues Muster erstellt. Probieren Sie es doch mal wieder.

Sinnlose sinnliche Spielerei

Vielleicht haben Sie das, was jetzt vorgeschlagen wird, schon einmal als Kind gemacht: Füllen Sie das Waschbecken oder eine große flache Schüssel mit Wasser. Wenn Sie dann die flache Hand ganz sanft auf die Wasseroberfläche legen ohne einzutauchen, werden Sie den Spannungszustand des Wassers wie eine Haut spüren. Bewegen Sie die Hand derart hoch und herunter, dass Sie diese nicht »durchbrechen«, aber doch im Wechsel mal mehr, mal weniger eintauchen. Können das beide Hände?

Im Handumdrehen

Handpflege

Handpflege im nicht üblichen Sinne kann bedeuten, die Funktionen der Hand zu pflegen. Dazu kann durchaus die Handpflege im herkömmlichen Sinne zählen.

Es gibt Psychologen, die sind der Ansicht, wer oft kalte Hände habe, liebe nicht, was er mit seinen Händen tut. Es gibt viele Geschichten, die z. B. den Krankheitsverlauf eines Menschen beschreiben, der unangenehme Dinge unterschreiben muss, seinen Arbeitsplatz nicht gefährden möchte und eine Lähmung der Hand entwickelt. Einerseits soll dies hier nicht wissenschaftlich erklärt werden, andererseits sind solche körperlichen Krankheitsverläufe, die ihren Ursprung in der Psyche haben, seit Freud bekannt. Wer einmal mit kalten Händen und Füßen zu Bett gegangen ist, weiß, wie sehr das den Schlaf beeinträchtigt, wenn er nicht sogar erst möglich ist, wenn wohlige Wärme alle Anteile des Körpers erreicht hat.

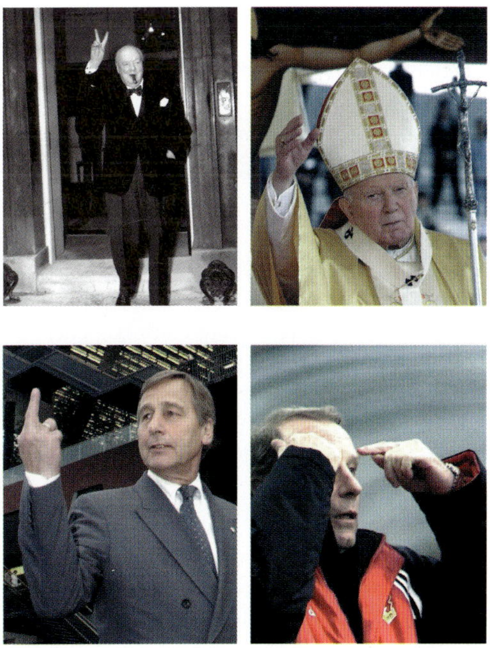

Handzeichen

Wenn Sie sich um die Hände »kümmern«, werden die sich dem Körper zugehörig fühlen – nicht abgetrennt, wie es der oben beschriebene Patient für sich geregelt hat.

Das ist ein guter Grund, Handpflege im doppelten Sinne zu betreiben. Für das Cremen, Reiben, Massieren sollen hier keine Vorschläge gemacht werden, da haben Sie sicher genug Anregungen in Zeitschriften oder im Buch »Hautnah – Massage und Körperpflege« (VHS-Kursbuch, Ernst Klett Verlag, Stuttgart 1999). Hier sollen kleine Hilfsmittel vorgestellt werden, die geeignet sind, die sensorischen Fähigkeiten der Hand anzuregen, dadurch evtl. die Durchblutung zu steigern, was wiederum den Muskeln, Gelenken und dadurch auch der Haut dient.

Gleichmäßig verteilen

Wenn sie beim Einkaufen die Taschen auf beide Seiten gleichmäßig verteilen oder einen Einkaufswagen benutzen, entlasten Sie die Handgelenke. Töpfe oder Schüsseln können mit beiden Händen getragen werden, auch wenn sie nicht schwer zu sein scheinen. Die Summe der kleinen Entlastungen ergibt mit der Zeit einige Kilo weniger an zu bewältigender Last. Suchen Sie selber nach Gelegenheiten, zu denen gleichmäßig verteilt werden kann. Aufstützen – wenn es nicht ganz vermieden werden kann – ist auch günstiger mit beiden Händen.

Den Spieß umdrehen

Das Tragen auch leichter Taschen – vor allem Plastiktüten – bringt die Hand manchmal dazu, sich nicht mehr richtig strecken zu wollen, wenn diese Taschen über einen längeren Zeitraum getragen wurden. Wenn sie nicht zu schwer sind, können sie auch eine Weile mit dem Handrücken gehalten werden. Das veranlasst die Hand, mal in die Gegenrichtung zu spannen. Machen Sie das jeweils nur kurz, damit der Unterarm nicht überanstrengt wird.

Handfreundlicher Sport

Was immer gilt

Es fällt schwer, sinnvolle Tipps zu Sport in Bezug auf die Handgelenke und Hände zu geben. Irgendwie sind sie fast überall beteiligt, und wenn Ihre Muskeln und die Sehnen und Sehnenscheiden der Handbeuger intakt sind, müssen auch keine Einschränkungen formuliert werden. Wird andererseits der Inhalt aus dem Text *»Im Dutzend billiger« von Seite 101* berücksichtigt, sollten Sportarten daraufhin betrachtet werden, welcher Art die am Handgelenk erforderlichen mechanischen Belastungen sind.
Im Prinzip müssen Sie das alleine tun, da Sie die Bewegungsabläufe Ihres Berufsalltages kennen und vergleichend beobachten können, wie deutlich diese bei der jeweiligen Sportart wieder zu erkennen sind. So kann z. B. der für andere Systeme des Körpers so oft empfohlene Skilanglauf für belastete Handgelenke eine zusätzliche Reizung bedeuten.

Fahrrad fahren

Für die Handgelenke ist es wichtig, die Einstellung des Lenkers so zu wählen, dass Sie die Wahl haben, ob Sie sich mit viel Gewicht abstützen wollen oder ob Sie den Kontakt nur zum Lenken nutzen. So kann das Gewicht hin und wieder von den Armen genommen und die Handgelenke entlastet werden. Sonstige Einstellungen: *siehe Seite 27.*
Manchmal wird über Gefühlsstörungen während des Radfahrens oder danach geklagt. Spätestens dann empfiehlt es sich, die Lenkereinstellung zu überprüfen. Spezielle Handschuhe können den Druck ein wenig mindern.

Bauchtanz, Tempeltanz, Ballett

Diese exotischen Freizeitbeschäftigungen zielen natürlich nicht in erster Linie auf den veränderten Gebrauch der Hand ab *(siehe auch Seite 42).* Vom Trainingseffekt und der Förderung des Körpergefühles abgesehen, wird aber bei diesen Tätigkeiten in besonderer Weise der graziöse Einsatz der Hand harmonisch einbezogen.

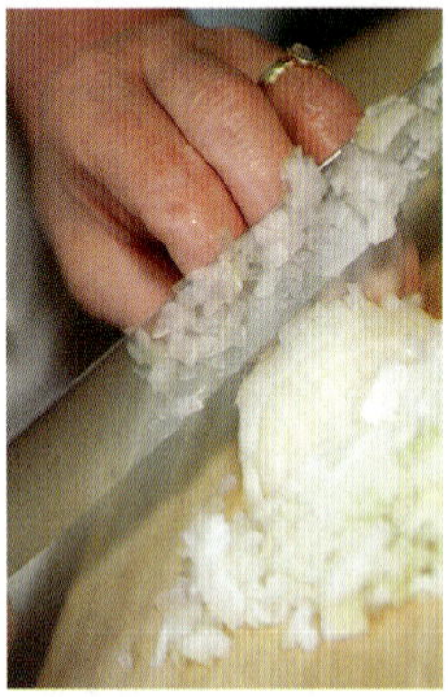

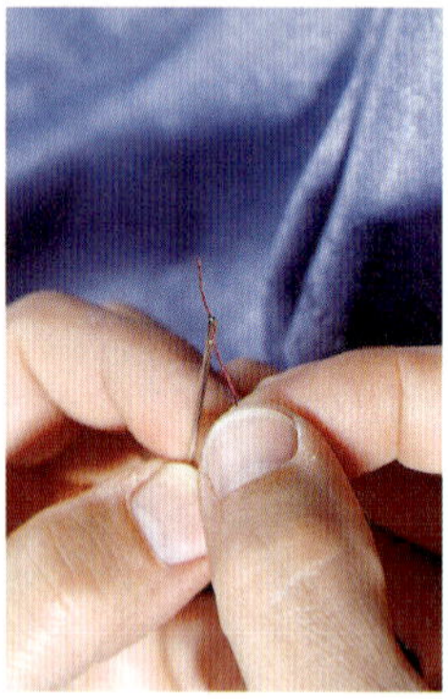

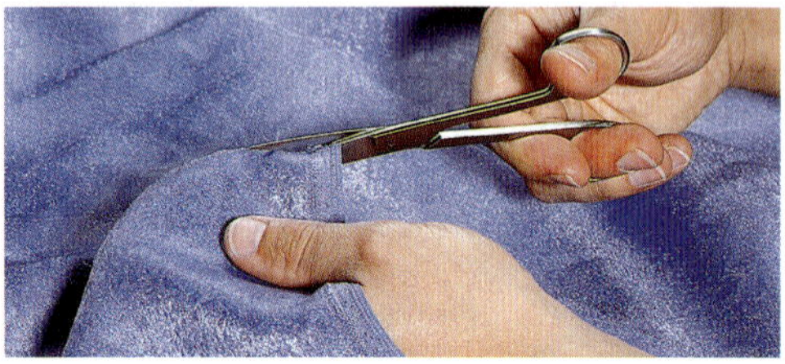

Nicht nur für die Hände ein gutes Training

Bindegewebe

Erläuternd sollte vielleicht noch erwähnt werden, dass Bindegewebe fast alle Strukturen durchzieht oder umgibt. So besteht Muskulatur zwar aus dem Material, das sich zusammenziehen und eine Anspannung erzeugen kann, aber auch aus Bindegewebe, das dieses Material bündelt oder trennt.

Ödeme

Ödeme sind Flüssigkeitsansammlungen im Gewebe. Wenn Sie im Sommer dicke Füße bekommen, ist das ein Ödem. Das vergeht wieder und macht nichts. *Die Tierexperimente (siehe Seite 101)* machen aber deutlich, wie sehr sich unsichtbare Strukturen unbemerkt verändern und dadurch Prozesse in Gang gesetzt werden, die auch langfristig das Material belasten, wenn zwischendurch kein Abbau der Veränderungen erfolgen kann.

Sehnenscheiden

Sehnenscheiden sind genau das, was das Wort sagt: Wie eine Scheide für ein Schwert gibt es Scheiden für Sehnen, die an bestimmten Stellen – meist in Gelenknähe – solche Gleitröhren haben. Die Sehnenscheide der Handbeuger ist z. B. oft von Entzündungen betroffen.

Auf den Schultern tragen

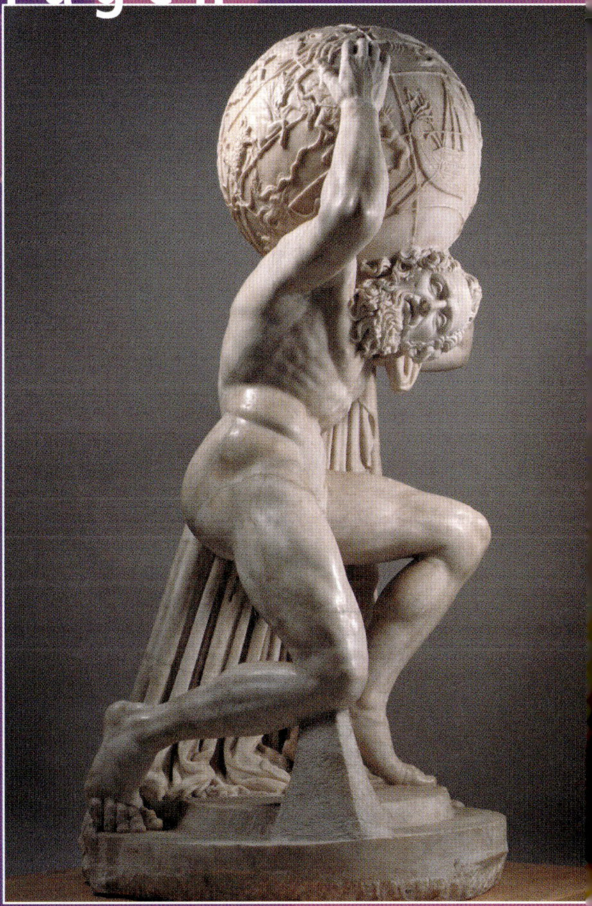

»Halte ein, wenn es Zeit ist
innezuhalten! Handle, wenn
es Zeit ist zu handeln.
Ein Mensch erziehlt ruhmreiche
Fortschritte, wenn er jeweils
zur rechten Zeit einhält
und handelt.«

I Ging

Ü Zusammenhänge entdecken

1 Eine ellenlange Übung

› Legen Sie sich gestreckt auf eine Decke auf den Fußboden. Wahlweise können Sie den Kopf mit einem gefalteten Handtuch unterlagern oder gar nicht. Stellen Sie sich vor, Sie liegen auf einem ausgerollten Hefeteig. Versuchen Sie eine Antwort auf folgende Fragen zu finden:
Welche Abdrücke würden zurückbleiben, wenn Sie aufstünden?
Wo gäbe es tiefe, deutliche Abdrücke, wo flache, an welchen Stellen gäbe es keinerlei Spuren?
Fühlt sich die Unterlage hart oder weich an?
Macht sich Ihr Rücken kurz oder lang?
Wie lang sind die Wirbelsäulenabschnitte, die weniger oder keinen Kontakt zur Unterlage haben?
Ist das alles zu spüren?
Sind vielleicht ganz andere Wahrnehmungen im Vordergrund? Wenn dies der Fall ist, welche?

Stellen Sie nun die Füße auf. Registrieren Sie, wie sich die Lage des unteren Wirbelsäulenabschnittes zum Boden verändert hat. Wenn es nicht deutlich zu spüren ist, machen Sie die Beine noch einmal lang und probieren ein wenig, bis es wahrnehmbar ist.

Stellen Sie sich nun einen Punkt vor, der sich am Anfang der Gesäßfalte befindet und einen, der an der Wirbelsäule ist, etwa in der Höhe, wo der Hosenbund sitzt. Bewegen Sie jetzt diese beiden Punkte im Wechsel auf den Fußboden zu. Einmal nähert sich der untere Punkt ein wenig dem Fußboden, einmal der obere. Dies darf ganz leicht, ohne Einsatz von Kraft, kaum sichtbar geschehen und soll vor allem nicht schmerzen. Das Gesäß muss nicht anspannen, die Beine müssen keine Kraft aufwenden. Das Becken wird ein wenig über die Unterlage rollen.

Strecken Sie die Beine nach einer Weile wieder, spüren Sie nach, wie Sie liegen und wiederholen Sie dann das Ganze. Wenn Sie mit der Zeit keine Aufmerksamkeit mehr für die Durchführung der Übung aufwenden müssen, registrieren Sie, was in Ihrem unteren Rücken geschieht, während Sie die beiden Punkte bewegen:
Wie ist die Qualität der Bewegung, geht es weich und rund oder ruckhaft, stockend?
Ist die Qualität der Bewegung in beide Richtungen gleich?
Bewegt sich der Rücken in Richtung Fußboden?
Entfernt er sich vom Fußboden?
Welche Art von Bewegung führt die Wirbelsäule durch?
Wie ist das weiter oben im Rücken, geschieht da auch etwas?
Wie weit in Richtung Kopf ist etwas davon zu spüren, was das Becken macht?

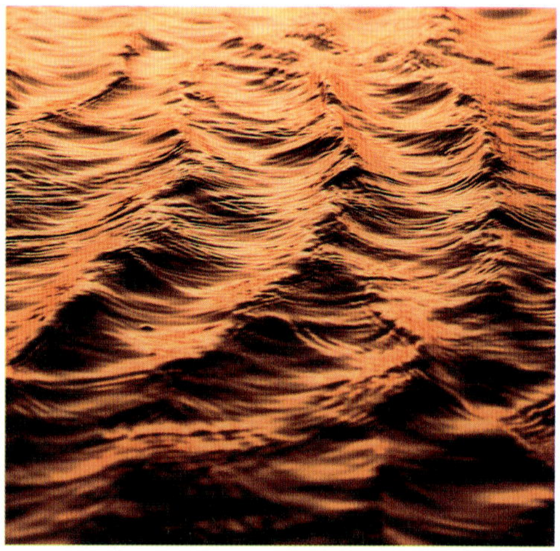

Weiterlaufende Bewegungen

Nachdem Sie die Auswirkung der Bewegung verfolgt haben, machen Sie die Beine wieder lang und registrieren, wie Sie liegen. Liegen Sie genauso wie vorher? Ist etwas anders? Beides wäre gleichermaßen gut oder richtig.

Wenn Sie die Bewegung das nächste Mal durchführen, lenken Sie Ihre Aufmerksamkeit auf den Hals. Kommt da etwas von dem, was das Becken tut, an? Macht der Hals sich im Wechsel mal hohler, mal länger? Das ist möglicherweise auch daran zu spüren, dass das Kinn sich mal ein wenig mehr der Brust, mal ein wenig mehr der Zimmerdecke nähert. Ist das der Fall, dann verstärken Sie absichtlich, was am Hals an Bewegung landet. Tun Sie das ohne Kraft, nichts soll ziehen oder schmerzen.

Wenn die Beine wieder lang liegen, kann ihre Lage erneut wahrgenommen werden. Nun können noch einmal Antworten auf die ersten Fragen gesucht werden. Registrieren Sie einfach, was geschieht, ob oder wie sich die Lage des Rückens und also auch die des Halses verändert. Zumindest wird zu spüren sein, wie sich die kleine Bewegung des Beckens wellenförmig in Richtung Kopf auswirkt.

Eigentlich könnten Sie auch umgekehrt mit dem Hals üben, indem Sie sich dort zwei Punkte vorstellen. Immer wird es so sein, dass weiterlaufende Bewegungen zu registrieren sind.

Wenn Sie mögen, können Sie das Beckenrollen noch einmal machen und dabei beobachten, ob die Füße auch etwas damit zu tun haben, obwohl sie ohne Auftrag auf dem Boden aufgestellt ruhen. Möglicherweise drücken sie sich mal fester, mal weniger fest auf die Unterlage oder sie bekommen eine Tendenz, sich im Wechsel ein wenig wegzuschieben oder heranzuziehen. Lassen Sie sich Zeit.

Aus all dem kann gefolgert werden, dass keine Bewegung, die am Körper geschieht, nur dort wirkt, wo sie erzeugt wird. Manchmal allerdings können verspannte Muskeln die Ausbreitung einer Bewegung verhindern, weil muskuläre Blockaden bestehen. Auch das sollten Sie dann lediglich mit Interesse registrieren.

Schieben Sie nun den Hinterkopf ein wenig vom Oberkörper weg, als wollten Sie den Hals länger machen. Der Kopf hebt sich dabei nicht ab, das Kinn darf aber ein wenig weiter in Richtung Brust, als wollten Sie ein Doppelkinn machen. Halten Sie diese Verlängerung, zählen Sie bis neun und lassen Sie ganz sanft wieder locker. Finden Sie einen Mittelweg zwischen spürbarer Verlängerung und unangenehmem Zug. Wiederholen Sie das ungefähr achtmal.

2 Verlängern

Legen Sie sich auf den Rücken, die Beine lang, unter dem Kopf ein gefaltetes Handtuch oder keine Unterlagerung. Spüren Sie kurz nach, wie sich Ihr Nacken anfühlt. Er wird ein wenig hohl liegen. Versuchen Sie sich den Abstand zwischen Halswirbelsäule und Unterlage vorzustellen. Wenn dies nicht gelingt, ist es auch nicht schlimm. Nun schieben Sie den Kopf ein wenig weiter weg vom Körper. Der Hals wird sich dabei etwas lang machen, das Kinn wird sich in Richtung »Doppelkinn« verlagern. Die Schultern sollten sich nicht in Richtung Ohren ziehen. Möglicherweise spüren Sie eine Spannung bis in die Brustwirbelsäule. Das kommt von der Dehnung und ist nicht schlimm. Finden Sie ein Mittelmaß, damit es nicht zu unbehaglich wird. Halten Sie die Spannung, während Sie bis neun zählen, lassen Sie dann locker und machen eine doppelt so lange Pause. Wiederholen Sie die Übung ungefähr fünfmal. ❮

Alles ist richtig

Bei dieser Übung gibt es kein »richtig« und kein »falsch«.

Eigenständig abwandeln

- Einerseits ist dies ein Übungsvorschlag, durch den Sie angeregt werden, ein wenig »in sich zu gehen«, andererseits gestaltet sich das etwas schwierig, wenn man ein Buch in der Hand hält, um sich die Fragen durchzulesen, denen man nachgehen soll. Vertrauen Sie Ihren eigenen Fragen.
- Lesen Sie die Spürvorschläge vorher durch, kontrollieren Sie später, wie viele Ihnen davon einfallen und erfinden Sie neue Fragen. Nach dem Üben können Sie mit dem Text vergleichen, was Sie alles herausgefunden haben. Wenn Sie einer Überlegung, die Ihnen interessant erscheint, nicht nachgegangen sind, legen Sie sich ruhig noch einmal hin und holen dies nach.

Atlas hat schwer zu tragen

Nach der griechischen Mythologie musste Atlas zur Strafe dafür, dass er gegen Zeus gekämpft hatte, die Säulen stützen, die das Himmelsgewölbe oder den Himmel selbst tragen. Der erste Halswirbel, also jener, der den Kopf trägt, heißt Atlas. Irgendwie scheint das mit der Strafe noch zu wirken, denn häufig scheint die Schulter-Nacken-Region »schwer zu tragen« an dem, was ihre Aufgabe ist.

Welche Strukturen sind beteiligt? Halswirbelsäule und Schultergürtel. Beides sind kompliziert aufgebaute Systeme mit vielen kleinen Gelenken, den dazugehörigen Muskeln, die an dieser strategisch wichtigen Schaltstelle übergreifende Verbindungen und Bewegungsmöglichkeiten schaffen.

Die Wirbelkörper der Halswirbelsäule haben eine relativ zarte Struktur, wenn man sie mit denen der Lendenwirbelsäule vergleicht. An der Lendenwirbelsäule greifen viel größere Kräfte an, andererseits ist der Kopf ständig in Bewegung – und das in Zusammenarbeit mit dem Hals. Über den Schultergürtel ist dieses Gebiet mit den Armen verbunden, die durch ihren großen Aktionsradius viele Hebelkräfte auf die Schultern wirken lassen. Die ganze Region ist von Übergängen gekennzeichnet: Kopf – Hals, Hals – Rücken, Schultern – Rücken, Hals – Schultern. Am Kopf wiederum befinden sich alle Sinnesorgane, die Informationen geben, was auf sein Bewegungsverhalten Einfluss nimmt. Die Kiefer- und Zungenmuskulatur hat Einfluss auf die Halsmuskulatur und ist in diesem Sinne auch mit allen o. g. Regionen verbunden. Das Ganze lässt sich noch weiter spinnen. Es ist nachgewiesen, dass mit zusammengebissenen Zähnen oder wenn die Zunge an den Gaumen gepresst wird, die Atmung nicht über eine gewisse Tiefe hinausgeht. Das Zwerchfell sinkt bei der Atmung dann weniger weit nach unten, die Atmung wird flacher und muss dadurch schneller werden. Das zeigt einen weiteren Zusammenhang.

Samy Molcho schreibt in seinem Buch »Körpersprache«: *»Seine Beziehung (Kopf) zum Hals schildert eine Parabel aus dem Fernen Osten. Da stritten sich Mann und Frau, wer von ihnen das Sagen habe. Der Mann behauptete: Ich bin der Kopf und entscheide. Und die Frau erwiderte: Ich bin nur der Hals, aber ich bewege dich, wohin ich will ...«*
Hier soll nicht gewertet werden, wie berechtigt die Zuordnung von »Kopf – Mann« und »Hals – Frau« ist, doch ist die kleine Geschichte ein schönes Beispiel zur Verdeutlichung der Bedeutung der Halspartie.

Dabei sind die anatomischen Gegebenheiten ideal gedacht. Die Halswirbelsäule ist in einer leichten Schwingung nach vorne angelegt, die in der Brustwirbelsäule in eine Schwingung nach hinten mündet. Das macht den Hals biegsamer und erleichtert das »Balancieren« und Bewegen des Kopfes. Auf den Brustkorb aufgelegt wie ein Kragen – nur mit der Öffnung nach hinten – liegt der Schultergürtel mit seinen Schulterblättern und den Schlüsselbeinen. Stellen Sie sich eine Bleischürze vor, die man beim Röntgen angelegt bekommt, nur als Kragen, der die Öffnung hinten hat. Die Schlüsselbeine sind zwar mit dem Brustbein verbunden, aber nur als Abstandhalter für die Schulterblätter gedacht, gegen die sie am anderen Ende stoßen.

Wie schon im Kapitel »Umfassend: Die Schulter bewegen« auf Seite 78 ff. beschrieben, ist der Schultergürtel konstruiert, um losen Halt und hauptsächlich Bewegungen zu gewährleisten. Was geschieht nun, wenn Sie sich krumm halten? Der Kragen, der hinten geöffnet auf Ihrem Brustkorb ruht, bekommt Schub nach vorne und unten. Das erzeugt Druck auf die kleinen Gelenke, die sich zwischen den Schulterblättern und den Schlüsselbeinen befinden, und denen zwischen Schlüssel- und Brustbein. Der Druck ist als solcher nicht zu spüren, kann diese kleinen Gelenke aber langfristig reizen.

Gleichermaßen ergeht es den Rippengelenken, in denen sich die Rippen am Brustbein abstützen. Auch die bekommen »Druck« im wahrsten Sinne des Wortes. Damit der Schultergürtelkragen nicht herunterfällt, bedarf es besonderer Muskelkraft, um den Schub auszugleichen, der durch die krumme Haltung entsteht. Wird der Rücken krumm gehalten, müsste der Kopf notgedrungen nach unten schauen. Weil das dauerhaft nicht geht, wird der Kopf in den Nacken genommen, dabei macht der Hals sich kurz, was langfristig eine wirkliche Muskelverkürzung zur Folge hat und die Zwischenwirbelgelenke überlastet. Hat sich erst einmal ein »Betongefühl« eingestellt, verändern Sie Ihr gesamtes Bewegungsverhalten, weil die Region fest zu sein scheint. Das schließt den Kreislauf und auch der Schlaf bringt keine Entlastung mehr, weil die verspannte Muskulatur mittlerweile ein Eigenleben entwickelt und auf ihrem Spannungszustand zu bestehen scheint.
Dieser Kreislauf, wenn er nur auf Fehlhaltungen und nicht auf strukturellen Schäden basiert, kann durchbrochen werden: Vermeiden Sie durch die Haltung, zusätzliche Muskelspannung herauszufordern. Wenn Sie sich so halten, dass der Kopf auf der Wirbelsäule und der Schultergürtel auf dem Brustkorb balancieren kann, gestalten Sie Ihre Haltung ökonomisch. Muskelkraft wird dann lediglich für entsprechende Aktionen eingesetzt und nicht für die Aufrechterhaltung einer nicht aufrechten Haltung.

Leider wird es anfangs mühsam sein, falls Ihre Muskulatur sich schon an ein krummes Haltungsmuster angepasst hat, so dass nicht sofort die erleichternde Wirkung der besseren Haltung zu spüren sein wird. Versprechen Sie sich also nicht zu schnell zu viel. Die Belohnung kommt später, wenn Sie mit der Region etwas bewusster umzugehen gelernt haben.

Augenblick mal!

- Legen Sie sich auf eine Decke auf den Boden und unterlagern Sie den Kopf mit einem festen, flachen Kissen oder einem gefalteten Handtuch. Es soll nicht unbequem sein, aber eingesunken in ein weiches Kissen ist folgendes kleine Experiment nicht so gut durchzuführen.
- Spüren Sie eine Weile nach, wie Sie liegen. Gehen Sie Empfindungen nach, die sich Ihnen aufdrängen. Nach etwa ein bis zwei Minuten registrieren Sie bewusst, wie Ihr Nacken liegt. Ist er zu spüren? Macht er sich lang oder kurz?
- Stellen Sie dann die Füße auf und bewegen Sie die Augen nach links und rechts. Wiederholen Sie es einige Male. Dabei ist es unerheblich, ob die Augen geöffnet oder geschlossen sind. Registrieren Sie genau, ob etwas von dem, was die Augen tun, im Nacken zu merken ist. Wenn nichts zu beobachten ist, sind Sie vielleicht abgelenkt oder der Nacken ist zu verspannt. Vielleicht erwarten Sie auch zu viel oder zu starke Veränderungen.

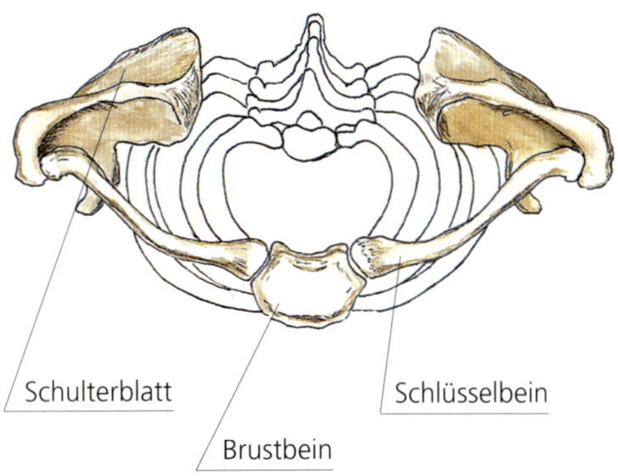

Der Schultergürtel von oben …

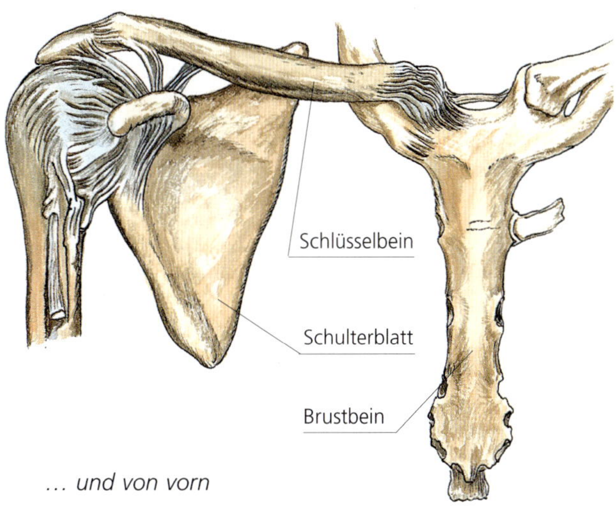

… und von vorn

Ü Noch mehr Dehnung

1 Etwas schwerer

› In der Rückenlage sind die Füße aufgestellt. Spüren Sie kurz nach, wie sich Ihr Nacken anfühlt. Er wird ein wenig hohl liegen. Versuchen Sie sich den Abstand zwischen Halswirbelsäule und Unterlage vorzustellen. Nun schieben Sie den Kopf ein wenig weiter weg vom Körper. Der Hals wird sich dabei etwas lang machen, das Kinn wird sich in Richtung »Doppelkinn« verlagern. Die Schultern sollten sich nicht in Richtung Ohren ziehen. Es wird nicht leicht fallen, den Kopf herauszuschieben. Finden Sie ein Mittelmaß, damit es nicht zu unbehaglich wird.

Halten Sie die Spannung, während Sie bis neun zählen, lassen Sie dann locker und machen Sie eine doppelt so lange Pause.

2 Umfassender

Jetzt sind die Beine in der Rückenlage ausgestreckt. Die Arme liegen ein wenig vom Körper entfernt – circa 45 ° – so auf dem Boden, dass die Handflächen zur Zimmerdecke zeigen. Auch jetzt schiebt sich der Kopf ein wenig vom Körper weg und der Hals macht sich etwas länger. Nun schieben Sie gleichzeitig die Arme ein wenig aus den Schultern heraus, ohne sie dabei an den Körper heranzuziehen oder sie von ihm zu entfernen, als wollten die Finger »an etwas herankommen«. Gleichzeitig können sich die Arme ein wenig fester auf die Unterlage drücken. Zählen Sie bis neun, während Sie die Spannung halten und lassen Sie dann langsam locker. Auch hier empfiehlt es sich, alles langsam und sanft durchzuführen, damit nichts weh tut.

3 Seitliches Dehnen im Sitzen

Setzen Sie sich aufrecht auf einen Stuhl oder Hocker und neigen Sie den Kopf etwas zur Seite. Dabei ist es wichtig, ihn nicht gleichzeitig in den Nacken zu nehmen oder zu drehen. Es soll eine reine Seitneigung sein. Vielleicht kann es eine Hilfe sein, den Rücken an eine Wand

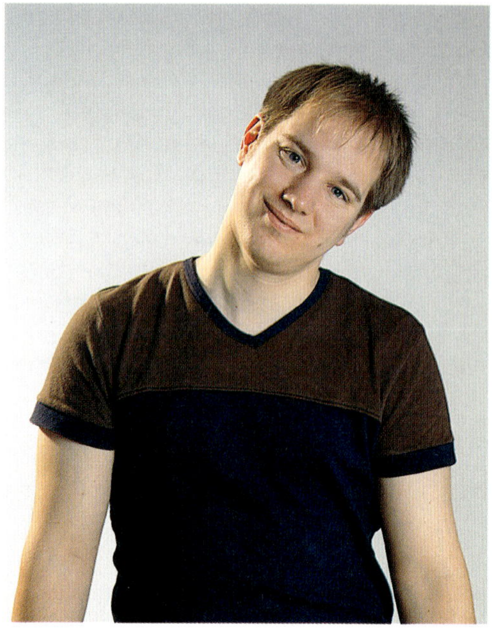

Seitliches Dehnen im Sitzen

anzulehnen, dann brauchen Sie nur noch die Drehung zu vermeiden. Der Oberkörper neigt sich auch nicht. Ziehen Sie jetzt das Schulterblatt, das auf der Seite ist, auf der gerade die Schulter-Nacken-Linie gedehnt wird, nach unten. Das wird die Dehnung ein wenig verstärken und die Muskulatur wird gekräftigt, die dem häufigen Hochziehen der Schultern im Alltag entgegenwirkt.

Wenn Sie die Spannungen aufgebaut haben, zählen Sie bis neun, beüben die andere Seite und wiederholen alles so oft, bis jede Seite fünfmal an der Reihe war.

4 Rückwärtiges Dehnen im Sitzen

Setzen Sie sich aufrecht auf einen Stuhl oder Hocker. Diesmal ist es besonders wichtig, die Halswirbelsäule wirklich so gut es geht in Verlängerung zur Wirbelsäule zu bringen. Dabei kann die Vorstellung helfen, hinter Ihnen wäre eine Wand und Sie wollten den Hals dagegen drücken. Schon bei diesem Bild wird der Hals vermutlich länger und das Kinn wird sich ein wenig in Richtung »Doppelkinn« bewegen. Möglicherweise ist die Dehnung auch schon im Nacken zu spüren.

Nun ziehen Sie das Kinn noch ein wenig mehr heran – wohlgemerkt heran, die Stirn zeigt nach vorne und senkt sich nicht in Richtung Fußboden –, gleichzeitig schiebt sich der Hinterkopf zur Zimmerdecke. Die Schultern ziehen sich dabei nicht hoch. Wieder muss ein Mittelmaß zwischen deutlicher Dehnung und Unbehagen gefunden werden. Auch auf den Schultern sowie im Nacken ist die Auswirkung zu merken, vielleicht sogar in der Brustwirbelsäule. Zählen Sie wieder bis neun und wiederholen das Ganze viermal.

5 Ausfahren

Legen Sie sich auf eine Seite und unterlagern den Kopf so, dass er zu keiner Seite abweicht. Die Arme liegen senkrecht vom Körper weg vor Ihnen, die Handflächen aufeinander. Schieben Sie nun den oberen Arm weiter weg, ohne ihn leichter zu machen. Er ruht auf dem anderen und schiebt sich nur weiter heraus, kommt wieder zurück, bis die Handflächen wieder aufeinander liegen, schiebt sich wieder...

Machen Sie das alles ohne Kraft und Anstrengung. Es soll eine ganz weiche und kleine Bewegung sein. Wiederholen Sie das etwa zehn- bis fünfzehnmal und versuchen Sie herauszufinden, wo die Verlängerung des Armes geschieht. Folgende Fragen können dabei helfen:
Was geschieht im Schultergelenk?
Ist im Hals etwas davon zu spüren, was der Arm macht?
Bewegt sich die Wirbelsäule unterhalb des Halses?
Tut das Schulterblatt etwas? Wenn ja, was?
Werden die Rippen von der Bewegung erfasst? Wenn ja, auf welche Weise? Werden sie enger oder bewegen sie sich auseinander?
Verschieben sie sich gegeneinander?
An welches Schulterblatt haben Sie gedacht, als Sie es beobachteten? Wahrscheinlich an das obere. Wie ist das mit dem unteren – hat das auch etwas mit der Bewegung zu tun?
Wie weit schiebt sich der Arm weg? Tut er das jedes Mal im gleichen Maß?
Legen Sie sich auf den Rücken und vergleichen Sie das Gefühl der beiden Seiten miteinander.

Wiederholen Sie die Übung noch ein- bis dreimal und führen Sie sie dann mit der anderen Seite durch. Zwischendurch vergleichen Sie in Rückenlage immer wieder, wie die Schultern, der Hals und der Rücken liegen, und welches Gefühl die Seiten im Rechts-links-Vergleich vermitteln.

6 Einfahren

Legen Sie sich hin, wie gerade beschrieben, machen Sie aber den »Arm kürzer«. Sie können zum Nachspüren die gleichen Fragen verwenden. Auch bei dieser Übung legen Sie sich zwischendurch zum Fühlen auf den Rücken. ❮

Ähnlichkeiten

Diese Übungen ähneln sehr einigen Schulter- und Rückenübungen. *Wie unter »Atlas hat schwer zu tragen« auf Seite 108 beschrieben,* hängt ja auch alles zusammen. Nutzen Sie die Zusammenhänge, indem Sie anfangs die Anweisungen mal für den Hals, mal für die Schulter und den Rücken einzeln durchführen. Später, wenn Sie sicherer im Nachspüren sind, um Überforderungen zu vermeiden, können Sie mehrere Einzelaspekte kombinieren. Das ergibt für den Arbeitsalltag geeignete Übungen, weil sie mehrere Körperabschnitte gleichzeitig erfassen. Es ist immer besser, weniger Übungen korrekt auszuführen als abwechslungsreich, aber ungenau zu arbeiten.

Sich unabhängig machen

- Übungen, die eine Streckung der Halswirbelsäule erforderlich machen, sind im Sitzen schwer durchzuführen. In Rückenlage gibt die Unterlage eine Rückmeldung darüber, wie »kurz« oder »lang« sich der Hals macht. Diese Rückmeldung fehlt im Sitz. Die Fähigkeit, den Grad der Stellung der Halswirbelsäule zu spüren und damit kontrollieren zu können, wird sich aber beim Üben zunehmend steigern. Langfristig ist es sinnvoll, das Körpergefühl so zu schulen, dass es spürbar wird, wie man sich hält. Das Körpergefühl haben Sie immer dabei, es macht Sie unabhängig von Hilfsmitteln und Korrekturen.

Manchmal ist Ihr Körper klüger als Sie

Anforderungen im Alltag

Wenn der Alltag mit seinen üblichen Belastungen an Ihnen zerrt, wird sich das manchmal irgendwo an Ihrem Bewegungsapparat festsetzen. Der Bewegungspparat besteht im Wesentlichen aus den Muskeln, Sehnen, Schleimbeuteln, den Häuten, die die Muskeln umgeben, Bändern, Gelenken, Knorpel, Knochen.

Viele verschiedene Aufgaben und Termine, verbunden mit frustrierenden Situationen, erfordern ein hohes Maß an physischer wie psychischer Kraft. Der Gehirnanteil, in dem unser Bewusstsein sitzt, veranlasst uns zum Durchhalten. Gleichzeitig registrieren die Teile des Gehirnes, in denen die Gefühle verarbeitet werden, was unterhalb der Bewusstseinsebene in Ihnen und mit Ihrem Körper geschieht. Das kann dazu führen, dass Sie noch meinen, »alles im Griff« zu haben. Das »Tierische« in Ihnen – die entsprechenden Gehirnanteile waren nämlich schon bei unseren tierischen Vorfahren vorhanden – registriert aber schon ein Zuviel und schaltet Ihre Muskeln auf »Flucht« oder »Ducken«. Flucht würde bedeuten, zum Flüchten zum Sprung anzusetzen, um aus einer bedrohlichen Situation herauszukommen. Da Ihr Verstand Sie daran hindert, wird es in der Lendenwirbelsäulenregion zu Verspannungen kommen. In der Halswirbelsäulengegend wird sich »Druck ausdrücken«. Im wahrsten Sinne des Wortes lasten – wie auf Atlas der Himmel bzw. die Weltkugel – auf menschlichen Schultern all die Dinge, die zu tun sind und die, die Sorgen machen.

Um dem zu begegnen, braucht der Körper Muskelspannung. Er braucht die Spannung, um alle erforderlichen Bewegungen durchzuführen und um Sie sowohl gegen die Schwerkraft als auch gegen die nicht messbaren niederdrückenden Kräfte aufrecht zu halten. Muskelspannung an sich ist also nichts Schlechtes. Wenn es aber mit der Zeit nicht mehr gelingt, die Spannung in Ruhepausen abzubauen, weil die Muskulatur immer noch auf Betrieb geschaltet ist, wird durch die Dauerspannung die Ernährungslage des Muskels schlechter, da er in angespanntem Zustand schlechter durchblutet wird. Wird er nicht mehr so gut versorgt, sinkt die Leistungsfähigkeit, was ihn umso früher in einen Belastungszustand geraten lässt. Das ist meist der Moment, wo verärgert registriert wird, dass etwas nicht stimmt. Dabei ist es durchaus stimmig, wenn der Körper durch seine Reaktionen eine Überforderung anzeigt. Sie sollten ihm dankbar sein. Der Spannungszustand wird mit von den Gehirnanteilen, die die Emotionen bearbeiten, reguliert und so

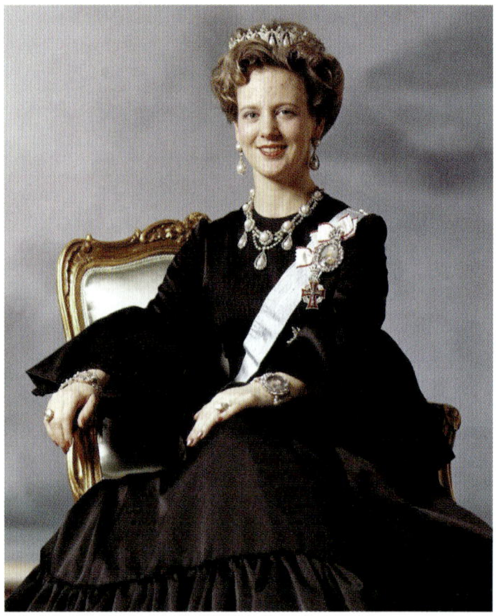

Königin Margrete II. von Dänemark

können Sie auf diesem Wege erfahren, was Ihr Bewusstsein verdrängen wollte.

Nehmen Sie die Zeichen des Körpers liebevoll lächelnd zur Kenntnis und danken Sie es ihm. Versuchen Sie anhand der Zeichen, die Ihnen Ihr Körper gibt, herauszufinden, was Sie gerade überlastet und versuchen Sie Lösungen zu finden. Hier können nur »Körperlösungen« empfohlen werden.
Der erste Schritt zum bewussten Entspannen ist das bewusste Wahrnehmen einer Anspannung. Es empfiehlt sich da anzufangen, wo es leicht fällt – im Freizeitbereich. Vielleicht gelingt es Ihnen beim nächsten Fernsehfilm zwischen-

durch zu registrieren, ob Ihre Haltung wirklich einer entspannten Situation entspricht. Manchmal steht der Sessel, so bequem er sein mag, nicht so, dass Sie geradeaus in den Fernseher schauen können. Machmal liegen Sie vielleicht fast im Sessel und müssen den Kopf relativ angestrengt nach vorne halten, um den Blick auf den Bildschirm richten zu können. Selbst wenn Sie auf der Couch liegen, müssen Sie vielleicht beim Aufstehen zur Kenntnis nehmen, wie wenig erholsam die Lage offensichtlich war. Wie oft sind Ihre Schultern hochgezogen, wenn Sie zwischendurch daran denken? Erholung kann manchmal einige Arbeit erfordern. Was ist also zu tun?

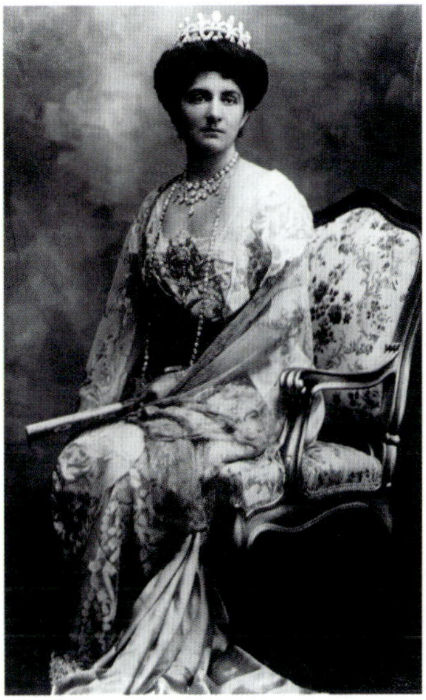

Königin Elena von Italien

Eine Haltung wie Königinmutter oder wie Sie anfangen können, Ihr Leben zu ändern

Suchen Sie sich einen Ort, wo Sie gemütlich sitzen und gehende Menschen beobachten können. Wer fällt Ihnen auf? Gibt es Menschen, von denen Sie das Gefühl haben, sie seien unglücklich? Gibt es Menschen, die den Eindruck erwecken, sie seien stark?

Versuchen Sie herauszufinden, woran diese Beobachtungen festzumachen sind – wobei die Kleidung keine Rolle spielen sollte. Ist es der Gesichtsausdruck, der Gang, die Haltung? Zur Mittagszeit werden sich vermehrt kleine Menschengruppen beobachten lassen. Zu zweit, zu dritt stehen Menschen beisammen und reden miteinander. Wenn Sie genau hinschauen, wird oft zu erkennen sein, ob eine dieser Personen »über der anderen« steht. Damit ist kein Bezug zum Einkommen gemeint, es kann sich einfach auf die momentane Situation beziehen, der eine klagt vielleicht z. B. die Rückgabe eines Buches ein und der andere ist schuldbewusst. Wenn so etwas zu erkennen ist, woran machen Sie es fest?

Die Haltung und die daraus resultierenden Charakteristika der Bewegungsabläufe sind zum großen Teil Ausdruck unserer Befindlichkeit. Natürlich spielen auch anatomische und

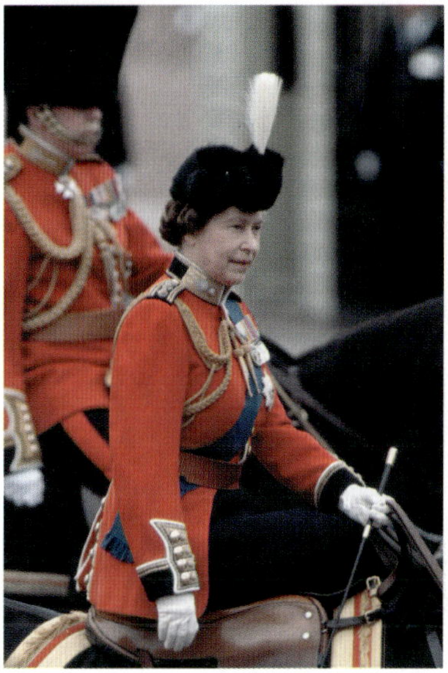

Königin Elizabeth II. von England

gesundheitliche Bedingungen eine Rolle. Die sind aber auch von Laien leicht festzustellen und die entsprechenden Personen werden bei den speziellen Beobachtungen nicht berücksichtigt. Das Nervensystem regelt den Spannungszustand der Muskulatur und es fließen Gefühle – gleichgültig, ob als Grundstimmung oder als kurzfristiger Ausdruck – mit ein. So wird Ihnen bei den oben empfohlenen Betrachtungen selten ein Mensch als »glücklich«, »stark« oder »dynamisch« erscheinen, der mit stark vorgeschobenem Kopf und gekrümmtem Rücken mit einem Gang vorbei geht, der eher das Gefühl vermittelt, er ramme sich mit jedem Schritt in den Boden, statt sich von ihm zu lösen *(zum Gang siehe Seite 33)*.

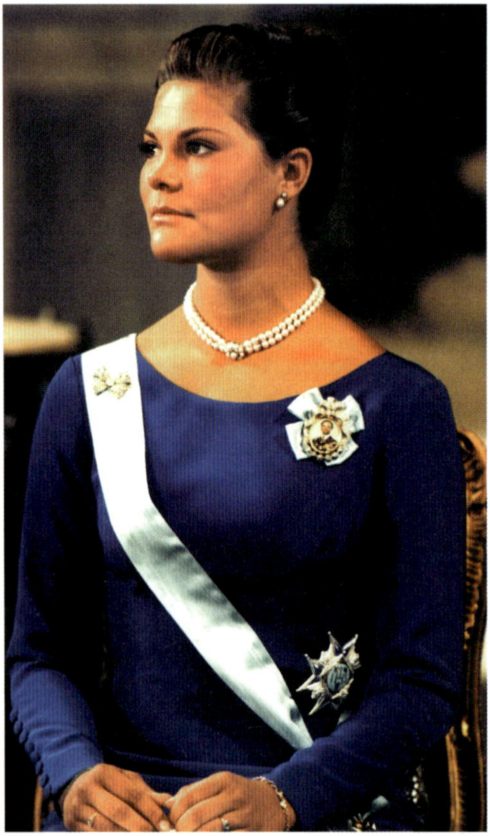

Kronprinzessin Victoria von Schweden

Welche Konsequenzen können Sie aus solchen Beobachtungen ziehen? So wie Ihr Körper von »oben nach unten« in seiner Haltung oder in seinem Bewegungsverhalten gesteuert wird, können Sie ihn von »unten nach oben« beeinflussen. Es gibt Untersuchungen, in denen bewiesen wurde, dass z. B. Lächeln das Glückszentrum im Gehirn aktivieren kann. Das Lächeln als reine Bewegung vermittelt dem entsprechenden Gehirnanteil »Glück«, der dann im Gegenzug die Meldung nach unten zurückgibt. Diese Erkenntnis auf die Haltung und das Bewegungsverhalten bezogen, sollte ausreichende Motivation bieten, sich aufrecht zu halten, kraftvoll zu gehen und – um das Ganze abzurunden – zu lächeln.
Bedenken Sie bitte auch in diesem Zusammenhang: Dreimal eine Minute daran zu denken und es durchzuführen ist mehr wert, als sich eine halbe Stunde vorzunehmen und es dann zu unterlassen, weil die Kraft oder die Zeit nicht ausreicht. Korrigieren Sie Ihre Haltung immer mal wieder zwischendurch: Jede noch so kurzfristige Korrektur wird eine Spur in Ihren Muskeln und in Ihrem Gehirn hinterlassen und vielleicht fällt es mit der Zeit leichter. *Hilfen zum Einstieg finden Sie unter »Entlastungsmaterial«.*

Trotzdem, eine gute Haltung macht noch keine Königinmutter, aber dafür befinden sich alle am Schultergürtel beteiligten kleinen Gelenke in einer Stellung, die einen gesunden Wechsel zwischen Halten und Bewegen gewährleisten.

Vieles drückt

- Legen Sie sich in einer stillen Stunde auf eine Decke und führen Sie *die »ellenlange Übung« von Seite 106* durch. Wenn Sie nach einer Weile das Gefühl haben, der Rücken liegt flacher auf der Unterlage – hat sich also länger gemacht –, denken Sie an einen Konflikt, den Sie gerade mit jemandem haben oder an eine unangenehme Situation. Nachdem Sie sich richtig hineingedacht haben, registrieren Sie, wie Ihr Rücken liegt. Er wird wieder gespannter und »kürzer« sein. Dies war eine Gelegenheit, in der die Muskulatur Sie nicht gleichzeitig gegen die Schwerkraft halten musste. Diese Spannung kommt im Alltag also noch hinzu.

Absichtliche Anspannung

- Wenn Sie im aufrechten Sitz die Schultern bis zu den Ohren ziehen und sie acht Sekunden dort halten, sie anschließend langsam so weit es geht nach unten führen, werden Sie spüren, wie der Hals darauf reagiert. Er wird sich beim Hochziehen der Schultern krumm und kurz machen, beim Herunterziehen lang. Zählen Sie auch bis acht, wenn die Schultern unten sind und wiederholen Sie die Übung drei- bis fünfmal.

Entlastungsmaterial

Grundregeln

Drei Prinzipien sind wirklich wichtig:

- Gewichte abgeben so oft es möglich ist
- Wenn keine Entlastung möglich ist, die Haltung so gestalten, dass der Muskeleinsatz mit geringstem Aufwand auskommt
- Den Spannungszustand in diesem Gebiet kontrollieren und variieren lernen

Auto fahren

Stellen Sie die Rückenlehne so ein, dass der Blick, ohne den Kopf nach vorne biegen zu müssen, geradeaus erfolgen kann. Möglicherweise muss dann der Sitz etwas weiter zurückgesetzt werden, damit Sie nicht das Gefühl haben, zu nah am Lenker zu sitzen. Wenn der gesamte Rücken Unterstützung von der Lehne erhält – besonders der obere Rückenabschnitt – wird das Gewicht teilweise abgegeben. Wenn die Schulterblätter beim Fahren nach unten zur Mitte gezogen werden, wird gleichzeitig die Schulter-Nacken-Linie gedehnt. Bei längeren Fahrten werden Sie feststellen, dass die Schulterblätter langsam, aber sicher immer wieder in Richtung Ohren wandern. Wenn Sie es hin und wieder korrigieren, werden die Phasen, in denen Sie die Korrektur halten können, länger.

Auto fahren – als Beisitzerin

Als Beifahrerin haben Sie die Möglichkeit, konsequent den gesamten Rücken anzulehnen. Dazu muss auch die Nackenstütze so eingestellt werden, dass Sie sich mit »langem« Hals anlehnen können. Mit der Zeit werden Sie Spaß daran haben, wie der Hals bei jeder Beschleunigung noch länger wird. Versuchen Sie symmetrisch zu sitzen – also nicht schräg oder die Beine übereinander geschlagen. Wenn es jetzt noch gelänge, möglichst oft die Schultern nach unten zur Mitte zu ziehen, werden Sie spüren, wie gut Autofahren dem Rücken tun kann. Allerdings mag es sein, dass Sie sich kurz nach dem Aussteigen aufgrund der ungewohnten, starren Haltung etwas steif fühlen. Das verliert sich aber schnell.

Schreibtischtätigkeiten

Der Stuhl, auf dem Sie die meiste Zeit am Schreibtisch verbringen, sollte es ermöglichen, den gesamten Rücken einschließlich Kopf anzulehnen und beim Geradeaussehen das Arbeitsfeld zu überblicken. Das ist leider oft Theorie, da solche Stühle teuer sind. *Tipps zur Entspannung zwischendurch: siehe Seite 71. Eine weitere Alternative zum herkömmlichen Sitzen am Schreibtisch: siehe Seite 48f., Übung 2 und 3.*

Keine unnötige Kraft vergeuden

- Gehen Sie in Gedanken alle Gelegenheiten durch, in denen Sie liegen oder den Kopf angelehnt haben. Im Liegen muss die Muskulatur den Körper nicht gegen die Schwerkraft aufrecht halten, kann sich also ausruhen. Eine gute Lagerung sorgt dafür, dass dieses Prinzip auch wirklich greifen kann. Wenn die Halswirbelsäule in Verlängerung der restlichen Wirbelsäule liegt, ist dies am besten gewährleistet.
- In Seitlage bedeutet es, sich so zu lagern, dass der Kopf zu keiner Seite abknickt. Dazu können Sie Kissen oder auch eine Nackenrolle nehmen.
- In Rückenlage sind Nackenrollen meist nicht empfehlenswert, da nur die Halskrümmung unterstützt wird und der Kopf »in den Nacken« abweichen muss. Wählen Sie dazu feste Kissen, die nur den fehlenden Raum zwischen Hals und Unterlage ausfüllen und vermeiden Sie damit ein Verbiegen des Halses.
- Beim Lesen auf der Couch oder im Bett denken Sie vielleicht, flach zu liegen sei besser, knüllen aber dann doch ein Kissen unter den Kopf, damit der Blick zum Buch leichter fällt. Da wäre es angebracht, den gesamten Oberkörper höher zu lagern, damit der Hals wie oben beschrieben gebettet werden kann.

Fernsehhaltung

Schaffen Sie sich eine Möglichkeit, den Kopf so anzulehnen, dass der Hals lang ist und die Augen – wenn sie geradeaus sehen – auf den Bildschirm gerichtet sind. Sitzen Sie auf einem Sofa, können Sie zwischen Wand und Kopf einige Kissen so anordnen, dass sich der Kopf anlehnen kann. Die ersten Male werden Sie das Gefühl haben, zu steif zu sitzen, weil Ihnen die Haltung künstlich vorkommt. Dann erinnern Sie sich, wie Sie sonst sitzen, es wird nicht unbedingt dynamischer sein, nur gewohnt. Diese Ideen verfolgen das Prinzip, Kraft und Energie da zu sparen, wo sie unnötig sind, um sie zur Verfügung zu haben, wenn sie gebraucht werden.

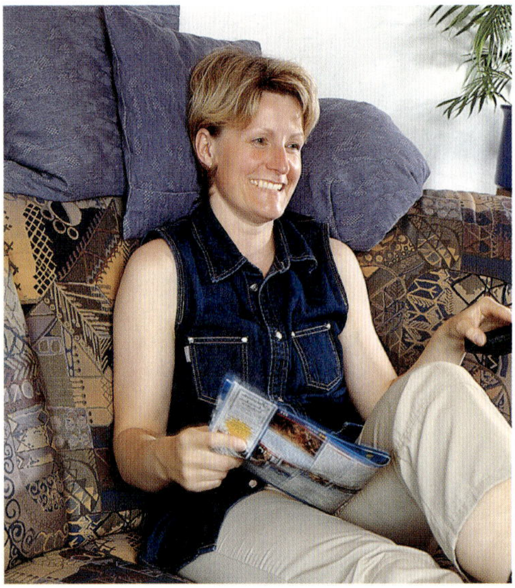

Zwischendurch ein wenig Bewegung würde dennoch nicht schaden

Fast alle anderen Tätigkeiten

Wenn es Ihnen gelingt, immer seltener die Schultern hochzuziehen, haben Sie schon sehr viel für die Schultergürtelregion bewirkt. Dazu reicht es, in Gedanken oder auch ein wenig sichtbar die Schulterblätter v-förmig nach unten zur Mitte zu ziehen. Dabei wird sich das Brustbein heben, der Brustkorb richtet sich auf, der Hals verlängert sich und wird gerader, die kleinen Gelenke werden nicht gestaucht, der Kapuzenmuskel, der vom Kopf über den Hals zu den Schultern zieht, wird gedehnt und gehindert, in Dauerspannung zu geraten, unnötige Muskelspannung zum Aufrechthalten des Kopfes wird vermieden. Auch wenn es anfangs anstrengend erscheint, wird es mit der Zeit leichter fallen. Versuchen Sie Ihre Haltung auf die jeweilige Tätigkeit so einzurichten, dass der Kopf nicht ständig nach vorne abgeknickt gehalten werden muss. Beugen Sie sich mit geradem Rücken nach vorne, dann muss nicht der Hals alleine die Beugung halten.

Spazierengehen

Spazierengehen ist gesund, aber als Sport höchstens für »ältere Menschen« anerkannt. Seien Sie ehrlich, würden Sie, wenn jemand nach Ihren Hobbys fragte, »Spazierengehen« angeben, wenn es so wäre? Bei »Wandern« sähe das schon anders aus. Das macht eher etwas her.

Was ist nun vom Spazieren zu halten? Als Training für das Herz-Kreislauf-System ist es in der Tat nur geeignet, wenn ein gewisses Tempo eingehalten wird. *Genauere Angaben siehe Seite 16.* Hier soll eher der entspannende Faktor betrachtet werden, nicht der direkt trainierende.

Der Schulter-Nacken-Region – die wie oben beschrieben so manche Last zu tragen hat, in der sich vieles festsetzt, was über die reinen physikalischen Anfechtungen hinausgeht – sollte etwas angeboten werden, was wiederum über das reine Bewegen hinausgeht. Für diese Verbindung von Bewegung zum Abbauen von Muskelspannungen und Erholung durch frische Luft ist Spazierengehen eine sinnvolle Tätigkeit.

Allerdings sollten Sie, *wie schon im Schulterkapitel auf Seite 80 beschrieben,* darauf achten, dass nicht die Tasche über eine Schulter gehängt wird und von der Schulter gehalten werden muss. Stecken Sie alles in die Mantel- oder Jackentasche und achten Sie darauf, dass der Schal nicht zu dick ist, damit Sie den Kopf frei bewegen können. Wenn Sie versuchen, einen Rhythmus zu finden, ihn einhalten, die Arme sich bewegen lassen, werden Sie vielleicht auch die wohltuende Wirkung dieses »Sportes« empfinden können.

Kleidung

Die Auswirkung der Mode aus früheren Jahrhunderten greift auch heute noch in die Dramaturgie amerikanischer Spielfilme ein. Als es für die Frauen noch Pflicht war, sich zu schnüren oder Korsetts zu tragen, fielen sie dauernd in Ohnmacht, sowie eine Situation eine tiefere Atmung erforderte, die unter diesen Umständen dann nicht möglich war.

Jede Zeit hat ihre Mode. *Die neuen »Fall-Tendenzen« durch die heutige Schuhmode werden auf Seite 15 besprochen.*

Da es hier um den Schultergürtel und seine Umgebung geht, sollte über BHs gesprochen werden. Der Druck der Träger eines BH hat fast immer den gleichen Sitz, was mit der Zeit durch den ständigen Druck auf der gleichen Stelle auch bei kleineren Oberweiten die Strukturen belasten kann. Es kann Reizungen in dem Muskel, den darunter liegenden Gefäßen und Nerven hervorrufen, auch wenn sie nicht bemerkt werden.

Lassen Sie ab und zu den BH weg oder wählen Sie vielleicht ein Bustier oder einen Body, stimmen Sie Ihre Kleidung darauf ab, um sich nicht unwohl zu fühlen. Vielleicht können Sie sich Schulterpolster unter die BH-Träger stecken, um den Druck zu mindern. Finden Sie die für Sie beste Lösung heraus.

Wer jemals im Winter dick angezogen mit Mütze, Schal, Schirm und Tasche in der Straßenbahn keinen Sitzplatz gefunden hat, weiß, wie das Bewegungsverhalten durch äußere Bedingungen beeinflusst werden kann. Versuchen Sie dort, wo Sie es können, die Kleidung nach einem »Behaglichkeitsfaktor« zu wählen, der Ihnen freie Beweglichkeit ermöglicht.

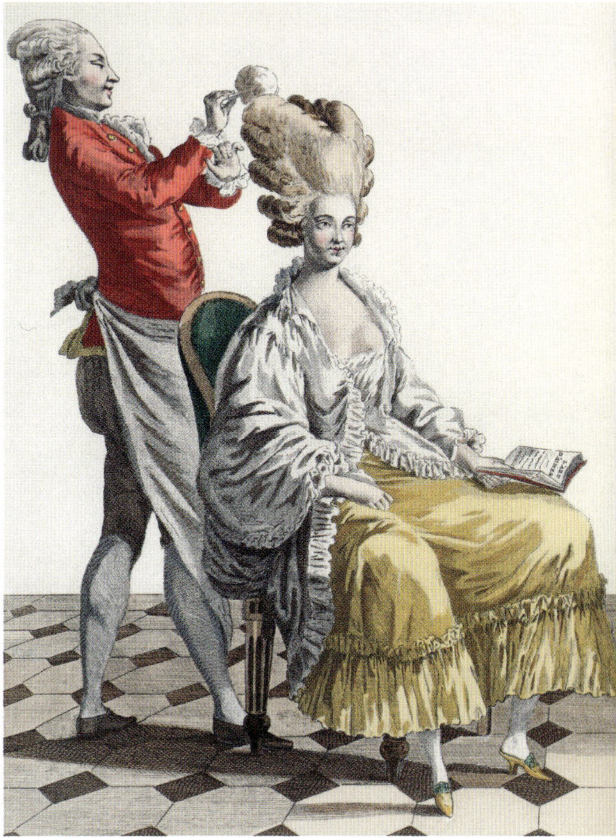

Besondere Umstände erfordern eine besondere Haltung

Frisuren

Es gab eine Zeit, da trugen viele Frauen die Haare auf einer Seite halb lang, auf der anderen Seite kurz geschnitten. Vielleicht erinnern Sie sich auch daran, dass viele, die diesen Haarschnitt trugen, ihren Kopf schief hielten. Dies verdeutlicht, wie Frisuren die Haltung und das Bewegungsverhalten des Kopfes beeinflussen können. Aus therapeutischer Sicht ist ein mit Zuckerwasser hochgetrimmter Irokesenschnitt günstiger, weil er meist als Demonstrationsobjekt mit Hilfe einer aufrechten Haltung präsentiert wird – ganz im Gegensatz zu manch anderer Frisur, die durch ständige Schleuderbewegung des Kopfes zurecht gerückt werden muss.

Nackenfreundlicher Sport

Fast jeder Sport

Fast jede gängige Sportart ist geeignet, Spannungen abzubauen. Wohlgemerkt: geeignet, es gilt also nur, einige wenige Prinzipien zu beachten.
Alles was nicht mit einem zu hohen Leistungsanspruch durchgeführt wird – und so neuen Druck aufbauen kann –, entlastet die Schulter-Nacken-Region. Eines der schönsten Beispiele ist Tanzen. Es ermöglicht freies Bewegen, das noch dazu Gefühlen Ausdruck verleihen kann, wenn Sie das wollen. Gehen Sie mal wieder tanzen oder tanzen Sie zu Hause. Wobei das Paartanzen nicht ganz so günstig ist, weil die Arme steif gehalten werden.
Bei jeder anderen sportlichen Betätigung gilt es nur, sich zu beobachten, ob o. g. Anforderungen erfüllt werden, weil es mehr oder weniger von Ihnen abhängt, ob Sie Spannung mindern statt neue aufzubauen.

Rudern

Sicher ist Wanderrudern zu bevorzugen, da eher die Möglichkeit besteht, das Hochziehen der Schultern zu vermeiden.

Wandern

Wandern ist ein guter Weg, auf harmonische Weise Entspannung zu finden und gleichzeitig alle anderen Systeme des Körpers zu fordern. Achten Sie darauf, dass der Rucksack breite Träger hat oder es ermöglicht, einen Teil des Gewichtes auf dem unteren Rücken abzustützen.

Tennis, Squash, Badminton und Co.

Auch diese Sportarten sind grundsätzlich geeignet – wie oben erwähnt – Spannungen abzubauen. Da eine evtl. Überforderung aber vom Partner abhängt, sollten Sie dank Ihrer Beobachtungsgabe zwischen befreiendem Effekt

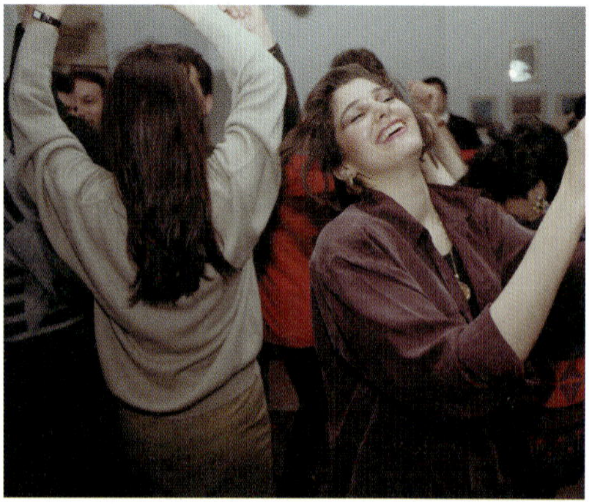

Spannung loswerden

und Überanstrengung unterscheiden können. Durch den einseitigen Einsatz des Armes könnten schon vorhandene Dysbalancen der Muskulatur verstärkt werden.

Rad fahren

Siehe Seite 83, Schulterkapitel: Hier gilt das Gleiche wie für die Schulter.

Entspannungsfördernde Angebote

Feldenkrais, Yoga, Autogenes Training, Qigong, Taijiqan usw. wären allesamt falsch deklariert, würden Sie als »Entspannungsmethoden« benannt. *Mehr zu Yoga und Feldenkrais ist auf Seite 126 zu lesen.* Trotzdem sind sie hervorragend geeignet, Körpergefühl und Entspannungsfähigkeit durch den sehr bewussten Umgang mit Bewegung und dem Körper zu fördern. Oft besteht nach längerer Sportabstinenz das Bedürfnis, endlich »wieder etwas zu tun«. Das führt manchmal dazu, den darauf folgenden Einsatz zu übertreiben. Hier können o. g. Wege eine Möglichkeit bieten, wieder einen Zugang zu seinem Körper zu finden, der dann eine bessere Kontrolle über die wirklichen Bedürfnisse des Körpers ermöglicht.

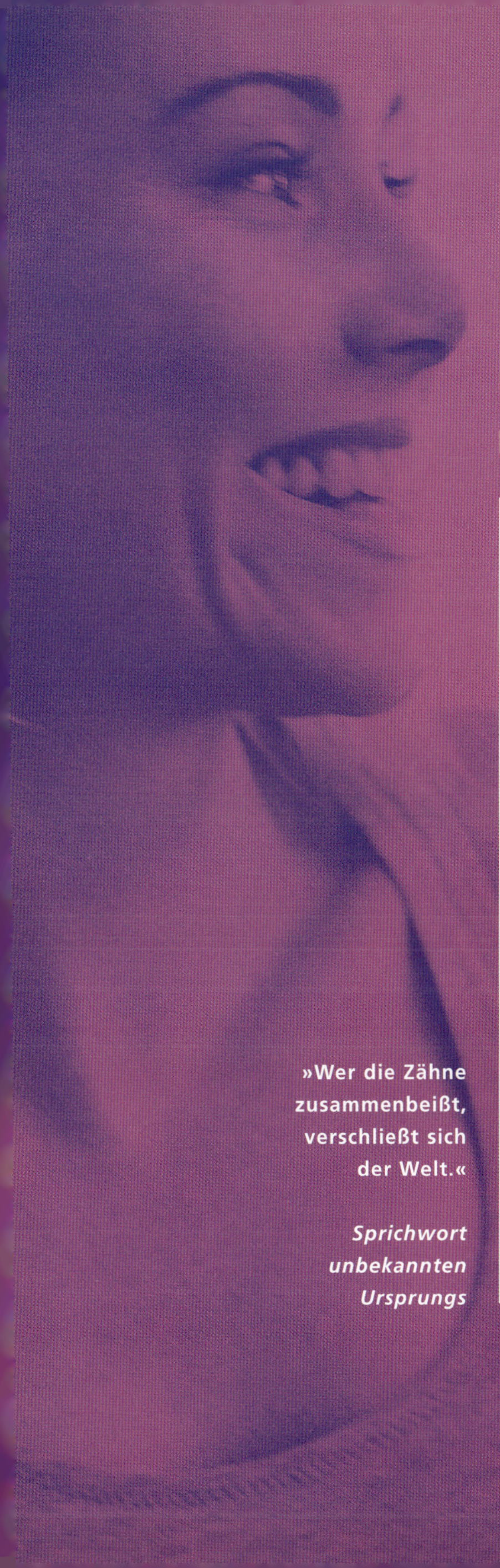

Den Unterkiefer lockern und festigen

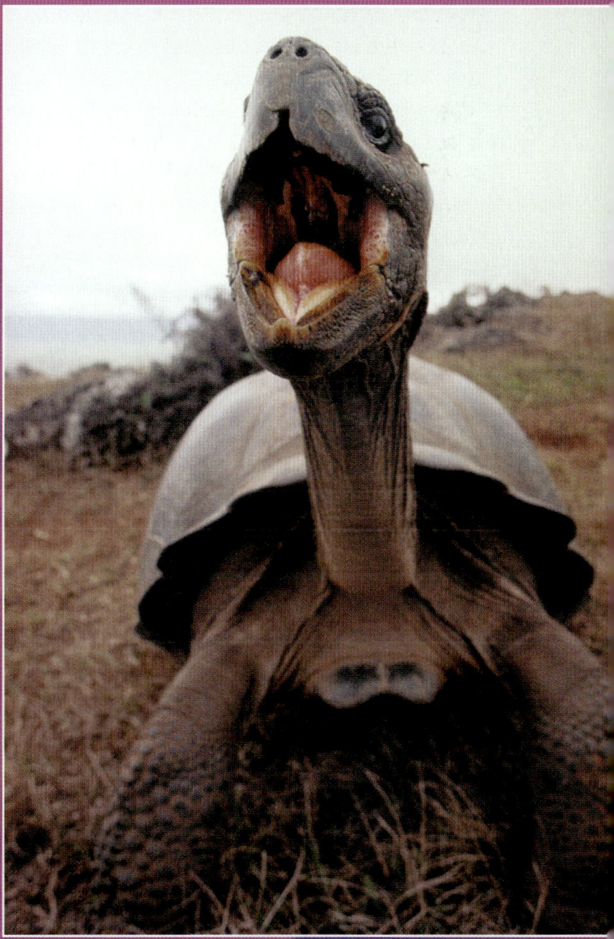

»Wer die Zähne zusammenbeißt, verschließt sich der Welt.«

Sprichwort unbekannten Ursprungs

Ü Lockern oder festigen?

1 Mahlend lockern

› Legen Sie sich hin und machen Sie es sich gemütlich. Der Kopf kann unterlagert sein, unter den Knien könnte eine gerollte Decke liegen und vielleicht decken Sie sich zu.

Nun drücken Sie die Zunge gegen den Gaumen, beißen die Zähne aufeinander und registrieren Ihre Atmung, wie dies *auf Seite 67 unter »Dehnung durch Atmung«* angeregt wurde.

Darüber hinaus betrachten Sie am Schluss noch folgende Empfindung: Wenn Sie angeben müssten, wie weit die Atmung »nach unten« geht, wo würde Ihre Hand liegen? Lassen Sie sich bei dieser Betrachtung nicht von der Logik leiten.

Nachdem Sie Klarheit darüber haben, bis wohin die Atmung in Richtung Füße geht, lockern Sie die Zunge und die Zähne, die Lippen bleiben aber geschlossen und liegen locker aufeinander. Schieben Sie jetzt den Unterkiefer im Wechsel ein klein wenig vor und wieder zurück. Tun Sie das keinesfalls so weit es geht und führen Sie es langsam durch. Spüren Sie, wie sich vor Ihren Ohren etwas bewegt? Wenn Sie mögen, können Sie die Fingerspitzen dort hinlegen. Wenn Sie das eine Weile gemacht haben, bewegen Sie den Unterkiefer sachte im Wechsel nach rechts und links. Wie geht das?

Zum Schluss »mahlen Sie«, als müssten Sie mit den Zähnen Korn zu Mehl machen. Aber die Zähne berühren sich noch immer nicht und es geschieht ohne Kraft und nicht zu schnell. Wenn Sie jetzt noch einmal den eingangs gestellten Fragen nachgehen – diesmal ohne die Zähne aufeinander zu beißen und die Zunge gegen den Gaumen zu drücken – richten Sie Ihr Augenmerk besonders auf die Beobachtung, wie weit die Atmung »nach unten« geht. Ist die Grenze verrutscht?

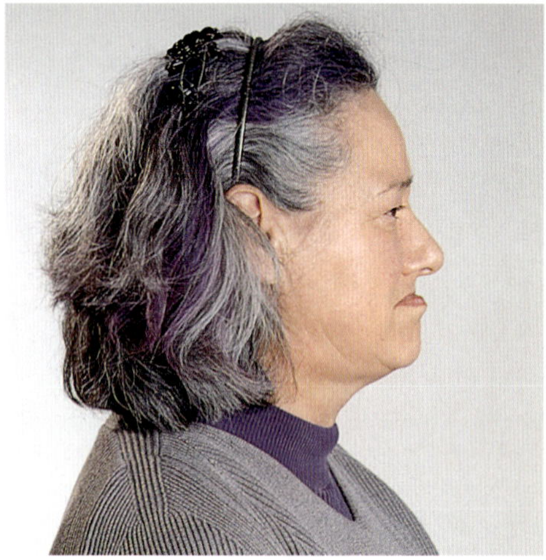

Mir regnet's immer rein…

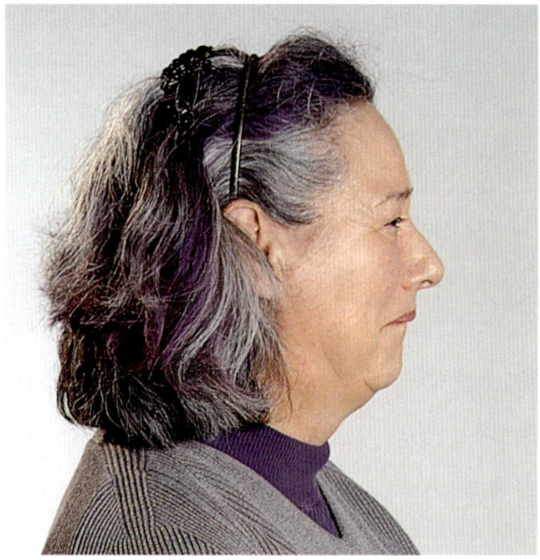

Das kann mir nicht passieren…

Tierische Hinterlassenschaft

Die Vorstellung, mit wie viel Kraft Krokodile ihre Beute festhalten müssen, macht deutlich, wie kräftig deren Kiefermuskulatur sein muss. Obwohl sie Ihre Beute nicht mehr selber »reißen« müssen, sind Reste der weitläufigen Verankerung der dafür zuständigen Muskeln beim Menschen zu finden. So gibt es Muskeln, die Unterkiefer, Zungenbein, Kehlkopf, Halswirbelsäule, Brustbein und Schulterblätter miteinander verbinden. Wenn Sie nun *auf Seite 109 unter »Augenblick mal« nachlesen,* dass die Augen wiederum mit der Nackenmuskulatur kommunizieren, werden die vielfältigen Zusammenhänge dieses Netzwerkes noch deutlicher.

2 Den Biss festigen

Haben Sie ein eher überbewegliches Kiefergelenk, empfiehlt sich folgende Übung: Nachdem Sie Ihre Ausatmung, *wie auf Seite 67 unter »Dehnung durch Atmung«* beschrieben, verlängert haben, legen Sie sich je ein Buch auf den Brustkorb und auf den Bauch. Versuchen Sie während der Einatmung das Buch auf dem Brustkorb möglichst nicht oder weniger anzuheben als das auf dem Bauch. Pressen oder drücken Sie die Luft trotzdem nicht mit Gewalt in den Bauch. Fällt es Ihnen leicht, können Sie ein weiteres Buch auf den Bauch legen und ausprobieren, ob Sie es auch damit schaffen. Wenn nicht, belassen Sie es bei einem Buch. Nach etwa fünf Minuten nehmen Sie die Bücher vom Bauch und lassen nur das auf dem Brustkorb liegen. Jetzt wird die Atmung gerne und ganz leicht »nach unten« gehen. Nach weiteren fünf Minuten denken Sie nicht mehr an die Atmung, halten die Zunge mit leichtem Druck an die oberen Schneidezähne und öffnen mehrmals den Mund, ohne die Zunge zu lösen. Die Öffnung wird durch den Halt der Zunge an den Zähnen sozusagen kontrolliert. Wenn Sie noch ein wenig Aufmerksamkeit übrig haben, machen Sie jeweils beim Mundöffnen den Nacken lang.
Diese Übung stabilisiert ein zu lockeres Kiefergelenk.

3 Atemraum dazugewinnen

Die folgende Übung gestattet es wieder, sich gemütlich hinzulegen und bequem zu betten. Wenn Sie dann die Luft, die in Sie einströmt, verfolgen, können Sie sich die Räume vorstellen, die an der Atmung beteiligt sind: Nase oder Mund, Rachen, Kehlkopf, Luftröhre, dann kommt die Luft an den »Bronchienbaum«, wo sie sich in die Äste verteilt, um in der Lunge zu landen und den Brustkorb zu heben. Es wird vielleicht nicht alles vorstellbar sein – das macht nichts. Geben Sie jedenfalls nicht der Neigung, »tief einzuatmen«, nach. Warum nicht, ist *auf Seite 68 unter »Tief geht meist schief«* beschrieben.
Jetzt fahren Sie mit der Zunge zwischen Oberlippe und oberer Zahnreihe hin und her. Jeden Zahn abtastend, erkunden Sie diese Region, befühlen mit der Zunge das Zungenbändchen um nach einer Weile das Gleiche mit der unteren Zahnreihe zu tun.
Daran anschließend kann die Zunge durchgängig einen Kreis beschreiben, einmal in die eine, danach in die andere Richtung. Anschließend beschreibt die Zunge auf der Innenseite einer Wange eine Schnecke, als ob die Zunge ein Stift und die Wangeninnenseite das Papier wäre. Zuerst malen Sie von klein nach groß, dann wieder von groß nach klein. Dann kommt die andere Wange dran.

Wenn Sie nach diesen Spielereien noch einmal dem Atemweg nachspüren, werden Sie merken, dass der Mund auf einmal »mehr dazu gehört«. ❮

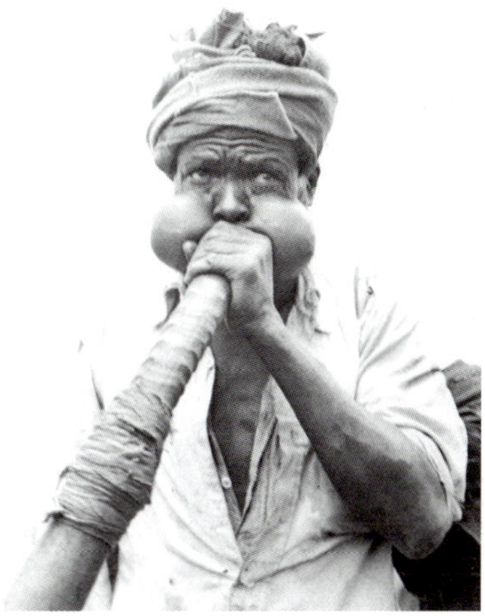

Atemräume erweitern

Zwerchfell und Kiefer

Ist die Zwerchfellatmung gering ausgeprägt, werden verstärkt die Atemhilfsmuskeln eingesetzt. Das hat den Effekt, dass auch die Muskeln, die den Kopf in den Nacken ziehen, aktiviert werden. Ist jedoch die Zwerchfellaktivität ausgeprägt, werden die Atemhilfsmuskeln entlastet und somit kann auch das Muskelgleichgewicht im Schulter-Nacken-Bereich ausgeglichener werden. Enge Kleidung, die den Bauch einengt, und ständiges krummes Sitzen behindern die Zwerchfellatmung – etwas überspitzt könnte also formuliert werden: Ist die Hose zu eng, kann das Verspannungen im Halswirbelsäulenbereich fördern. Von der Auswirkung zu enger Kleidung auf den Beckenboden wurde schon auf *Seite 56* geschrieben.

Klappern gehört zum Mundwerk

Das vergessene Gelenk

Das Kiefergelenk verbindet den Unterkiefer mit dem Jochbein des Schädels. Haben Sie sich schon einmal bewusst gemacht, dass Sie eigentlich beim Mundöffnen und -schließen immer nur den Unterkiefer bewegen? Theoretisch ginge es auch anders, dazu bedürfte es aber eines ungeheuren Körpergefühls. Sie müssten dafür sorgen, den Unterkiefer da zu lassen, wo er ist und dann mit den hinteren Halsmuskeln den Kopf in den Nacken legen. Dabei müsste sich dann auch der Mund öffnen. Das ist aber wirklich nur Theorie – das sollte hier erwähnt werden, ehe Sie sich beim dauerhaften Experimentieren die Nackenmuskeln zerren.

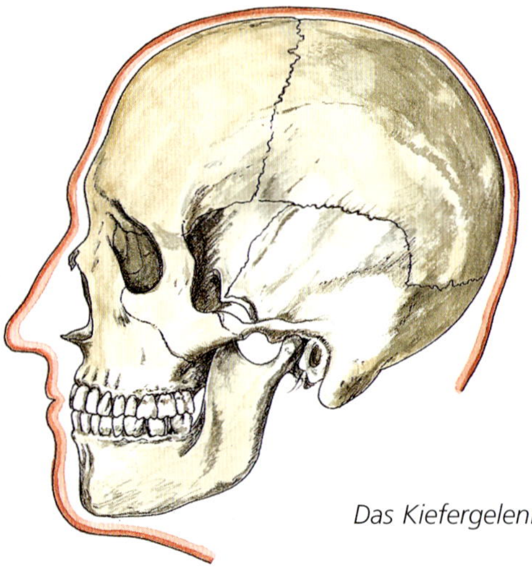

Das Kiefergelenk

Das Gelenk dient der Bewegung des Unterkiefers und damit der Zerkleinerung der Nahrung und dem Sprechen.

Die grubenartige Gelenkfläche am Schläfenbein ist etwa zwei- bis dreimal größer als die Fläche des Gelenkkopfes des Unterkiefers. Ein wichtiger Bestandteil des Gelenkes ist der Diskus – das ist so etwas wie eine kleine Bandscheibe. Diese beiden Besonderheiten sorgen für die Mög- lichkeit, dieses eine Gelenk in zwei »Abteilungen« zu unterteilen: in ein Scharnier- und in ein Schiebegelenk. Dadurch sind über das reine Auf und Zu hinaus weitere Bewegungen möglich.

Für folgende Bewegungen ist das Kiefergelenk ausgelegt: Öffnen des Mundes, Vorschieben des Mundes, z. B. beim Zubeißen, Vorschieben des Unterkiefers, Zurückschieben des Unterkiefers, Mahlbewegungen. Die Muskeln sind diesen Funktionen entsprechend angeordnet.

Das Kiefergelenk wird oft als »vergessenes Gelenk« bezeichnet, obwohl es auch Beschwerden machen und eine Arthrose bekommen kann. Es ist das einzige Gelenk, das fachärztlich nicht von Orthopäden, sondern von spezialisierten Zahnärzten behandelt wird. Es gilt als Stressgelenk, auf das sich eine innere Anspannung sehr direkt auswirkt. So kann es sein, dass unter Anspannung stehende Menschen nachts mit den Zähnen knirschen und – wie Experten schätzen – dabei bis zu 400 kg Belastung erzeugen, die auf die Kiefergelenke einwirken.

Da Fehlfunktionen dieser beiden kleinen Gelenke mittlerweile bei der Entstehung von Ohrgeräuschen – Tinnitus genannt – im Gespräch sind und bei der Entstehung von Migräneanfällen zumindest u. a. mit beteiligt zu sein scheinen, sind sie gerade im Begriff, die Bezeichnung »vergessene Gelenke« abzuschütteln. Die Kieferorthopäden, Neurologen, Zahnärzte und auch die Orthopäden beschäftigen sich zunehmend mit den Beschwerden, die vielleicht von einer Problematik an den Kiefergelenken ausgehen. Die auf *der Seite 120 unter »Tierische Hinterlassenschaft«* erwähnten Zusammenhänge rechtfertigen eine solche Betrachtungsweise.

Fremdgehen

- Lassen Sie Ihre Zahnbürste ruhig einmal fremdgehen. Bürsten Sie den Mundinnenraum und die Zunge. Das macht die Mundhöhle bewusster und es steigert Ihre Aufmerksamkeit für dieses Gebiet. Je klarer Ihr Gefühl für die Regionen Ihres Körpers ist, desto sicherer können Sie Veränderungen wahrnehmen.

Ü Werden Sie zum tapferen Schneiderlein!

› Nicht sieben, aber immerhin fünf Fliegen können Sie mit dieser Klappe erwischen. Breiten Sie eine doppelt gelegte Decke auf den Boden und stellen Sie sich in den Vierfüßlerstand, so dass das Gesäß über den Knien steht. Falls es für die Knie immer noch unbequem ist, kann noch ein Kissen darunter. Legen Sie dann die Unterarme nebeneinander auf den Boden und stützen Sie den Kopf darauf ab. Auch dann sollte das Gesäß noch über den Knien sein. Nun verlängern Sie die Ausatmung wie es auf *Seite 67 unter »Dehnung durch Atmung«* beschrieben ist. Dazu können Sie sich fünf bis zehn Minuten Zeit lassen. Nach einer angemessenen Zeit fahren Sie »den Fahrstuhl« mit jeder Ausatmung hoch, wie es *auf Seite 57 in der Übung «Wie hoch kann er fahren?«* erläutert ist.

Falls Sie einen kleinen Pezziball haben, können Sie sich während dieser Übung mit dem Bauch darauf legen, das ist entlastender für die Knie. ‹

Die fünf Fliegen

1. Die Atemübung macht den Nasenweg vertraut, der zu oft vermieden wird. Die Luft wird gereinigt und angewärmt. Eine verbesserte Atmung fördert die Entspannung aller Muskeln.
2. Die bewusste Ausatmung durch den Mund verhindert ein Aufeinanderpressen der Zähne – eine Angewohnheit, die eine Verminderung der Zwerchfellatmung bewirkt.
3. Die Stellung erschwert vorerst dem Zwerchfell während der Einatmung die Arbeit, weil es in dieser Phase gegen die Schwerkraft arbeiten muss. Das hat eine kräftigende Wirkung.
4. Die Stellung ermöglicht es dem Beckenboden, mit der Schwerkraft zu arbeiten. Dadurch wird er allein durch die Kombination von Atemübung und Stellung stimuliert. Wenn er zum Schluss aktiv mit anspannt, ergibt es einen größeren Trainingseffekt.
5. Durch die Aktivierung von Zwerchfell und Beckenboden verbessert sich die Zusammenarbeit zwischen den beiden, was den inneren Organen zugute kommt. Die werden mehr durchblutet und können besser arbeiten.

Die Fünf-Fliegen-mit-einer-Klappe-Übung im Vierfüßlerstand

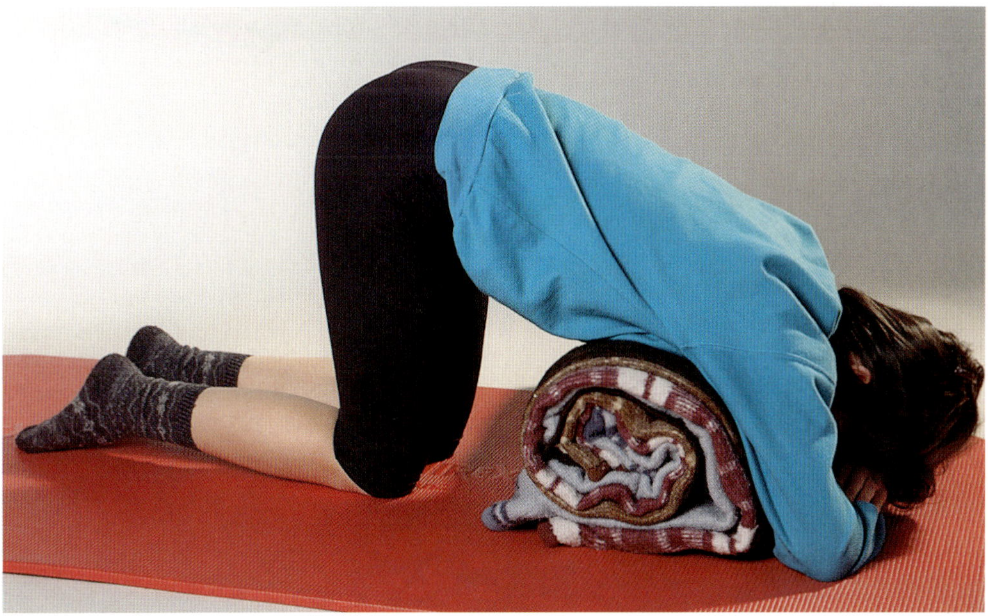

Die Lagesicherung der inneren Organe

Die inneren Organe werden u. a. durch Bänder und andere bindegewebige Aufhängungen gehalten. Einen weiteren wichtigen Bestandteil dieser Lagesicherung bildet die harmonische Zusammenarbeit zwischen Zwerchfell und Beckenboden. Arbeiten diese beiden membranartigen Muskelplatten miteinander, werden die Organe durch den Sog in der »Schwebe« gehalten. Funktioniert diese Zusammenarbeit nicht, weil die Zwerchfelltätigkeit eingeschränkt oder der Bauchraum ständig eingeengt ist, fehlt diese Haltekomponente. Als Folge sinken die Organe nach unten und belasten den Beckenboden. Das kann die Schließmechanismen der Ausscheidungsorgane beeinträchtigen.

Pförtner für Bewegungen

Wenn Sie geschubst werden und daraufhin folgerichtig einen Ausfallschritt machen, hat sich zuvor schon Ihr Zwerchfell angespannt. Bei Schreck oder Anspannung ist das Zwerchfell immer beteiligt. So kann es umgekehrt – gemäß den Gesetzmäßigkeiten eines Netzwerkes – auch dem Körper »Schreck« oder »Anspannung« vermitteln, wenn es ständig in Stellungen agiert, die es in solchen Momenten einnimmt. Eine ausgewogene Atmung durchbricht diesen Kreislauf und senkt die Stresssignale.

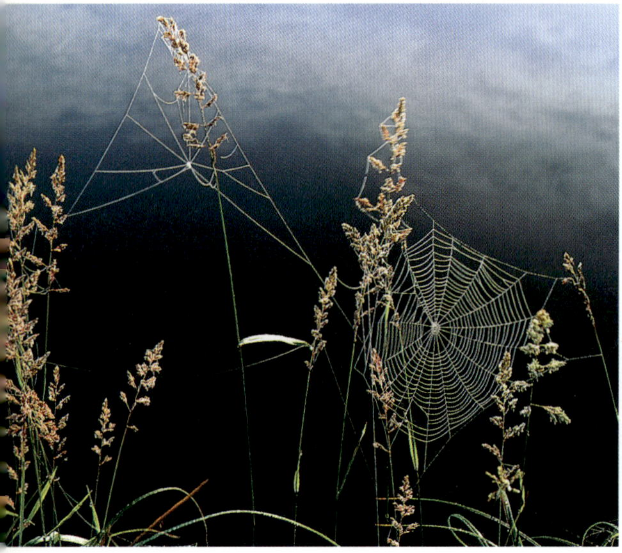

Unselige Kreisläufe durchbrechen

Leider gibt es keine Übungen, die Ängste, Sorgen oder Ärger mindern. Es kann aber der Versuch unternommen werden, die körperlich fassbaren Reaktionen auf diese Regungen anzugehen. Die Muskulatur reagiert auf derartige Einflüsse mit einer Zunahme ihres Spannungszustandes. Der erhöhte Spannungswiderstand verschlechtert den Ernährungszustand der Muskulatur. Das wiederum lässt diese oft schon bei alltäglichen Anforderungen überfordert sein, was vom Gehirn registriert wird und dort als zusätzlicher, nun körperlicher Stress ankommt. Angespannte Muskulatur erhöht den Druck auf die Gelenke, die nun ihrerseits Gefahr »nach oben« melden, was die Muskelspannung wieder erhöht ... Ein Kreislauf ist in Gang gesetzt.

Diese Reaktionen können sich summieren, weil der Körper ein Netzwerk ist. Nervensystem, Bewegungsapparat, Herz-Kreislauf-System und die Organtätigkeiten: Alles beeinflusst sich gegenseitig. Ein typisches Beispiel dafür ist die Reaktion des Darmes auf Reisefieber oder eine anstehende Prüfung. Obwohl es eine seelische Regung ist, äußert sie sich körperlich. Sollte dies bei Ihnen nicht so sein, finden Sie sicher andere Beispiele, die auch auf Sie zutreffen. Candace Pert hat in ihrem Buch »Moleküle der Gefühle« biochemische Belege für diese Zusammenhänge umfassend erläutert.

Der Nachteil eines Netzwerkes liegt in der Verbreitung eines negativen Einflusses, auch wenn er nur an einem Bestandteil des Systems angreift. Der Vorteil aber ist, dass Sie sich überall einklinken können und das sollte dann dort geschehen, wo es Aussicht auf Erfolg hat. In seelisch belasteten Zeiten ist es kaum möglich, sich ein »Ich bin gelassen« oder ein »Ich habe alles im Griff« glauben zu machen. Da fällt es leichter, an den Muskeln anzusetzen, da diese eher bewusst zu beeinflussen sind. Nutzen Sie diese Chance. Ist es Ihnen einmal gelungen, nimmt es vielleicht das Gefühl, ausgeliefert zu sein und Sie haben die Gewissheit, selber etwas tun zu können.

Netzwerk

Hilfen für den Alltag

Frühsymptome beachten

Wie können Sie herausfinden, ob Sie nachts mit den Zähnen knirschen? Dieses wichtige Frühsymptom für spätere Kiefergelenkbeschwerden wird oft betrieben, ohne dass die Betroffenen es wissen. Morgendliche Kopfschmerzen haben oft ihre Ursache in diesem Knirschen. Schmerzen beim Mundöffnen, die oft erst bemerkt werden, wenn es gilt, einen Hamburger oder ein belegtes Baguette zu bewältigen: Dieses Symptom weist sehr deutlich auf eine Problematik des Kiefergelenkes hin. Ohrgeräusche können eine Folge des Zähneknirschens sein, da Kiefergelenke und Ohren von verwandten Nerven versorgt werden und in direkter Nähe des Kiefergelenkes – zusammen mit wichtigen Gefäßen – verlaufen.

Essgewohnheiten

Es kann eine Hilfe sein, zur Entlastung des Kiefergelenkes vorübergehend auf sehr feste Nahrung wie Nüsse, Äpfel und harte Brotkrusten zu verzichten und weiche, breiigere Nahrungsmittel zu bevorzugen – zumindest zu Zeiten akuter Beschwerden. Schwer zu zerkleinernde Rohkost könnte durch Säfte ersetzt werden. Als Dauermittel eingesetzt, könnte dieser Tipp allerdings Ihre Zähne schädigen, die übrigens durch das Knirschen ebenfalls geschädigt werden.

Konsequenzen ziehen

Eine große Entlastung kann eine so genannte »Knirscher-Schiene« bringen, die Ihnen ein Zahnarzt oder Kieferorthopäde anpasst.

Schlafgewohnheiten

Die Seit- oder Bauchlage kann die Kiefergelenke belasten. Viele Fachleute raten in Rückenlage zu schlafen, da das zu einer Entspannung der Kiefermuskulatur und zu einer Entlastung der Kiefergelenke führt. Gute Kissen, die für den Nacken erholsam sind, wirken sich insgesamt entspannend aus. *Mehr Tipps zum Thema »Schlafen« sind auf Seite 74 nachzulesen.*

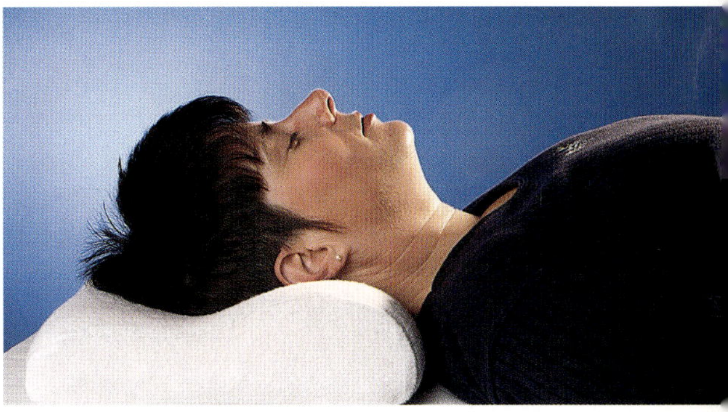

Das Kissen füllt den Raum zwischen Kopf und Unterlage

Ein Kopfkissen ist ideal, wenn es dem Hals sowohl in Rücken- als auch in Seitlage ermöglicht, sich in Verlängerung der Wirbelsäule zu befinden und er nicht nach vorne oder seitlich nach oben abgeknickt wird. Alles andere ist eine Frage der persönlichen Empfindung – ob es Latex, Dinkel oder Kunststoffkügelchen sein sollen. Sanitätsfachgeschäfte haben auch häufig den Service, Kissen auszuleihen, damit sie getestet werden können. Bei den festen Latex- oder Schaumstoffkissen kommt es auf die Höhe an, ob o. g. Ausgleich zwischen Kopf und Matratze erreicht werden kann.

Kaumuskeln dehnen

- Wenn Sie eine Faust unter das Kinn legen, den Unterkiefer gegen den Widerstand der Faust öffnen, danach drückt die Faust den Unterkiefer wieder hoch, bis der Mund geschlossen ist – dabei hält der Unterkiefer etwas dagegen, lässt aber das Hochdrücken zu –, entspannen sich gleichzeitig die Kaumuskeln, die sonst die Kiefer aufeinander pressen. Tun Sie das einige Male hintereinander. Damit der Kopf dabei nicht in den Nacken geht und die Muskulatur dort anstrengt, lassen Sie währenddessen die Zunge an den oberen Schneidezähnen, dann ist die Bewegung geführt und lässt weniger Ausweichmöglichkeiten zu. Wenn Sie das Gefühl haben, nachts mit den Zähnen zu knirschen, führen sie die Übung am besten gleich morgens nach dem Aufstehen durch.

Entspannender Sport

Alle Sportarten

Alles was Ihnen Spaß macht, ist geeignet, Stress und Spannungen abzubauen. Wenn Sie sich eine neue sportliche Freizeitbeschäftigung suchen, könnten Sie vielleicht bei Ihrer Auswahl die verschiedenen Belastungsfaktoren berücksichtigen, damit Sie nicht in Ihrem Bemühen, die Kiefergelenke zu schonen, die Interessen anderer Gelenke missachten.

Sonstige Körperarbeit

Folgende Möglichkeiten der Körperarbeit als Sport zu bezeichnen, würde diesen Methoden unrecht tun. Es sind weder gymnastische, krankengymnastische noch Entspannungstechniken, es sind Wege; Wege, die Körper, Geist und Seele gleichermaßen beeinflussen können, die an mehreren Knotenpunkten des Netzwerkes – wie *auf der vorhergehenden Seite unter »Unselige Kreisläufe durchbrechen«* beschrieben – ansetzen können. Trotzdem haben auch die Übungen an sich einen eigenen Wert. Dieser Wert lässt sich aber potenzieren, wenn auch »der Weg« begangen wird. Durch spezielle Übungen wird eine Harmonisierung des Muskelgleichgewichtes angestrebt, die Dysbalancen mindert und dadurch Dehnung und Kräftigung der Muskeln bewirkt, ohne die herkömmlichen Kraftakte. Diese Wege zielen auf ein Gleichgewicht, das sich nicht nur muskulär, sondern auch mental äußert und dadurch Abwehrkräfte, Selbstbewusstsein, psychisches und körperliches Wohlbefinden steigern kann.

Yoga

Yoga ist ein jahrtausendealter indischer Weg, Geist und Körper durch entsprechende Übungen zu beeinflussen. Verschiedenen Übungen werden verschiedene Wirkungen zugeschrieben, die Sie – je nach Situation und gewünschtem Effekt – auswählen können. Yoga sollte nur bei ausgebildeten Lehrern und Lehrerinnen gelernt werden, für die diese Verbindung zwischen »innen« und «außen« besteht. Sie selber können dann immer noch entscheiden, ob Sie Übungen übernehmen oder den ganzen Weg gehen wollen. Einige Übungen sind bei Vorschädigungen sicher ungeeignet – aber das werden Sie selber herausfinden.

Feldenkrais – Bewusstheit durch Bewegung

Moshé Feldenkrais wurde 1904 in Russland geboren und starb 1984 in Tel Aviv. Er studierte an der Sorbonne in Paris Physik und forschte später auf dem Gebiet der Verhaltensphysiologie und Neuropsychologie. Seine Methode zu beschreiben wäre, als wolle man erklären, wie eine Apfelsine schmeckt. Sie wird in Gruppenbehandlungen oder Einzelarbeit angewendet. In der Gruppe üben die Teilnehmerinnen selbst, in der Einzelstunde arbeitet die Feldenkraislehrerin mit der Teilnehmerin. Alles zielt auf das bewusste Bewegen, mit dem Ziel, die Qualität auch im Kleinsten deutlich spürbar zu machen, um sie eventuell verändern zu können. Der Anteil an Bewegung, der durch Erziehung und Selbsterziehung geprägt wurde, ist wandelbar und kann die anderen Anteile des Verhaltens mit verändern und so Potenziale freisetzen, quasi »von unten nach oben« gebahnt, neue Wege öffnen. Durch das ständige bewusste Nachvollziehen der Bewegungen, die nicht anstrengen und weh tun sollen, gibt es keine Kontraindikation. Diese Prinzipien lassen sich hervorragend in den Alltag »einbauen«.

Qigong / Taijiquan

Qigong ist eine jahrtausendealte fernöstliche Sammlung von Atmungs- und Bewegungsformen zu Heilungszwecken, die dem Ziel dienen, die Lebensenergie zum Fließen zu bringen und dadurch Verspannungen zu lösen, die eigene Mitte, die Balance zu finden.
Taijiquan ist eine später entwickelte Form des Qigong. Ursprünglich war es eine stilisierte Kampftechnik.

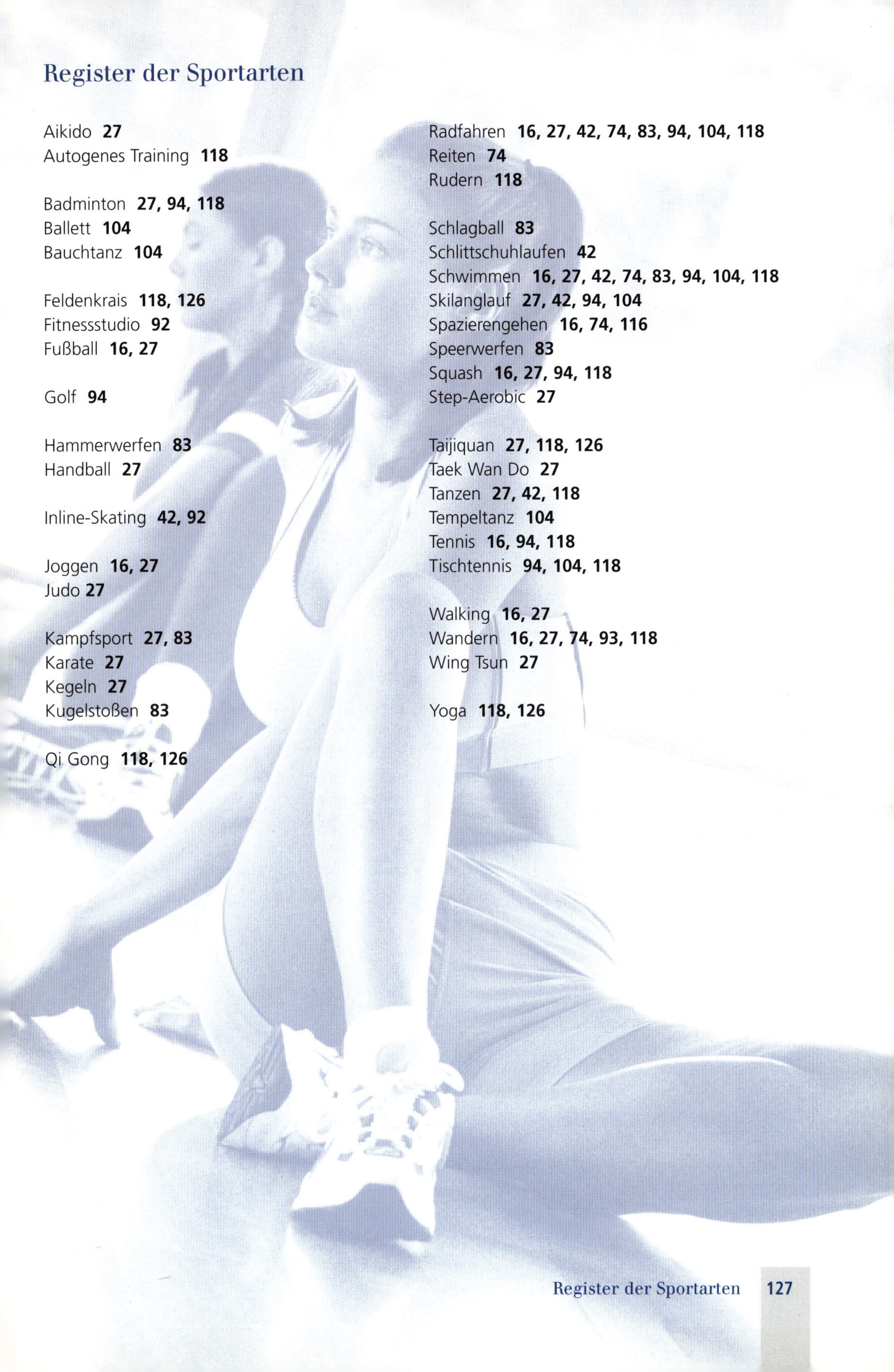

Register der Sportarten

Aikido **27**
Autogenes Training **118**

Badminton **27, 94, 118**
Ballett **104**
Bauchtanz **104**

Feldenkrais **118, 126**
Fitnessstudio **92**
Fußball **16, 27**

Golf **94**

Hammerwerfen **83**
Handball **27**

Inline-Skating **42, 92**

Joggen **16, 27**
Judo **27**

Kampfsport **27, 83**
Karate **27**
Kegeln **27**
Kugelstoßen **83**

Qi Gong **118, 126**

Radfahren **16, 27, 42, 74, 83, 94, 104, 118**
Reiten **74**
Rudern **118**

Schlagball **83**
Schlittschuhlaufen **42**
Schwimmen **16, 27, 42, 74, 83, 94, 104, 118**
Skilanglauf **27, 42, 94, 104**
Spazierengehen **16, 74, 116**
Speerwerfen **83**
Squash **16, 27, 94, 118**
Step-Aerobic **27**

Taijiquan **27, 118, 126**
Taek Wan Do **27**
Tanzen **27, 42, 118**
Tempeltanz **104**
Tennis **16, 94, 118**
Tischtennis **94, 104, 118**

Walking **16, 27**
Wandern **16, 27, 74, 93, 118**
Wing Tsun **27**

Yoga **118, 126**

Literaturtipps

- Deutsche Arthrose-Hilfe e. V. (Hrsg): **Arthrose-Info.** Gesamtband 1999; Postfach 11 05 51, 60040 Frankfurt a. M.
- Alois Brügger (Hrsg): **Gesunde Körperhaltung im Alltag.** Verlag Dr. A. Brügger, Zürich 1990
- Gabriele Dreher-Engelmann: **Gymnastik für die Hals- und Brustwirbelsäule.** (10-Minuten-Programme, 7 Übungen jeden Tag, Übungen für 30 Tage) Urban & Fischer, München 1997
- Moshé Feldenkrais: **Bewußtheit durch Bewegung.** Suhrkamp Taschenbuch, 1996
- Claudia Grove: **Wie geht's? Wie steht's? – Körpererfahrung im Alltag.** VHS-Kursbuch, Ernst Klett Verlag, Stuttgart 1999
- Hildegard Kortmann: **Rückhalt – Die Wirbelsäule trainieren, den Rücken stärken.** VHS-Kursbuch, Ernst Klett Verlag, Stuttgart 2000
- Sigrid Manstorfer: **Nur nicht aufgeben. Mein Knie und ich.** Kelly-Druck, 1999
- Samy Molcho: **Körpersprache.** Mosaik Verlag GmbH, München 1984
- Candace B. Pert: **Moleküle der Gefühle.** Rowohlt Verlag GmbH, Reinbek bei Hamburg 1999
- Anna Trökes: **Yoga für Rücken, Schulter und Nacken.** Graefe und Unzer, München 2000
- Wolfgang Rost: **EMOTIONEN. Elixiere des Lebens.** Springer-Verlag, Berlin 1990
- Vitek, Michael: **Hilfe für das Kniegelenk.** Kneipp Verlag, Bad Wörrishofen 2000